高等职业教育教学改革教材

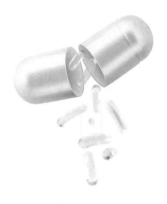

微生物学
与
免疫学

WEISHENGWUXUE
YU
MIANYIXUE

李玉珍 李 楠 肖怀秋 主编

U0230384

化学工业出版社
·北京·

内容简介

《微生物学与免疫学》共分为四篇十四章，包括微生物学概论、微生物学与药学的关系、免疫学基础和实验技能。本书充分考虑高职高专医药类学生的学情、专业需求和人才培养目标的相关要求，调整了教学内容的广度和深度，详细介绍了多种微生物的生物学特性，强化了微生物学与药学的关系，突出了免疫学基础知识与药学专业的联系。本书引入了大量真实案例和知识拓展内容，可充分调动学生的学习兴趣和学习积极性，所有章节均配有知识框架与目标测验。

本书可供高职高专药学类、药品制造类、中药类相关专业学生选用。

图书在版编目 (CIP) 数据

微生物学与免疫学/李玉珍，李楠，肖怀秋主编 .—
北京：化学工业出版社，2022.6（2024.2重印）
ISBN 978-7-122-40932-4

Ⅰ.①微… Ⅱ.①李…②李…③肖… Ⅲ.①微生
物学 - 高等职业教育 - 教材②免疫学 - 高等职业教育 -
教材Ⅳ.① R37 ② R392

中国版本图书馆 CIP 数据核字（2022）第 041567 号

责任编辑：蔡洪伟		文字编辑：白华霞
责任校对：赵懿桐		装帧设计：王晓宇

出版发行：化学工业出版社 (北京市东城区青年湖南街 13 号　邮政编码 100011)
印　　装：河北鑫兆源印刷有限公司
787mm×1092mm　1/16　印张 18¼　字数 507 千字　2024 年 2 月北京第 1 版第 2 次印刷

购书咨询：010-64518888　　　　　　　　售后服务：010-64518899
网　　址：http://www.cip.com.cn

凡购买本书，如有缺损质量问题，本社销售中心负责调换。

定　　价：50.00 元

编写人员名单

主　编　李玉珍　李　楠　肖怀秋

副主编　彭必武　冯　利

编写人员（按姓氏笔画排序）

王　婧（湖南食品药品职业学院）

邓　靖（中南林业科技大学）

冯　利（河北工业职业技术大学）

李　文（中南林业科技大学）

李　楠（河北化工医药职业技术学院）

李玉珍（湖南化工职业技术学院）

肖怀秋（湖南化工职业技术学院）

崔　旸（河北化工医药职业技术学院）

彭必武（湖南食品药品职业学院）

　　"微生物学与免疫学"是高职高专医药学类各专业重要的专业基础课程。本教材编写结合高职高专医药学类人才培养目标的职业岗位能力需要，并参照执业药师职业资格考试中与微生物学和免疫学相关的知识，将教学重难点以考点形式在教材中加以提示，帮助学生理解和记忆。教材编写过程中，参考了《中华人民共和国药典》（2020年版），对教材相关知识进行了梳理，同时将微生物学与免疫学相关的新知识，如新型冠状病毒等知识融入教材相关章节中，体现了新技术、新工艺、新理论和新规范融入职业技能培养的职业教育特点，确保教学内容与时俱进。此外，教材内容的选取充分考虑了高职高专医药类学生的学情、专业需求和人才培养目标的相关要求，调整了教学内容的广度和深度。教材中引入大量医药学真实案例和知识拓展内容，可充分调动学生的学习兴趣和学习积极性。教材采用大量图例将抽象内容直观表现，以增强教材内容呈现效果。每章末附有本章知识框架图和目标检测，便于学生课后复习和自我检测。

　　本教材由绪论导入，共分四篇十四章。第一篇为微生物学概论，第二篇为微生物学与药学的关系，第三篇为免疫学基础，第四篇为实验技能，教材最后附有附录和目标检测参考答案。绪论和第五章由湖南化工职业技术学院李玉珍编写；第一章、第十二章、第十四章由河北化工医药职业技术学院李楠编写；第二章、第八章、第十一章由湖南食品药品职业学院彭必武编写；第三章由中南林业科技大学邓靖编写；第四章由中南林业科技大学李文编写；第六章由河北工业职业技术大学冯利编写；第七章、第十章由河北化工医药职业技术学院崔旸编写；第九章、第十三章、附录和目标检测答案由湖南化工职业技术学院肖怀秋编写；实验技能由湖南食品药品职业学院王婧编写；全书由李玉珍统稿。

　　本书编写过程中参考借鉴了相关教材及文献资料，在此向各位专家及参考文献的原作者表示衷心的感谢。因编者水平有限，如有不妥之处，恳请使用本教材的广大师生批评指正。

编者

2021年12月

第三篇　免疫学基础

绪　论

学习目标

　　掌握微生物的概念、特点及其分类；熟悉微生物的分布及其在医药行业的应用；了解微生物的命名、微生物学与免疫学发展简史，以及微生物学与免疫学和医药学的关系。

情景导学

　　1676 年，荷兰人列文虎克（Antony van Leeuwenhoek，1632—1723）用一架自制的能放大 266 倍的原始显微镜，观察牙垢、雨水、井水和植物茎叶，发现在这些观察对象中存在可以运动的"微小生物"，并将它们命名为微生物（microorganism），这是人类第一次认识微生物世界。列文虎克用文字和图片记录了这些"微小生物"的不同形态（球形、杆形、螺旋形等），从此一个富有生命力的微生物新世界的神秘面纱逐渐被揭开。

❓ 请思考：

　　（1）什么是微生物？微生物有哪些种类？

　　（2）微生物分布在什么地方？对人类来说是敌还是友？

　　（3）微生物是否可对人体致病？如果能致病，人体可采取什么策略来抵御这些致病微生物的侵袭呢？

一、微生物与微生物学

（一）微生物的概念与特点

　　微生物是广泛存在于自然界中的一群体积微小、结构简单，必须借助显微镜才能观察到的微小生物，其主要特点如下。

1. 个体微小、结构简单且比表面积大

　　大多数微生物需借助光学显微镜放大数十倍、数百倍甚至上千倍才能观察到，如细菌、放线菌等常用微米（μm）作为测量单位；部分微生物需借助电子显微镜放大数万倍才能看见，如病毒通常用纳米（nm）作为测量单位。微生物结构通常比较简单，多数是单细胞生物，一个细胞即为一个独立的生命体，绝大多数能独立进行生命活动；有些是简单的多细胞生物，没有明显的细胞结构。微生物比表面积（表面积与体积之比）大，是人的 30 万倍，比表面积大是微生物区别于一切大型生物的关键所在，也是微生物其他特点的本质。

2. 繁殖速度快，代谢旺盛，营养基质消耗转化快

　　微生物增殖迅速、方式简单，多以无性增殖为主，如细菌每隔 20 ～ 30min 可增殖一次，若按此速度计算，一个细菌增殖 10h 后可达 10 亿个细菌以上。微生物代谢异常旺盛，对营养物质吸收转化能力非常强，如每千克酒精酵母一天能分解几千千克糖类变成酒精，有些细菌 1h 可分解相当于其体重 1000 倍的糖类。微生物这一特性为其高速生长繁殖提供了充分的物质基础，如大肠杆菌在适宜条件下约 20min 繁殖一代，24h 数量可达到 14.72×10^{21} 个。实际上，这种几何级

数的繁衍受环境条件和营养条件限制是不可能实现的。

3. 环境适应能力强且易发生基因变异

微生物个体遗传物质简单，在外界环境因素的影响下易发生基因突变，自发突变率为 $10^{-10} \sim 10^{-5}$ 次，由于其增殖速度快，变异后代在短期内可大量增殖并产生性状不同的微生物。实际生活中应尽量防止和减少有害变异，促进有益变异，如利用微生物生产代谢产物时，可通过人工诱变筛选高产菌株以提高产量。例如，青霉素发酵生产在 20 世纪 40 年代初期时，发酵产物中每毫升／支约含 20 活性单位青霉素，现在已接近 10 万单位了。常见病原菌耐药性产生也是其基因突变后获得抗药基因的结果，合理使用抗生素能有效减少致病菌耐药性产生。

4. 种类多、数量大且分布广泛

据估计，目前微生物种类有数十万种之多。在空气、土壤、江河、湖泊、海洋、人和动植物体表以及与外界相通的腔道中都广泛存在各类数量不一的微生物，以土壤中微生物含量和种类最多，1g 肥沃的土壤可含有几十亿个微生物。除火山喷发中心区域和人为制造的无菌环境外，微生物可以说无孔不入，分布极其广泛，即使在极端环境，如 85km 高空、11km 的深海、贫瘠岩层、干旱沙漠、冰天雪地的高寒地带、近 100℃ 温泉都可分离到微生物。因此，药品生产人员在工作中应建立"处处有菌，时时防菌"的卫生意识和安全生产意识。

※ 知识考点 ※ 微生物的特点

（二）微生物的分类与命名

1. 微生物的分类

微生物按其有无细胞结构可分为原核细胞型微生物、真核细胞型微生物和非细胞型微生物。

原核细胞型微生物由单细胞组成，无完整细胞核，仅有原始核，无核膜和核仁，只有一环状 DNA 结构，DNA 和 RNA 胞内共存，胞质中的细胞器只有核糖体，包括细菌、放线菌、支原体、衣原体、螺旋体、立克次氏体、蓝细菌、古菌等，其结构如图 0-1 所示。

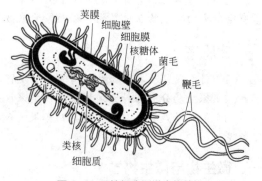

图 0-1　原核细胞型微生物结构

真核细胞型微生物大多由多细胞组成，细胞核分化程度高，有完整核膜和核仁，胞质中细胞器完整，如内质网、核糖体、线粒体等。真菌、藻类和原生生物等属于此类，其结构如图 0-2 所示。

非细胞型微生物无典型细胞结构，体积微小，能通过细菌滤器，由蛋白质和核酸组成，仅有一种核酸（DNA 或 RNA），缺乏产生能量的酶系统，只能寄生在活细胞内生长增殖，如病毒、亚病毒属于此类。非细胞型微生物结构如图 0-3 所示。

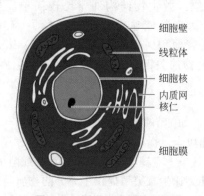

图 0-2　真核细胞型微生物结构

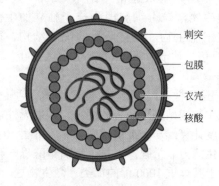

图 0-3　非细胞型微生物结构

2. 微生物的分类单位

微生物分类单位由上而下依次为界、门、纲、目、科、属、种，种以下还有亚种、菌株和型。属（genus）是指生物学性状相同或密切相关的一些种构成的微生物群；种（specie）是一大群表型特征高度相似、亲缘关系极为接近，与同属类其他种有明显差异的菌株的总称。微生物一个种只能用该种一个典型菌株作为具体标本，该典型菌株就是该种的模式种。有时分离到的纯种具有某个明显而稳定的特征，但与典型种不同，称为亚种（subspecies）。型（type）曾用于细菌种类细分，现已废除，如生物型、血清型、噬菌体型等。菌株（strain）又称品系，表示任何由一个独立分离的单细胞繁殖而成的纯种群体，一种微生物不同来源的纯培养物均可称为该菌种的一个菌株。

3. 微生物的命名

微生物按国际命名法命名，采用瑞典科学家林奈创立的拉丁双命制命名法。每一种微生物学名由属名和种名两部分组成，规定用拉丁词或拉丁化词，前者为属名，用名词，并以大写字母开头；后者为种名，用形容词，全部小写，印刷时用斜体字。具体命名如下：

（1）"双名法"：属名 + 种名，如金黄色葡萄球菌 *Staphylococcus aureus*，大肠杆菌（大肠埃希菌）*Escherichia coli*。

（2）"三名法"：属名 + 种名 + 亚种名（亚种名缩写为 subsp.），如蜡样芽孢杆菌的蕈状亚种 *Bacillus cereus* subsp. mycoides。

（3）菌株的名称都放在学名后面，用字母、符号、编号等表示。如大肠埃希菌的菌株 B 和 K12，分别命名为 *Escherichia coli* B（*E.coli* B）与 *Escherichia coli* K12（*E.coli* K12）。

（4）通俗名称：有些微生物除种名外，还有俗名。俗名具有简明、大众化优点，但不够确切，如结核分枝杆菌（*Mycobacterium tuberculosis*）俗称结核杆菌，铜绿假单胞菌（*Pseudomonas aeruginosa*）俗称绿脓杆菌。

※ 知识考点 ※ 微生物的三大类

（三）微生物与人类的关系

绝大多数微生物对人类和动植物是无害的，许多微生物对人类是有益的，只有极少数微生物可导致人类和动植物患病。

1. 有益方面

（1）物质循环方面。微生物在自然界 C、H、O、N 等元素的循环方面发挥着不可替代的作用，如动物排泄物及尸体中蛋白质可依靠土壤微生物转化为无机含氮化合物供植物生长，而植物又可为人类和动物提供食物。植物利用光合作用产生的大量木质素和纤维素，只有依靠微生物转化才能补充空气中消耗的 CO_2。若没有微生物参与物质循环，人类和动物将难以生存。

（2）农业方面。人类可利用微生物制造饲料或肥料以促进动植物生长，也可用微生物杀虫，如含根瘤菌的微生物肥料、苏云金杆菌和蜡样芽孢杆菌等微生物杀虫剂。人类还可进行各种食用真菌的培育、生产和利用，甚至可利用真菌代谢产物进行药物的研究开发。

（3）工业方面。食品工业中常利用微生物制作馒头、酒、酱油、醋、奶酪、味精、酸奶等食物；制药工业也可利用微生物生产抗生素、维生素、氨基酸、酶类及酶抑制剂等药物；石油工业可利用微生物进行石油勘探、开采、加工处理等；微生物在冶金、皮革、纺织和新能源等工业领域也具有很好的应用前景。

（4）环境保护方面。微生物具有净化污水、降解农药残留和消除重金属等作用，常用于环境监测和环境保护等领域。

（5）疾病预防与机体免疫方面。正常情况下，寄生在人类和动物体表及与外界相通的腔道中的微生物不仅不致病，还能拮抗病原微生物的入侵，为人体提供营养物质，促进免疫器官的发育和免疫细胞的分裂等，在人类疾病预防与机体免疫调节中发挥重要的积极作用，这些微生物通称为正常菌群（normal flora）。如定植在肠道中的大肠埃希菌能合成 B 族维生素、维生素 K 和多种氨基酸等营养物质供机体利用。

2. 有害方面

只有极少数的微生物具有致病性，能引起人类和动植物的疾病。如引起小麦赤霉病、水稻白叶枯病等的微生物，引起鸡霍乱、鸭瘟、禽流感、牛炭疽等的动物致病病原体，以及引起人类痢疾、结核病、伤寒、麻疹、肝炎、艾滋病等的致病病原体，这些具有致病性的微生物称为病原微生物（pathogenic microbes）。部分微生物只在特定条件下才导致疾病发生，这类微生物称为条件致病菌（opportunistic pathogen），可引起各种机会性感染，如在肠道不致病的大肠埃希菌可引起泌尿系统的感染。

（四）微生物学

微生物学（microbiology）是生物学的一个重要分支，是研究微生物种类、分布以及在一定条件下的形态结构、生长繁殖与代谢遗传进化，以及与人类、动植物、自然界之间相互关系的一门学科。随着微生物学研究的不断深入，微生物学形成了许多分支学科。主要研究微生物学基本问题的基础微生物学可分为微生物生理学、微生物生态学、微生物遗传学、微生物基因组学、微生物分类学；按研究对象不同可分为细菌学、病毒学、放线菌学、真菌学等；按应用领域不同可分为工业微生物学、农业微生物学、医学微生物学、药学微生物学、兽医微生物学、石油微生物学、食品微生物学等；按技术与工艺可分为微生物技术学、分析微生物学、发酵微生物学、遗传工程学等。目前，随着分子水平和基因水平研究的深入，微生物学发展已进入一个崭新阶段，微生物学与药学的关系也越来越密切，在药物开发与生产、药物卫生质量控制等方面具有广泛应用，已逐渐形成着重研究微生物的基本理论、实验技术及在药学中应用的一门科学——药学微生物学。

案例 0-1　1882 年，科赫（Robert Koch）发现了引起结核病的病原微生物——结核分枝杆菌。19 世纪 20 年代，法国科学家卡尔梅特（Calmette）和介朗（Guerin）获得变异的减毒牛型结核分枝杆菌菌株并制成人工疫苗——卡介苗，用于预防结核分枝杆菌感染；1943 年赛尔曼 A. 瓦克斯曼（Selman Abraham Waksman）发现治疗肺结核的抗生素——链霉素，1952 年发明治疗肺结核特效药——异烟肼。目前，结核病依然严重威胁着人类健康，WHO 发布的 2016 年全球结核病报告显示，按年统计全球新发结核病数量约为 1040 万例，有 140 万人死于结核病，还有 40 万人类免疫病毒感染者死于结核病，结核病是 2015 年全世界十大死因之一。

请思考：（1）结核病这种可预防、可治疗的传染性疾病，为何感染人数和死亡人数依然众多？
（2）请进一步阐述分析微生物与人类生命健康的关系。

二、免疫与免疫学

（一）免疫概述

"免疫"一词源于拉丁文"immunitas"，原意为"免除税收"，在医学中有免除瘟疫（传染病）之意，免得瘟疫就是免疫最早期的理解。我国早在宋代人们就认识到，一旦与天花患者接触就会感染，几乎无一幸免，康复者再去护理天花患者就不会得病。现代免疫学中免疫早已突破抗感染免疫范围，有更多含义。现代免疫概念为机体识别"自己"和"非己"，清除"非己"（即抗原性异物）对自身成分形成耐受以维持机体生理平衡和稳定的功能。

📚 知识拓展

"自己"和"非己"

机体免疫的本质是识别"自己（self）"和"非己（non-self）"。免疫学中所指的"己"即属机体胚系基因编码的产物，或是机体免疫系统发育过程中接触过的物质原。属"非己"的外来成分一旦接触发育中的免疫系统，即有可能被识别为"自己"，机体对其不能产生免疫应答，这对于研究病原微生物逃避和机体防御功能机制，以及诱导免疫系统耐受具有重要意义。

1. 免疫的功能

免疫系统具有重要的生物学功能，对机体的影响具有双重性。免疫功能正常时对维持机体内环境稳定具有保护作用，而免疫功能异常时可能导致某些病理过程的发生和发展。根据机体免疫系统清除的抗原性异物的不同，免疫的功能可分为免疫防御、免疫稳定和免疫监视。免疫防御是指机体清除病原微生物及其代谢产物的功能。但若免疫防御功能过强，则在清除病原微生物的同时，可导致机体组织损伤或生理功能紊乱，发生超敏反应；若免疫防御功能过低，则发生免疫缺陷。免疫稳定是指机体清除体内损伤、衰老和死亡的细胞以维持机体内环境生理平衡的功能，免疫稳定功能发挥紊乱可引起自身免疫性疾病。免疫监视是指机体清除体内突变细胞和病毒感染的细胞的功能，免疫监视功能低下则导致肿瘤的发生和持续性病毒感染。

免疫系统的三大功能及其生理和病理表现，如表 0-1 所列。

表 0-1　免疫系统的三大功能及其生理和病理表现

功能	生理表现（有利）	病理表现（有害）
免疫防御	清除病原微生物及其代谢产物	过高出现超敏反应，过低出现免疫缺陷
免疫稳定	清除体内损伤、衰老，死亡的细胞	紊乱时可引起自身免疫性疾病
免疫监视	清除体内突变/复制错误的细胞以及病毒感染的细胞	免疫监视功能低下可引起肿瘤、持续性病毒感染

2. 免疫的类型

根据种系、获得免疫方式及特点不同，机体免疫主要分为非特异性免疫和特异性免疫两种类型。非特异性免疫也称为固有免疫或天然免疫，是机体在种系发育和进化过程中不断与外界物质相互作用而逐步形成的，是机体抵御病原体的第一道防线，表现为与生俱来、受遗传控制、作用范围广、人人都有、无特异性、应答迅速、作用时间短和无免疫记忆等特点；特异性免疫又称为适应性免疫或获得性免疫，是机体出生后接受特定抗原刺激后建立的免疫功能，仅针对该特定抗原，表现为后天获得、无遗传性、并非人人都有、具有明显的特异性、应答缓慢、作用时间长和有免疫记忆等特性。

※ 知识考点 ※ 免疫的概念、功能及类型

（二）免疫学概述

免疫是由机体免疫系统执行的。研究机体免疫系统组成、结构和功能的科学称为免疫学（immunology）。免疫学一方面研究免疫系统在正常情况下对机体有益的免疫现象，称为基础免疫，主要研究抗原免疫过程、免疫调节和免疫耐受等生理现象。另一方面研究免疫系统在功能失调时导致的免疫病理作用，称为临床免疫，主要运用免疫学理论和方法研究疾病的发病机制、诊断与防治原则。

三、微生物学与免疫学发展简史

（一）微生物学发展简史

古代人们虽然没有看到过微生物，但已经不自觉地将微生物学知识运用到工农业生产和疾病防治中了。微生物学发展大致经历了四个时期，如表 0-2 所列。

表 0-2　微生物学的发展历程及重大成就

发展时期	时间	人物	主要事件与成果
微生物学经验时期	夏禹时代	仪狄	酿酒
	北魏（386～543 年）	贾思勰	著《齐民要术》，记载了制醋方法
	宋代（11 世纪）	—	接种人痘预防天花

续表

发展时期	时间	人物	主要事件与成果
微生物学经验时期	北宋（11 世纪）	刘真人	肺痨由虫引起之说
	明朝	李时珍	著《本草纲目》，有消毒的记载
	16 世纪	Plenciz（奥地利）	传染病病因是活物体，每种传染病由独特活物体所致
微生物学形态时期	1676 年	列文虎克（荷兰）	发明显微镜并证实微生物存在，绘制了细菌形态草图
实验微生物学时期	1796 年	爱德华·琴纳	发明接种牛痘预防天花
	1857～1866 年	巴斯德（法国）	微生物学奠基人。研究发酵；用曲颈瓶实验否定生命自然发生学说；发明巴氏消毒法，开创病原微生物与免疫预防
	1843～1910 年	科赫（德国）	细菌学之父。发明固体培养基，建立细菌涂片染色方法，提出科赫法则，利用纯培养技术分离到多种病原菌
	1867 年	李斯特（英国）	苯酚喷洒手术室和煮沸手术用具
	1892 年	伊凡诺夫斯基（德国）	发现第 1 个病毒——烟草花叶病毒
	1910 年	欧立希（德国）	合成治疗梅毒的砷凡纳明，开创了感染性疾病的化学治疗时代
	1929 年	弗莱明（英国）	发现青霉素
	1935 年	多马克（德国）	发现百浪多息，可治疗病性致病性球菌感染，一系列磺胺药物相继问世
现代微生物学时期	1949 年	瓦克斯曼（美国）	发现链霉素。随后氯霉素、金霉素、土霉素、红霉素等相继被发现，许多细菌性感染得到有效控制和治愈
	1967～1971 年	Diener（美国）	发现类病毒和卫星病毒
	1982 年	Prusiner（美国）	从感染羊瘙痒病的鼠脑中分离出朊粒，开启了对朊粒致病的研究
	1983 年	路克·蒙塔格耐尔（法国）	鉴定了艾滋病的病原体——人类免疫缺陷病毒（HIV）
	1995 年	克雷格·文特尔	第 1 个细菌（流感嗜血杆菌）的全基因组 DNA 测序完成

（二）免疫学发展简史

免疫学伴随着社会的发展和进步而逐渐发展和成熟，最终成为一门独立的学科，其发展可分为原始免疫学时期、传统免疫学时期和现代免疫学时期三个时期，其发展历程及重大成就如表 0-3 所列。

表 0-3 免疫学的发展历程及重大成就

发展时期	时间	人物	主要事件与成果
原始免疫学时期	明朝隆庆年间	—	广泛接种人痘预防天花
	1798 年	爱德华·琴纳（英国）	发明了接种牛痘预防天花，揭开免疫学的序幕
传统免疫学时期	1880 年	巴斯德（法国）	研制了鸡霍乱、炭疽杆菌减毒疫苗和狂犬病疫苗
	1883 年	梅契尼可夫（俄国）	发现了白细胞的吞噬作用，提出了细胞免疫学说
	1891 年	贝林格（德国）	用含白喉抗毒素动物免疫血清治愈了一名白喉女孩
	1894 年	博尔德特（比利时）	发现了补体
	1896 年	乔治·肥达	采用肥达试验协助诊断伤寒
	1897 年	欧立希	提出体液免疫学说
	1900 年	南德斯坦纳（奥地利）	发现了人类 ABO 血型
	1902 年	查尔斯·罗伯特·里歇（法国）	提出过敏概念，推动了免疫学发展
	1921 年	卡尔梅特（法国）	研制卡介苗成功
现代免疫学时期	1948 年	斯内尔（美国）	发现组织相容性抗原
	1950 年	波特（英国）	用蛋白酶水解获得了抗体片段
	1961 年	J. Miller	发现了胸腺的功能
	1966 年	H. Claman 等	区分出 B 细胞与 T 细胞，发现了它们免疫协同作用

四、微生物学与免疫学的发展与现代医药学的关系

　　在生命科学中，现代微生物学已渗透到许多学科研究领域，尤其是分子生物学、分子遗传学等在基础理论研究方面从分子水平揭示了微生物形态结构、生理代谢、生长繁殖、遗传变异等生命活动规律和机制，在应用研究方面向着更有效和人为控制方向发展。在现代医药学中也发挥了重要作用，在药品研发及生物制药等方面具有重要理论和实际意义，与药学专业的药剂学、药理学、药物化学、药物分析和生物化学等课程有着密切的联系。

　　微生物学与医药行业的关系主要体现在三方面：一是利用微生物生产药品、保健品和诊断试剂；二是控制药品生产过程的微生物污染；三是药品的微生物学检查。从事药品生产管理和检验等人员必须具备微生物学基本知识和操作技能。对药学微生物学工作者而言，面临的挑战还很多，在药物生产上，抗微生物药物将继续研究化学治疗剂和抗生素两大方面，重点将是对抗病毒药物的研制与开发，寻找和筛选微生物来源的药物，微生物耐药性机制研究也是一项重要的内容；在发现新药基础上，利用重组技术寻找源自微生物的新一代重组药物；在预防方面，将发展重组疫苗及嵌合疫苗等新型疫苗；在微生物诊断方面，要规范微生物学诊断方法，加强微生物特异性诊断技术建立、人员培训及国际合作与信息网络建立，对突发性公共卫生传染事件有快速准确的反应和相应措施，加强相关学科交流与协作，以推动药学微生物学的快速发展。

　　免疫学以基因分子、细胞器官及整体调节研究为基础，研究领域十分广泛，并不断向基础和临床各个学科渗透，基础和临床医学科的理论及实践均直接或间接涉及免疫学。临床上，探讨各种病理和生理过程（如恶性肿瘤、器官移植、传染病、免疫性疾病、生殖控制、衰老等）的机制及探索相应临床防治手段，均依赖于免疫学理论与技术发展，特别是传染性疾病面临严峻形势，如2019年爆发的新型冠状病毒肺炎、2014年爆发的埃博拉出血热、2003年爆发的非典型性肺炎（SARS）、高致病禽流感、牛海绵状脑病（俗称疯牛病），等等。某些致命性传染病，尤其是人畜共患传染病对人类公共卫生安全造成极大的威胁。此外，由于病原体变异或环境因素改变，某些已被有效控制的传染性疾病又死灰复燃，如结核病重新成为棘手的公共卫生问题。阐明上述传染性疾病发病机制需要微生物学与免疫学理论和实践技术的支撑。总之，微生物学和免疫学及其分支学科的发展为生命科学发展做出了巨大贡献。

知识框架

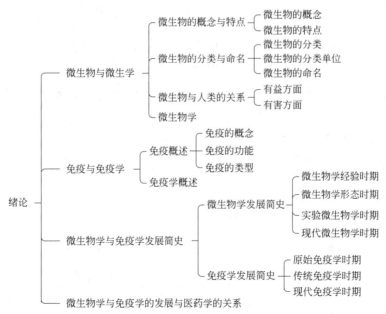

📝 目标检测

一、名词解释

微生物、微生物学、原核微生物、真核微生物、非细胞型微生物、免疫、免疫学

二、填空题

1. 微生物按有无细胞结构分为 ___、___ 和 ___ 三类。
2. 微生物学按研究对象不同可分为 ___、___、___ 和 ___ 等。
3. 原核细胞型与真核细胞型微生物的最重要的区别是 _____。
4. 第 1 个用接种牛痘方法预防 ___ 的人是 ___。
5. 第 1 个发现抗生素的人是 ___,他发现的抗生素是 ___。
6. 治疗梅毒感染的化学治疗剂砷凡纳明是 ___ 国的化学家 ___ 发明;百浪多息抑菌的有效成分是 ___,是 ___ 国 ___ 发现的。
7. 免疫的功能包括 ___、___ 和 ___。

三、选择题(A 型题)

1. 首先使用牛痘预防天花的是(　　)。
   A. 法国人　　　　　B. 中国人　　　　　C. 英国人　　　　　D. 希腊人　　　　　E. 印度人
2. 以下有"微生物之父"之称的是(　　)。
   A. 列文虎克　　　　B. 巴斯德　　　　　C. 李斯特　　　　　D. 沃森
3. 下列不属于原核细胞型微生物的是(　　)。
   A. 细菌　　　　　　B. 衣原体　　　　　C. 支原体　　　　　D. 放线菌　　　　　E. 病毒
4. 属于非细胞型微生物的是(　　)。
   A. 衣原体　　　　　B. 支原体　　　　　C. 放线菌　　　　　D. 病毒　　　　　　E. 真菌
5. 下列关于微生物的描述正确的是(　　)。
   A. 都具有细胞结构　　　　　　　　　B. 比表面积大
   C. 都具有细胞核　　　　　　　　　　D. 都只能在活细胞内生长繁殖
6. 最早观察到细菌的人是(　　);最早发现病毒的人是(　　);发明低温消毒法的人是(　　);最早用固体培养法的人是(　　)。
   A. 巴斯德　　　　　B. 科赫　　　　　　C. 列文虎克　　　　D. 伊万诺夫斯基
7. (　　)发现细菌,(　　)发现第一个病毒,(　　)发现第一种抗生素。
   A. 1676 年　　　　 B. 1796 年　　　　 C. 1892 年　　　　 D. 1929 年
8. 长期不合理地使用抗生素会导致病原微生物产生耐药性,反映了微生物的(　　)特征?
   A. 个体微小,结构简单　　　　　　　B. 种类多,分布广,数量大
   C. 代谢旺盛,生长繁殖速度快　　　　D. 适应性强且易变异
9. 人类发现的第一种病毒是(　　)。
   A. 天花病毒　　　　B. 乙型肝炎病毒　　C. 烟草花叶病毒　　D. 流行性感冒病毒

四、简答题

1. 简述微生物有哪些特点。
2. 简述微生物与人类的关系。
3. 巴斯德的重要贡献有哪些?

第一篇

微生物学概论

第一章
细菌

学习目标

　　掌握细菌的形态、大小、基本结构，以及细菌群体培养特征；了解细菌的特殊结构及生理功能；掌握细菌的显微观察方法；掌握细菌的生长与繁殖方式；熟悉细菌的致病机制；了解常见致病性细菌的种类及特点。

情景导学

　　《中华人民共和国药典》（简称《中国药典》）（2020年版）明确规定，非无菌药品中口服给药制剂产品不得检出大肠埃希菌（1g或1mL），含脏器提取物的制剂还不得检出沙门菌（10g或10mL），口腔黏膜给药制剂不得检出大肠埃希菌、金黄色葡萄球菌、铜绿假单胞菌（1g、1mL或10cm²），呼吸道吸入给药制剂不得检出大肠埃希菌、金黄色葡萄球菌、铜绿假单胞菌、耐胆盐革兰氏阴性菌（1g或1mL），阴道、尿道给药制剂不得检出金黄色葡萄球菌、铜绿假单胞菌、白色念珠菌（1g、1mL或10cm²），中药制剂还不得检出梭菌（1g、1mL或10cm²），直肠给药制剂不得检出金黄色葡萄球菌、铜绿假单胞菌（1g或1mL）。

❓ 请思考：

　　（1）金黄色葡萄球菌、大肠杆菌和铜绿假单胞菌等的生物学特征有哪些？

　　（2）为什么将金黄色葡萄球菌、大肠杆菌和铜绿假单胞菌等微生物列为药品制剂中的控制菌？

　　（3）你还知道哪些细菌会对药品的质量产生重大影响，在药品生产以及储运等过程中需要加以控制？

　　细菌（bacteria）是一类具有细胞壁的原核细胞型微生物，一个细菌为一个细胞。本章主要介绍细菌的形态与结构、细菌形态的检查方法、细菌的生长繁殖、细菌的新陈代谢、细菌的致病性及常见病原性细菌等内容。

第一节　细菌的形态与结构

一、细菌的大小与形态

　　细菌是自然界中分布最广泛，种类最多，与人类生产生活关系最密切的一类微生物。细菌具有原核微生物的典型特点，细胞分化程度低，没有成形的细胞核，除核糖体外没有其他成形的细胞器。在自然界中营寄生、腐生或自养型生活。

（一）细菌的大小

　　细菌个体微小，需借助显微镜才能看到。通过测微尺测量细胞大小，常用微米（μm）作为长度、宽度和直径的基本单位。因环境培养条件会影响细菌形态和大小，一般取最佳培养条件培养14～18h的菌株进行测定。球菌以直径表示大小，杆菌和螺旋菌以长×宽表示大小，螺旋菌长度为弯曲时两端点之间的长度。多数球菌直径为 0.5～2μm，多数杆菌大小为（0.5～1）μm×（1～5）μm，大多数螺旋菌大小为（5～10）μm×（0.3～1）μm。几种代表性细菌大小见表 1-1。

表 1-1　几种代表性细菌大小

菌名	直径或长 × 宽 /μm	菌名	直径或长 × 宽 /μm
金黄色葡萄球菌	0.8～1.0	伤寒沙门菌	（2～3）×（0.6～0.7）
乳酸链球菌	0.5～1.0	幽门螺杆菌	（1～5）×（0.3～0.6）
最大八叠球菌	4～4.5	霍乱弧菌	3.5×（0.5～1.0）
大肠埃希菌	（2～3）×（0.5～0.7）	梅毒螺旋体	（6～15）×（0.1～0.2）
枯草芽孢杆菌	（1.2～3）×（0.8～1.2）		

细菌形态和大小受菌龄、培养条件、染色方法、生理活性状态等多种因素影响。细菌形态和排列方式除与种属有关外，还会受到培养时间和培养温度等培养条件，以及培养基组成等环境因素的影响。一般情况下，菌体在幼龄阶段，培养条件适宜的情况下，呈现典型、整齐的形态；当培养条件不适宜或菌龄过老时，常出现菌体的异常形态。一般应用负染色法比应用普通染色法测得的菌体要大。

（二）细菌的基本形态

细菌有球状、杆状和螺旋状等 3 种常见形态，以杆状最为常见，球状次之，螺旋状较少。

1. 球状

细菌呈球状、近球形或椭球形，根据分裂过程中不同的分裂方向和排列方式，可将球菌分为 6 种不同类型（图 1-1）。

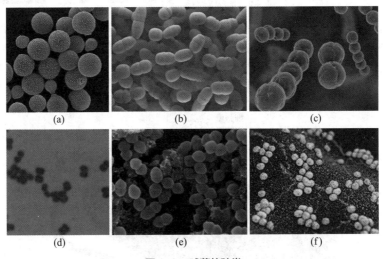

图 1-1　球菌的种类

（1）单球菌：细胞分裂沿一个平面进行，分裂后的菌体细胞散在分布，以单独个体形式存在，也称微球菌或小球菌，如尿素微球菌。

（2）双球菌：细胞分裂沿一个平面进行，但分裂后的两个细胞不分开，成对排列，如肺炎双球菌。

（3）链球菌：细胞分裂沿一个平面进行，分裂后的菌体细胞不分开，呈串珠状排列成链，如乳酸链球菌。

（4）四联球菌：细胞分裂沿两个相互垂直的平面依次进行，形成的四个细胞以正方形整齐排列在一起，如四联球菌。

（5）八叠球菌：细胞分裂沿三个相互垂直的平面进行，形成的八个细胞以立方体形态整齐排列，如藤黄八叠球菌。

（6）葡萄球菌：细胞分裂沿多个不规则平面进行，分裂后的菌体细胞不分开，聚集成团簇状，形似葡萄串，如金黄色葡萄球菌。

2. 杆状

菌体细胞呈杆状或柱状。不同种类杆菌形态有差异，有的杆菌两端平齐，呈直杆状；有的杆菌两端钝圆，呈球杆状；有的杆菌一端略膨大，呈棒杆状；还有的杆菌呈梭杆状。杆菌菌体长短不一，一般呈分散状，也有排列成链状（如炭疽杆菌）或分枝状（如结核杆菌）的，或呈八字形排列（如白喉棒状杆菌）。不同杆菌的形态如图1-2所示。

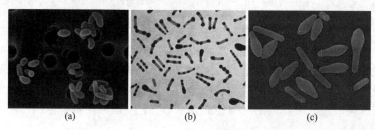

(a)　　　　(b)　　　　(c)

图1-2　不同杆菌的形态

3. 螺旋状

菌体呈弯曲状，一般单生，根据其弯曲程度不同可分为弧菌和螺菌。弧菌菌体呈弧形，有一个弯曲，如霍乱弧菌。螺菌有多个弯曲，如鼠咬热螺菌。弧菌与螺菌的形态如图1-3所示。

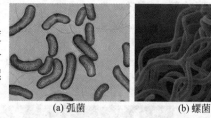

(a) 弧菌　　　　(b) 螺菌

图1-3　弧菌与螺菌的形态

二、细菌的结构

细菌细胞的结构可分为基本结构与特殊结构（图1-4）。细菌基本结构即全部细菌细胞所共有的结构，包括细胞壁、细胞膜、细胞质及其内容物、核区；特殊结构是某些细菌种属所特有的，具有特殊功能，是特殊生长时期所出现的结构，如芽孢、荚膜、菌毛、鞭毛、糖被和气泡等。

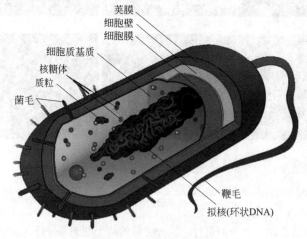

图1-4　细菌细胞的结构

（一）细菌的基本结构

1. 细胞壁

细胞壁（cell wall）是位于细菌细胞最外层的结构，质地厚实、坚韧、无色透明，约占细胞干重的10%～25%。细胞壁具有较强机械张力，在维持细胞形态等方面有重要作用，还可提高细胞机械强度，保护细胞免受外力或其他破坏，细胞壁能阻拦生物大分子物质（如酶蛋白、抗生素等）等有害物质的损伤，还赋予细菌特定抗原性、致病性及对抗生素和噬菌体的特异性。1884 年，丹麦微生物学家革兰姆基于细胞壁成分与结构差异发明了革兰氏染色法，将细菌分为革兰氏阳性细菌和革兰氏阴性细菌。染色过程为：涂片→干燥→固定→草酸铵结晶紫初染→碘液媒染→95% 乙醇脱色→番红复染→水洗→干燥。显微镜检菌体呈现蓝紫色的为革兰氏阳性细菌，以 G⁺ 菌表示；菌体呈粉红色的为革兰氏阴性细菌，以 G⁻ 菌表示（如图 1-5 所示）。

是细胞生长、分裂和鞭毛着生、运动所需的。细

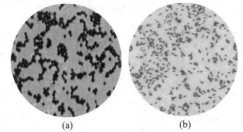

图1-5 革兰氏阳性（a）与阴性（b）细菌染色镜检结果

G⁺ 菌和 G⁻ 菌细胞壁结构和化学组成有很大不同。G⁺ 菌细胞壁主要含约占90%的肽聚糖（peptidoglycan）及磷壁酸（teichoic acid）[图 1-6（a）]。肽聚糖是细菌细胞壁特有成分，以典型 G⁺ 菌——金黄色葡萄球菌为例，肽聚糖单体由 3 部分组成。①双糖单位：由 N- 乙酰葡萄糖胺（G）和 N 乙酰胞壁酸（M）组成，两者交替排列，通过 β-1,4- 糖苷键连接成肽聚糖骨架。②四肽侧链：由 4 个氨基酸连接而成的短肽链。③五肽交联桥：由五个甘氨酸连接而成，五肽交联桥的氨基端与前一个四肽侧链中的第 4 个氨基酸连接，而羧基端则与后一个四肽侧链的第 3 个氨基酸相连接，从而使前后两个肽聚糖单体交联起来，构成机械强度高的三维空间网状结构。G⁺ 菌肽聚糖基本单位及连接方式如图 1-6（a）所示。G⁻ 菌细胞壁肽聚糖结构与 G⁺ 菌细胞壁结构不同，肽聚糖骨架通过四肽侧链相连，但没有 G⁺ 菌的五肽交联桥结构，G⁻ 菌肽聚糖基本单位及连接方式如图 1-6（b）所示。

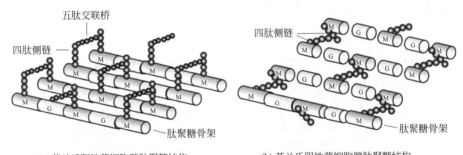

(a) 革兰氏阳性菌细胞壁肽聚糖结构　　(b) 革兰氏阴性菌细胞壁肽聚糖结构

图1-6 肽聚糖基本单位及连接方式

革兰氏阳性菌和革兰氏阴性菌细胞壁结构模式如图 1-7 所示。G⁻ 菌细胞壁较薄（厚约 10～15nm），但组成和结构更为复杂 [图 1-7（b）]，细胞外膜由肽聚糖、脂多糖、磷脂双层和蛋白质等组成，脂多糖（lipopolysaccharide，LPS）是 G⁻ 菌特有成分，由脂质 A、核心多糖和侧链多糖组成。脂质 A 是细菌内毒素的主要成分，具有多种生物学效应，可引起发热、白细胞增多等。含有脂多糖的 G⁻ 菌可产生细菌内毒素，如淋病奈瑟菌、霍乱弧菌、痢疾杆菌、大肠杆菌、赤痢杆菌及铜绿假单胞菌等产生的内毒素的主要化学成分为脂多糖。内毒素只有当细菌死亡溶解或用人工方法破坏细菌细胞后才释放出来。G⁺ 菌产生的毒素通常为外毒素，如破伤风梭菌、产气荚膜梭菌、肉毒梭菌和白喉棒状杆菌等产生的外毒素，是细菌生长繁殖过程中分泌到菌体外的一种对机体有害的毒性物质，主要成分是蛋白质。外毒素不耐热、不稳定，抗原性强，易被破坏，但毒性作用强，小剂量即可使易感机体死亡，也可选择性地作用于某些组织器官，引起特殊病变。外毒素也用于制造抗毒素及类毒素，用于疾病治疗及预防。内毒素作用较弱，各种类的毒性效应相似，如引起发热、白细胞增多、微循环障碍、休克等。

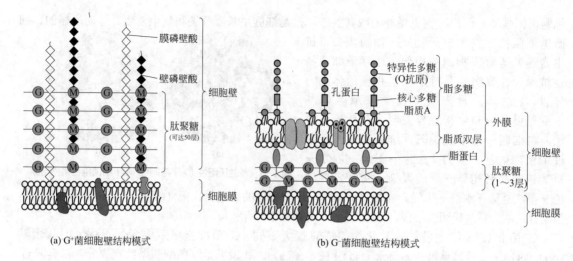

(a) G⁺菌细胞壁结构模式　　　　　(b) G⁻菌细胞壁结构模式

图1-7　细菌细胞壁结构模式

　　细菌革兰氏染色结果主要与细胞壁化学组成和结构有关，G⁺菌与G⁻菌细胞壁组成与结构差异如图1-8所示。G⁺菌细胞壁肽聚糖含量高，交联致密，层次复杂，细胞壁较厚，细胞壁上孔隙较小，由于不含脂质，乙醇脱色后肽聚糖层网孔脱水而使通透性变小，媒染后形成的结晶紫-碘复合物被滞留在细胞壁孔隙中不易洗脱，故细胞呈现蓝紫色。而G⁻菌肽聚糖含量少，交联疏松，层次较少，故细胞壁较薄，壁上孔隙较大，再加上细胞壁脂质含量高，乙醇洗脱后，细胞壁因脂质被溶解而孔隙变得更大，在乙醇洗脱时结晶紫-碘复合物极易洗脱出细胞壁，酒精脱色后呈无色，番红复染后菌体就呈现复染染料的红色。

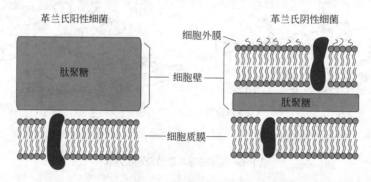

图1-8　革兰氏阳性与阴性细菌细胞壁组成与结构差异

　　革兰氏阳性菌与革兰氏阴性菌细胞壁结构比较如表1-2所列。

表1-2　革兰氏阳性菌与革兰氏阴性菌细胞壁结构的比较

特征	革兰氏阳性菌（G⁺菌）	革兰氏阴性菌（G⁻菌）
结构	三维空间（立体结构）	二维空间（平面结构）
强度	较坚韧	较疏松
厚度	厚，20～80nm	薄，10～15nm
肽聚糖含量	多，占细胞壁干重的50%～80%	少，占细胞壁干重的5%～20%
肽聚糖层数	多，15～50层	少，1～2层
磷壁酸	有	无
外膜层	无	有

　　细胞壁是细菌生长、分裂和鞭毛运动所必需结构，主要维持细菌固有形态并保护细菌，与细胞膜共同参与细胞内外物质交换。细胞壁化学组成与耐药性、致病性、抗原性及对噬菌体敏感性等有关。由于 G+ 菌和 G- 菌结构显著不同，在染色性、抗原性、毒性、对某些药物敏感性等方面存在很大差异。

　　※ 知识考点 ※　革兰氏阴性菌与革兰氏阳性菌细胞壁结构的异同

2. 细胞膜

　　细胞膜（cell membrane）也称细胞质膜（plasma membrane），是紧贴在细胞壁内侧、包裹着细胞质的一层柔软、富有弹性的半透性膜，厚约 7 ～ 10nm，结构如图 1-9 所示。

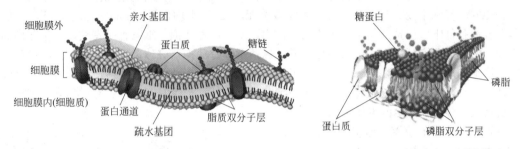

图 1-9　细胞膜结构示意　　　　　　　图 1-10　磷脂双分子层结构模型

　　细胞膜结构以 1972 年 Singer 和 Nicolson 提出的流动镶嵌学说最为权威，该学说认为细胞膜的主体是具有流动性的磷脂双分子层（phospholipid bilayer）（图 1-10），蛋白质或漂浮于膜表面，或结合于膜上，或伸入膜内水性内层中，并处于不断运动的状态。细胞膜骨架主要成分是磷脂，由两层磷脂分子相对排列而成，每个磷脂分子由亲水性头部（磷酸端）和疏水性尾部（烃端）组成，极性端亲水头朝向内外两表面，非极性端疏水尾则埋入膜内，形成流动态磷脂双分子层。细胞膜上结合多种膜蛋白，有的具有运输功能，有的具有酶促作用，可在膜表层或内层做侧向运动以执行相应生理功能，其功能可归纳为：①屏障作用，即维持细胞内正常渗透压；②控制物质交换，即控制胞内外物质运输与交换；③生物合成场所，即膜蛋白是合成细胞壁、糖被等组分的场所；④为能量生成相关蛋白与酶嵌入点；⑤提供鞭毛的着生点。

3. 细胞质

　　细胞质（cytoplasm）是细胞膜包围的除核区外的一切半透明、胶状、颗粒状物质的总称，含水量可达 80%，主要成分为核糖体、储藏物、多种酶类和中间代谢物、各种营养物和大分子的单体等，少数细菌还有类囊体、羧酶体和气泡等。细胞质内含有多种酶系统，是细菌合成蛋白质与核酸的主要场所，也是细菌细胞进行物质代谢的主要场所。细胞质中存在多种重要结构，核糖体是分散存在于细胞质中的颗粒状物质，由 RNA 和蛋白质构成，是细菌合成蛋白质的场所。有些药物，如红霉素能与细菌核糖体 50S 亚基作用，链霉素能与细菌核糖体 30S 亚基结合，从而抑制蛋白质合成而杀灭细菌，但对人和动物细胞的核糖体无作用。储藏物是一类由不同化学成分累积而成的不溶性沉淀颗粒，主要功能是储存营养物，其种类和数量与菌种及环境条件有关。颗粒性储藏物质能防止细胞内渗透压过高，当环境营养缺乏时可被分解利用，如糖原、淀粉、硫粒、聚 β- 羟丁酸和异染粒等。

4. 核质

　　细菌无独立细胞核，也无核膜和核仁，只是在菌体中有一个遗传物质（DNA）集中的区域，常称为核区，或称拟核（nucleoid）、原核。核区由一个环状 DNA 分子高度卷曲缠绕而成。每个细胞所含的核区数与该细菌生长速度有关，生长迅速的细胞在核分裂后往往来不及分裂，一般在细胞中含有 1 ～ 4 个核区。在快速生长的细菌中，核区 DNA 可占细胞体积的 20%。除染色体 DNA 外，很多细菌含有一种独立于染色体外且能够进行自主复制的遗传成分——质粒（plasmid），即共价闭合环状的超螺旋小型双链 DNA。每个菌体内可有一个或多个质粒，携带某些特殊的遗传信息，如编码细菌耐药性、毒力等基因型。质粒能进行独立复制，非细菌生存所必需，失去质粒的细菌仍能正常存活。

（二）细菌的特殊结构

1. 芽孢

芽孢（spore）是某些细菌生长发育到一定阶段，在胞内形成的一个圆形或椭圆形的，对不良环境条件抵抗性极强的休眠体，具有极强抗逆性，能够抗热、抗干燥、抗辐射、抗化学药物等多种不良因素。芽孢菌营养体不能经受 70℃ 以上高温，一旦形成芽孢就有耐高温能力，如肉毒梭菌芽孢在 100℃ 沸水中要经过 5.0～9.5h 才能被杀死，121℃ 平均也要 10min 才能被杀死。一般的芽孢在普通条件下可保持几年至几十年的生命力。是否产生芽孢与细菌种属有关，产生芽孢的杆菌主要有好氧性芽孢杆菌属和厌氧性梭菌属，球菌中只有芽孢八叠球菌属可产生芽孢，螺菌中的孢螺菌属也能产生芽孢。在合适营养条件下，芽孢可萌发为一个新的营养体，这个营养体是没有抗逆性的。芽孢本身没有繁殖能力，它不是细菌的繁殖体。是否具有芽孢、芽孢形态、大小和着生位置是细菌分类和鉴定的重要指标。

芽孢在细胞中的位置、形状和大小是一定的（图 1-11），有着生在菌体中央的，如枯草芽孢杆菌、炭疽芽孢杆菌等；有着生在菌体两端的，如破伤风梭菌芽孢位于一端，呈圆形。芽孢具有较强抗逆性主要是因为其含水量少，蛋白质受热不易变性。芽孢

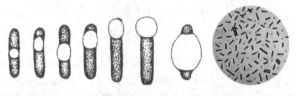

图 1-11　细菌芽孢的类型及形态

是由多层致密结构包裹成的坚实小体，化学药品不易渗入，内含特殊成分 2,6- 吡啶二羧酸，增强了整体的抗高温能力。由于具有极强抗逆性，一般方法难以将其彻底杀灭，100℃ 沸水煮沸下芽孢可存活数小时，可通过高压蒸汽灭菌（121℃ 下保证维持 15min 以上）或热空气干热灭菌（150～160℃ 下维持 1～2h）将芽孢杀灭。能否彻底杀灭芽孢是判断灭菌效果的指标。芽孢在自然界中分布广泛，存活时间很长，因此要严防芽孢对伤口、用具、敷料、手术器械等造成污染。

2. 鞭毛

某些细菌表面生长着从胞内伸出的细长而弯曲的丝状物，称为鞭毛（flagellum）。单个细菌的鞭毛可有一至数十条，长度超过菌体若干倍，通常为 10～30nm。鞭毛是细菌运动器官，主要由鞭毛蛋白组成，革兰氏阴性细菌鞭毛最为典型。鞭毛有无、着生方式、鞭毛数量和排列情况是细菌分类重要依据，可分为以下几种类型（图 1-12）。

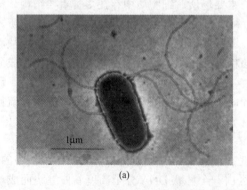

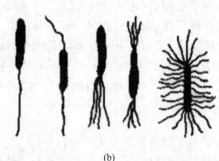

（a）

（b）

图 1-12　鞭毛基本形态（a）及鞭毛的着生方式（b）

（1）偏端单生：菌体一端生一根鞭毛，如霍乱弧菌。

（2）两端单生：菌体两端各生一根鞭毛，如鼠咬热螺菌。

（3）偏端丛生：菌体一端生数根鞭毛，如铜绿假单胞菌。

（4）两端丛生：菌体两端各生数根鞭毛，如红色螺菌。

（5）周生：周身都生有鞭毛，如大肠杆菌、枯草杆菌等。

鞭毛蛋白具有很强抗原性，常称为 H 抗原，对细菌鉴定、分型及分类具有重要意义。有些菌的鞭毛与致病性有关，如霍乱弧菌可通过鞭毛运动帮助其穿过小肠黏膜表层，利于菌体黏附并导致病变。

3. 荚膜与菌毛

部分细菌在一定的生活条件下，可在细胞壁表面分泌一层松散、透明、黏液状或胶质状的厚度不定的物质，厚度在 0.2μm 以上的称为荚膜（capsule），多由多糖和多肽组成，经脱水和特殊染色后可在光学显微镜下观察到（见图 1-13）。荚膜形成可防止菌体脱水，免受干旱损伤。一些动物致病菌荚膜能使它们免受宿主细胞吞噬，还有助于致病菌附着在组织细胞表面。荚膜可储藏养料，以备营养缺乏时重新利用，荚膜可在细胞间传递信息，还可堆积代谢废物。

许多 G^- 菌和 G^+ 细胞表面遍布着比鞭毛更为纤细且短而直的丝状物，称为菌毛（pilus）。菌毛需借助电子显微镜才能观察到（图 1-14），与细菌运动性无关。普通菌毛周生，短、细且直，具有黏附或定居于各种宿主细胞表面的能力，与细菌致病性紧密相关。还有一种性菌毛，数量较少，可携带致育因子，又称 F 菌毛，能够在群体之间传递遗传信息。大多数大肠杆菌菌株具有荚膜或微荚膜结构，但不能形成芽孢。多数大肠杆菌菌株生长有菌毛，其中一些菌毛是针对宿主及其他的一些组织或细胞具有黏附作用的宿主特异性菌毛。

※ 知识考点 ※ 细菌的特殊结构及功能

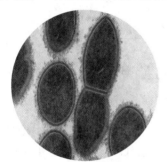

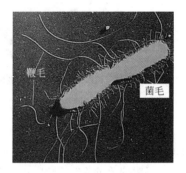

图 1-13　荚膜基本形态　　　　　　图 1-14　菌毛基本形态

三、细菌非典型形态与结构

自然界长期进化和实验室菌种自发突变中，一些细菌会发生细胞壁缺失的现象。实验室中也可用人为方法抑制细菌细胞壁合成或对现成细胞壁进行酶解而获得细胞壁缺陷细菌，主要有 L 型细菌、原生质体或球状体等。L 型细菌（L-form of bacteria）指细胞壁缺陷的细菌，是在实验室或宿主体内通过自发突变而形成的遗传性稳定的细胞壁缺陷型，首次由 Lister 研究所发现，所以用其第一个字母命名。L 型细菌由于细胞壁缺失，所以形态呈现多样性，大小不一，对环境条件尤其是渗透压非常敏感。原生质体（protoplast）与球状体（sphaeroplast）是指在人为条件下，用溶菌酶除尽原有细胞壁后获得的仅有一层细胞膜包裹着的圆球状渗透敏感细胞，有由 G^+ 菌形成的原生质体和由 G^- 菌形成的球状体 2 类。由于 G^- 菌细胞壁肽聚糖含量少，虽被溶菌酶除去，但外壁层中脂多糖、脂蛋白仍全部保留，细胞壁物质未被完全除去。

第二节　细菌形态的检查方法

细菌个体微小，显微镜是观察微生物的重要工具。很多细菌呈无色透明状，直接观察很难看清其形态和结构，除观察活体细菌及其运动外，一般均采用染色方法在光学显微镜下观察。细菌染色多用如亚甲蓝、结晶紫、碱性复红等碱性染料，染色后可观察细菌形态与结构。

一、简单染色

简单染色法（simple staining）是利用单一染料对细菌进行染色的方法。首先将细菌制成涂片，经干燥和固定后仅用结晶紫或碱性复红等一种染料染色，然后在显微镜下观察其形态、大小和排列。简单染色法操作快速简便，适用于菌体一般形态的观察。

二、复合染色

复合染色法（compound staining）使用两种及以上的染料将不同种的细菌或同种细菌的不同结构染成不同颜色，既可观察细菌形态结构，还可鉴别细菌种类。

（一）革兰氏染色

1884年，丹麦医生 Christain Gram 建立的革兰氏染色法是细菌学常用的染色方法，基本流程为：细菌涂片→干燥→固定→结晶紫初染→鲁氏碘液媒染→95%乙醇脱色→番红复染→油镜镜检（图1-15）。

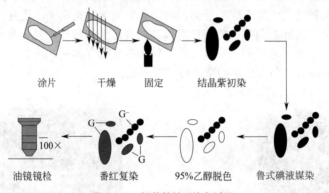

图1-15　**细菌革兰氏染色过程**

经过革兰氏染色后，G^+ 菌呈紫色，如金黄色葡萄球菌、枯草芽孢杆菌等；G^- 菌呈红色，如大肠杆菌、伤寒沙门菌等。革兰氏染色在细菌鉴别中有重要意义，G^+ 菌大多产生外毒素，而 G^- 菌大多产生内毒素。了解细菌革兰氏染色特性有助于了解细菌致病性，进而指导临床用药。

※ 知识考点 ※ 革兰氏染色的操作过程及其临床意义

（二）抗酸染色

该方法可用于区别抗酸性细菌和非抗酸性细菌。将制备好的细菌涂片干燥固定后，采用苯酚复红加温染色，通过盐酸乙醇脱色后，进行亚甲蓝复染，水洗干燥后即可镜检。抗酸性细菌呈现红色，如结核杆菌、麻风杆菌；非抗酸性细菌则被染成蓝色。大多数的病原菌为非抗酸性细菌。

（三）特殊染色

需要观察细菌某些特殊结构时，可采用特殊染色法，例如鞭毛、荚膜等结构与染料亲和力低，可采用负染色法使背景着色，从而反衬细菌结构，使其轮廓清晰可见。

第三节　细菌的生长繁殖与新陈代谢

一、细菌的生长繁殖
（一）细菌生长繁殖的基本条件
1. 合适的营养基质

异养型微生物生长需要从外界获得营养物质，微生物可利用的营养物质形式包括有机物和无机物，也有小部分微生物可利用分子态气体，如氮气。根据营养物质在细菌细胞中生理功能不同，可将其分为碳源、氮源、无机盐、生长因子和水。

2. 合适的温度

不同细菌对温度要求有差异，温度过高或过低都会影响细菌生长。细菌能生长的温度范围很宽，但只有在最适温度下才可获得最大生长速率。根据微生物生长温度范围不同，可将其分为嗜冷型（psychrophiles）、嗜温型（mesophiles）和嗜热型（thermophiles）三大类（表 1-3）。

表 1-3　微生物按温度分类及其适应范围

微生物类型	最低温度	最适温度	最高温度
嗜冷型微生物	0℃以下	15℃	20℃
嗜温型微生物	10～20℃	20～45℃	45℃以上
嗜热型微生物	45℃	55～65℃	80℃

3. 合适的 pH 值

细菌内所有的生化反应均为酶促反应。最适 pH 值情况下，细胞内酶促反应速率最高，生长速率最大，当低于最低 pH 值或超过最高 pH 值时，生长受到不同程度抑制或导致死亡。大多数细菌喜欢中性偏碱环境，最适 pH 值为 6.8～7.4。人体胃中含有大量胃液，酸性极强，绝大多数细菌在胃液中会被杀灭；人类血液 pH 值为 7.4，该环境适宜细菌生存，因此血液制品易受到微生物污染，应低温保存。

4. 必要的气体环境

O_2 和 CO_2 对细菌代谢十分重要。根据对氧气需求不同可将细菌分为好氧菌、专性厌氧菌和兼性厌氧菌 3 种类型。好氧菌最适生长的 O_2 体积分数一般要求≥ 20%，生长环境中必须要有氧气才能正常生长，如结核分枝杆菌、枯草芽孢杆菌和肺炎双球菌等。兼性厌氧菌在有氧或无氧条件均可生长，但生长质量不同，一般有氧时生长状况更好。而专性厌氧菌则严格不需要氧，有氧时菌体无法生长，如破伤风梭菌、丙酮丁醇杆菌、巴氏固氮杆菌和产甲烷杆菌等。大多数病原菌都属于兼性厌氧菌。

（二）细菌繁殖的方式与速度

1. 细菌繁殖的方式

细菌采取二分裂方式进行繁殖，属无性繁殖方式。分裂过程为：首先是细菌 DNA 复制，并逐渐移向细胞两极，形成两个相对分开的核区；然后细胞质膜向内缢缩，在两个核区之间形成隔膜，将细胞质和核物质分隔开。最后分开形成两个子细胞。除无性生殖外，细菌亦存在有性结合，但频率很低。

2. 细菌繁殖的速度

通常原核微生物细胞的生长速率快于真核微生物细胞，形态较小的微生物细胞要快于形态较大的微生物细胞。细菌繁殖速度快，一般细菌约 20～30min 分裂一次，如大肠杆菌通常 15～20min 就分裂一次，单个细菌 24h 后可产生 $4722×10^{21}$ 个菌体，总重可达 $4722×10^3$kg，若将细菌平铺在地球表面，可将地球完全覆盖。有些细菌，如结核分枝杆菌的繁殖速度较慢，需要 15～18h 才能繁殖一代。代时是微生物处于生长曲线的指数生长期（对数生长期）时，细胞分裂一次所需的平均时间，也等于群体中的个体数或其生物量增加一倍所需的平均时间。表 1-4 所列为大肠杆菌在不同温度下的代时。

表1-4　大肠杆菌在不同温度下的代时

温度 /℃	代时 /min	温度 /℃	代时 /min	温度 /℃	代时 /min
10	860	25	40	40	17.5
15	120	30	29	45	20
20	90	35	22	47.5	77

3. 细菌群体生长曲线

细菌研究中多以群体作为研究对象来研究细菌的生长与繁殖。用坐标法作图，以培养时间为横坐标，以细胞数的对数（lg$N$）为纵坐标，可得一条定量描述液体培养基中培养时间与菌体数量的生长规律曲线，即生长曲线（图1-16）。生长曲线可划分为迟缓期、对数生长期、稳定期、衰退期4个时期，反映了细菌群体在一定环境中生长繁殖死亡的动态变化过程。迟缓期生长速率近乎为零，合成代谢活跃，对外界不良条件较为敏感。对数生长期是生长速率最快的时期，代时最短，

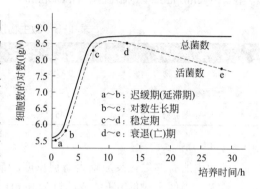

图1-16　细菌群体生长曲线

菌体大小、形态、生理特征比较一致，适合进行典型形态观察；对数生长期代谢旺盛，对外界环境因素的作用敏感，是研究性状、药敏试验最佳时期。稳定期总菌数达到最高水平，积累了大量次级代谢产物，芽孢和内外毒素都在此时期合成，对不良环境抵抗力较强。衰退期菌体形态不再典型并大量死亡，部分菌体发生自溶，生理代谢活动趋于停滞。

掌握细菌群体生长规律对研究细菌生理和生产实践具有重要指导意义。例如，生产中可选择适当菌种、菌龄、培养基以缩短迟缓期；无菌制剂制备中应把灭菌工序安排在迟缓期以前，以减少热原污染；实验（训）时采用对数生长期细菌作为实验材料；发酵工业中可适当调控和延长稳定期以获得更多产物，也可利用芽孢在衰退期成熟来保藏菌种。

※ 知识考点 ※ 细菌生繁殖的方式和生长曲线

（三）细菌的人工培养

1. 细菌培养基

培养基（medium）是人工配制的适合微生物生长繁殖或产生代谢产物的营养基质，包含细菌生长所需的碳源、氮源、无机盐、生长因子和水等。各类微生物最适 pH 值不尽相同，一般细菌最适生长 pH 值是 7.0 ～ 7.5。培养基灭菌条件一般为 1.05kgf/cm^2（1kgf/cm^2=98.0665kPa）（121.3℃）维持 15 ～ 30min。根据培养基物理状态不同可将其分为固体培养基、半固体培养基和液体培养基；根据培养基组成物质成分是否完全确定可将其分为天然培养基、合成培养基和半合成培养基；根据用途不同可将其划分为基础培养基、加富培养基、选择培养基和鉴别培养基等。

2. 细菌在培养中的生长现象

单个细菌在固体培养基上生长繁殖时产生的大量细胞以母细胞为中心而聚集在一起，形成的一个肉眼可见的、具有一定形态结构的子细胞群，称为菌落（colony）。细菌在固体培养基上生长形成的菌落具有湿润、黏稠、易挑起、质地均匀、颜色一致等共性，但不同细菌种类具有各自独特的特点，在菌落大小、形状、光泽、质地、边缘和透明度等方面各有差异，可用于细菌的鉴别。细菌培养特征如图1-17所示。

细菌在液体培养基中培养表现出不同的生长特点，有时出现菌膜、黏稠度增加、泡沫、拉丝、絮状沉淀等现象。液体培养时，细菌生长会使培养基浑浊，大多兼性厌氧菌使培养基呈现均匀浑浊现象，如金黄色葡萄球菌。某些专性需氧菌在液体培养基上进行表面生长，在液面上形成菌膜，如枯草芽孢杆菌。少数细菌在液体培养基中生长时可沉积在培养基底层，表现出沉淀生长

现象，如链球菌。在半固体培养基中培养，有鞭毛的细菌能沿着穿刺线扩散生长，使穿刺线模糊不清，呈放射状或云雾状。无鞭毛的细菌只能沿穿刺线生长，穿刺线周围培养基仍较透明。

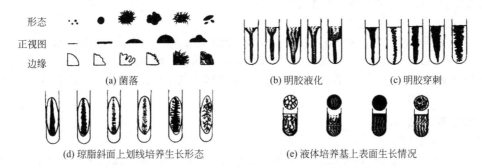

图 1-17　细菌培养特征

※ 知识考点 ※ 细菌在培养基中的生长现象

3. 细菌人工培养的应用

细菌人工培养在疾病诊断、预防、治疗、药物生产及科学研究中都具有重要意义。细菌人工培养应用领域主要有以下几方面。

（1）感染性疾病病原学诊断：对患者标本进行病原菌分离培养、鉴定，明确感染性疾病病因，同时进行药物敏感试验以指导临床用药。

（2）生物制品制备：通过细菌人工培养可制备用于防治疾病的疫苗、类毒素等生物制品。

（3）药品生产：如抗生素、维生素、氨基酸等药物的生产。

（4）构建基因工程菌：利用 DNA 重组技术将目的基因转入受体菌构建基因工程菌从而生产生物药品，如红细胞生成素、胰岛素、干扰素、乙肝疫苗等。

（5）细菌学研究：通过人工培养进行细菌生理特性、遗传与变异、致病性等研究。

二、细菌的新陈代谢

（一）细菌的分解代谢

1. 糖发酵试验

不同细菌对碳源利用各不相同，绝大多数细菌能利用糖类作为碳源，但它们分解糖类物质的能力有很大差异。有些细菌能分解某种糖产生有机酸（如乳酸、醋酸、丙酸等）和气体（如氢气、甲烷、二氧化碳等），有些细菌只产酸不产气。通过糖发酵试验可测定不同微生物利用各类糖的能力，放置倒置杜氏小管或添加指示剂等可观察微生物产酸产气性质。

2. 枸橼酸盐利用试验

某些细菌能以铵盐为唯一氮源并且利用枸橼酸盐作为唯一碳源，该类细菌可在枸橼酸盐培养基上生长，将枸橼酸盐分解，使培养基变为碱性，使指示剂发生颜色变化。枸橼酸盐培养基常用于肠杆菌科中菌属间鉴定。在肠杆菌科中埃希菌属、志贺菌属、爱德华菌属和耶尔森菌属均为阴性，而沙门菌属、克雷伯菌属通常为阳性。

3. 吲哚试验

吲哚试验是指有些细菌如大肠埃希菌、变形杆菌、霍乱弧菌等能分解培养基中的色氨酸生成吲哚（靛基质），与试剂中的对二甲基氨基苯甲醛作用生成红色玫瑰吲哚，在培养液中加入 1mL 乙醚并充分振荡，静置片刻，待乙醚层上浮，沿管壁缓缓加入吲哚试剂。如有吲哚存在，乙醚层呈现玫瑰红色，为阳性反应，反之则为阴性，可作为菌种鉴定依据。

4. 甲基红试验

甲基红试验又称 MR 试验。肠杆菌科各菌属都能发酵葡萄糖产生丙酮酸，在此过程中可进一步产生乳酸、琥珀酸、醋酸和甲酸等大量酸性产物，使培养基 pH 值下降至 4.5 以下，可通过甲基红指示剂变色原理进行检测，常用于大肠杆菌和产气肠杆菌鉴定。若培养液由橘黄色变为红色则为阳性反应，若仍呈黄色则为阴性反应。

5. VP 试验

即乙酰甲基甲醇试验，由 Voges 和 Proskauer 创建，故称 VP 试验，是微生物检验常用生化反应之一。某些细菌能分解葡萄糖产生丙酮酸，并进一步将丙酮酸脱羧成为乙酰甲基甲醇，其可在碱性环境下被空气中的氧氧化成二乙酰，二乙酰与培养基中精氨酸等胍基基团结合形成红色化合物，即为 VP 试验阳性。

（二）细菌的合成代谢

1. 热原质与侵袭性酶

（1）热原质。热原质（pyrogen）是细菌（多为革兰氏阴性菌）在代谢过程中合成的能引起人体或动物体发热反应的物质，主要成分是细胞壁的脂多糖（LPS）。某些革兰氏阳性菌所分泌的外毒素及部分革兰氏阴性菌的其他外膜组分也具有致热活性。微量热原质进入人或动物体内，即可引起免疫应答，导致巨噬细胞、单核细胞等合成并释放 IL-2、IL-6、TNF-α 等内源性致热原，导致体温升高。热原质很难被破坏，常规灭菌条件对其无效，一般需经 250℃干烤 30min 或 180℃处理 4h 才能将其破坏。强酸（碱）或强氧化剂煮沸 30min 也能使其失去致热性。因此，在制备和使用注射药品、生物制品或输液用的蒸馏水时应严格无菌操作，以防细菌及热原质污染。在医学及制药工业中，常用吸附剂、特殊石棉滤板过滤或用蒸馏法除去热原质。

（2）侵袭性酶。病原菌在代谢过程中合成的具有侵袭性的胞外酶类，一般对机体无毒性，但能协助病原菌在机体内扩散。常见侵袭性酶主要有透明质酸酶、硫酸软骨素酶、链激酶和胶原酶等。其共性是使机体组织结构疏松并增强通透性，有助于病原菌及毒素在组织中扩散，如金黄色葡萄球菌产生的血浆凝固酶可使血浆中的液态显微蛋白酶固化，包被于细菌表面而使其免受识别与吞噬。

2. 毒素

毒素（toxin）是细菌代谢过程中合成的对机体组织细胞有损伤作用的物质，如白喉毒素、霍乱毒素、肉毒毒素等。

3. 抗生素

抗生素（antibiotics）是指由微生物（包括细菌、真菌、放线菌）或高等动植物在生活过程中所产生的具有抗病原体或其他活性的一类次级代谢产物，是能干扰其他活细胞发育功能的化学物质。抗生素可通过抑制细菌细胞壁合成、与细胞膜相互作用、干扰蛋白质合成或抑制核酸复制和转录等途径对致病或腐败病原体起到良好抑制活性。

4. 细菌素

细菌素（bacteriocin）是细菌产生的一种抗生代谢产物，对同源种或近似种才有拮抗作用，主要成分为蛋白质，是存在于细菌生活的天然环境中的一类抗菌物质。生产菌对自身分泌的细菌素具有免疫力，大部分细菌素的产生和寄主细胞对细菌素的免疫性由质粒控制。细菌产生细菌素是细胞的致死过程。

5. 色素

部分细菌可产生水溶性或脂溶性色素。水溶性色素溶于水，能弥散到培养基或周围组织，使培养基和周围组织染色，如铜绿假单胞菌产生的色素使培养基或脓汁呈蓝绿色（图 1-18）。脂溶性色素不溶于水，仅保持在菌体内使菌落着色而培养基颜色不变，例如金黄色葡萄球菌产生的金黄色色素使菌落显色而培养基颜色不变。细菌色素可用于细菌的分类和鉴别。

6. 维生素

细菌能利用环境中的碳源和氮源合成某些维生素，除供自身

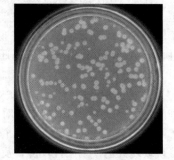

图 1-18　铜绿假单胞菌在培养皿中的生长情况

需要外，还能分泌到菌体外。如大肠埃希菌合成的 B 族维生素（维生素 B_6、维生素 B_{12}）和维生素 K 可被人体利用。

※ 知识考点 ※ 细菌合成代谢产物在药学中的应用

第四节 细菌的致病性

一、细菌的致病因素

（一）细菌毒力

毒力是指病原菌致病能力的强弱程度，构成毒力的物质基础包括侵袭力和毒素。

1. 侵袭力

病原菌突破机体防御机制并在宿主体内定居、生长、繁殖和扩散的能力称为侵袭力（invasiveness）。侵袭力的物质基础是荚膜、黏附素和侵袭性酶类。荚膜能够抵御吞噬细胞的吞噬和体液中的杀菌物质；黏附素则可使致病菌黏附于组织细胞表面（如呼吸道、消化道、泌尿生殖道等），抵御黏膜分泌物的冲刷及上皮细胞纤毛摆动等清除作用，如革兰氏阴性菌菌毛可通过菌毛与宿主表面黏附素受体发生特异性结合使细菌吸附在细胞表面而定居。

2. 毒素

毒素是细菌代谢产物，与细菌致病性密切相关，可分为外毒素和内毒素。

（1）外毒素。外毒素（exotoxin）是病原菌合成并能分泌到胞外的一种毒性强烈的毒素，存在于菌体内的外毒素可经细菌裂解后释放到胞外，主要成分是蛋白质，不耐高温，易被蛋白酶分解，如破伤风外毒素在 60℃ 条件下 20min 即可失活。外毒素主要由革兰氏阳性菌及少数革兰氏阴性菌产生，如痢疾志贺菌、霍乱弧菌等。外毒素对宿主组织和器官具有特异毒害作用，微量可使易感动物致病或死亡。根据对宿主细胞特异性及作用方式可将外毒素分为神经毒素、肠毒素和细胞毒素三类（表 1-5）。外毒素具有良好免疫原性，用 0.3% ～ 0.4% 甲醛处理可脱去毒性制成类毒素。类毒素仍保持外毒素良好抗原性，注入机体后可刺激机体产生具有中和外毒素作用的抗体（抗毒素）。抗毒素和类毒素在传染病防治工作中具有重要意义。

表 1-5 常见的细菌外毒素

类别	细菌名称	毒素名称	致病机制	宿主表现
神经毒素	破伤风梭菌	破伤风痉挛毒素	阻断抑制性神经元之间正常神经冲动的传递	骨骼肌痉挛、颈项强直，呼吸衰竭
	肉毒梭菌	肉毒毒素	抑制胆碱神经末梢释放乙酰胆碱	肌肉松弛性麻痹
肠毒素	肠产毒素型大肠埃希菌	肠毒素	不耐热肠毒素提高细胞内 cAMP 水平，耐热肠毒素提高细胞内 cGMP 水平	呕吐、腹泻
	产气荚膜梭菌	肠毒素	激活肠黏膜腺苷酸环化酶，使细胞内 cAMP 水平升高	呕吐、腹泻
	霍乱弧菌	霍乱肠毒素	同产气荚膜梭菌	肠黏膜上皮细胞内水及电解质丢失，导致呕吐、腹泻
	葡萄球菌	肠毒素	作用于呕吐中枢	呕吐为主，腹泻
细胞毒素	致病性葡萄球菌	溶血毒素、杀白细胞素、表皮剥脱毒素	细胞膜损伤，表皮与真皮肤脱离	红细胞、白细胞破坏或溶解，表皮剥脱性病变
	A 群链球菌	致热外毒素	破坏毛细血管内皮细胞	猩红热皮疹
	白喉棒状杆菌	白喉外毒素	抑制菌体蛋白质合成	心肌损害、外周神经麻痹、肾上腺出血等
	炭疽芽孢杆菌	炭疽毒素	血管通透性增高	出血、肺水肿

（2）内毒素。内毒素（endotoxin）主要为 G⁻ 菌细胞壁中脂多糖组分，只有当菌体死亡破裂或人工裂解菌体后才释放到环境中。脂多糖组分中的脂质 A 是内毒素主要毒性成分，不同 G⁻ 菌脂质 A 结构基本相似，引起的毒性作用大致相同。外毒素与内毒的区别如表 1-6 所列。

表 1-6　细菌外毒素与内毒素的区别

区别	外毒素	内毒素
来源	主要是革兰氏阳性菌	革兰氏阴性菌细胞壁
存在部位	由活的细菌释放至细菌体外	为细菌细胞壁结构成分，菌体崩解后释放
化学组成	蛋白质	脂多糖（毒性部分主要为脂质 A）
毒性	较强，对器官有选择性	较弱，无器官选择性
抗原性	较强，可刺激机体产生高效价的抗毒素，经甲醛脱毒可制成类毒素	较弱，刺激机体对多糖成分产生抗体，不形成抗毒素，不能经甲醛处理制成类毒素
稳定性	对热不稳定	耐热性强

（二）细菌的侵入数量

引发机体感染需要病原菌达到足够数量，如果病原菌毒力较强，只需少量菌体即可引起感染，如鼠疫耶尔森菌只需数个细胞侵入即可引发感染；若病原菌毒力较弱，则需大量菌体入侵才能引发感染，如肠炎沙门菌需要摄入数亿个才会引起急性胃肠炎。

（三）细菌的侵入途径

足够数量的病原菌可通过不同途径感染机体。很多致病菌通过感染机体特异性部位入侵机体，如破伤风芽孢梭菌可经伤口侵入，但只有厌氧条件下才能生长繁殖，在局部产生毒素并引发疾病，若通过口腔摄入则无法生长繁殖；而伤寒沙门菌则必须进入消化道才能引起机体感染。也有细菌可通过多种途径引起感染，如结核分枝杆菌可经呼吸道、消化道、皮肤创伤等途径引发感染。

※ 知识考点 ※ 细菌毒力的构成、外毒素和内毒素的区别

二、细菌感染概述

（一）感染的来源

根据感染来源不同，可将感染分为外源性感染（exogenous infection）和内源性感染（endogenous infection）两类。外源性感染是由来自宿主体外的病原菌感染所致的，传染源广，包括患者、健康带菌者以及带菌动物、媒介昆虫等。而内源性感染是由患者体内或体表的细菌引起的感染，可由体内或体表正常菌群引发，也有少数以潜伏状态存在于患者体内的细菌感染。当机体免疫力减退或受外界环境刺激时就可能引发内源性感染。

（二）感染方式与途径

致病病原体可通过呼吸道、消化道、伤口、接触等方式或途径感染。呼吸道感染是患者或带菌者将含有病原菌的飞沫或呼吸道分泌物散布到空气中（通过咳嗽、喷嚏或交谈等），被他人吸入而造成的感染（如结核、流感等）；消化道感染是患者或带菌者排出含有病原菌的粪便污染食物、水源后，他人经口腔摄入而发生的感染（如细菌性痢疾、伤寒等），苍蝇、蚊虫及污染的手部是病原菌传播的重要媒介；创伤感染是经伤口进行的感染，如金黄色葡萄球菌可通过损伤的皮肤黏膜进入机体内引起传染，破伤风梭菌经深部创伤感染，乙型脑膜炎病毒通过蚊虫媒介叮咬皮肤后经血液传染；接触感染则是通过宿主与宿主之间密切接触引起的感染，可通过直接或间接接触患者的物品感染（如梅毒、淋病、麻风等）。有些致病菌可通过多种途径感染，如呼吸道、消化道、外伤等，传染性较强，如结核分枝杆菌、炭疽芽孢杆菌等。

（三）感染类型

根据感染后是否当即表现临床症状，可将感染分为隐性感染（recessive infection）、显性感染（dominant infection）和带菌状态三种。侵入机体的病原菌毒力弱、数量少或机体免疫力较强时，病原菌入侵后对人体损伤较轻，无明显临床症状，称为隐性感染，通过隐性感染机体也可以获得相应的免疫力。若病原微生物侵入机体后，在体内繁殖并产生大量有毒代谢产物，对组织细胞造成损伤并引发生理功能异常，出现明显的病变和临床症状，则称为显性感染。

按照病情缓急可将感染分为急性感染和慢性感染，按照发病部位不同又可分为局部感染和全身感染。病原菌侵入机体后只局限在一定部位定居，经生长繁殖产生毒性产物引起局部病变，称为局部感染，如化脓性球菌引起的疖、痈等。感染发生后病原菌或毒素向全身扩散引起全身症状，称为全身感染。

临床上，全身感染常见有菌血症、毒血症、败血症、脓毒血症和内毒素血症等类型。

（1）菌血症（bacteremia）：病原菌由原发病灶侵入血流中，但由于受到机体细胞免疫和体液免疫作用，病原菌未能在血中大量繁殖，如伤寒菌血症、布氏短杆菌菌血症。

（2）毒血症（toxemia）：病原菌只在机体局部生长繁殖，细菌不侵入血流，但产生的外毒素进入血流，并经血液循环到达易感组织细胞而引起特殊中毒症状，如白喉、破伤风等。

（3）败血症（septicemia）：在机体防御能力大为减弱的情况下，病原菌不断侵入血流并在其中繁殖，释放毒素，造成机体严重损害，引起全身中毒症状，表现为高热、白细胞增多、皮肤出现出血点、肝脾大等，如鼠疫耶尔森菌可引起败血症。

（4）脓毒血症（pyemia）：化脓性细菌引起败血症时，细菌随血流扩散至全身（如肝、肺等多个器官）引发新的化脓性病灶，如金黄色葡萄球菌严重感染时引起的脓毒血症，表现为多发性肝脓肿、皮下脓肿或肾脓肿等。

（5）内毒素血症：是由于血液中细菌或病灶中的细菌释放大量内毒素至血液或输入内毒素污染的液体而引起的一种病理表现。

除隐性感染和显性感染外，感染类型还可以表现为带菌状态。病原微生物侵入宿主后，仅被限制于局部而无法大量繁殖，宿主与病原菌长期处于相对平衡的状态。长期处于带菌状态的宿主称为带菌者。在隐性传染和传染病愈后，宿主常成为带菌者。带菌者是主要的传染源之一，由于不表现感染症状，危险性更大。

三、医院内感染

医院内感染（nosocomial infection）主要指病患在医院住院期间或出院不久后发生的与住院相关的感染，不包括患者在入院时已发生的感染或已潜伏的感染。来院探视者或医院职工在医院内发生的感染，也属于医院感染。

（一）医院内感染的来源

医院内感染的感染源分为内源性和外源性两个方面。内源性医院内感染也称为自身感染。当患者机体免疫力低下时，原本寄居在体内的正常菌群也可引起感染，如某些呼吸道或消化道的条件致病菌可引起医院获得性肺炎。外源性医院内感染也称交叉感染，可由患者间或患者与医务人员之间通过密切接触而引起，也可通过医院内水、空气、医疗器械等发生间接感染，如使用的侵入性诊疗器械已被微生物污染，其通过直接接触患者体内组织或无菌部位等可造成医院内感染。

（二）医院内感染的主要微生物

患者病房、洗手间、公共病区内、公共用品表面等存在多种病原菌，均具有可传染性，且可能引发医院内感染。这些病原菌多为条件致病菌，以革兰氏阴性菌为主。一些常见菌株可通过临床分离获得，如大肠埃希菌、铜绿假单胞菌、克雷伯菌属细菌、金黄色葡萄球菌、肠杆菌属细菌和不动杆菌属细菌等。

（三）医院内感染的控制

医院内感染可通过如下方法或途径进行有效控制。

（1）建立医院监控机构。由于医院环境特殊，大量患者携带病原体可能引起交叉感染。护理人员及护理管理者在控制医院内感染各个环节起着关键作用，其职责有：完善监控机构来保持环境清洁并控制感染；建立完善的清洁程序，对治疗室、手术室、换药室、传染病区等特殊环境要严格实行消杀质量监控；做好医疗污水、污物、废弃物净化处理等综合性工作，有效抑制感染发生。

（2）严格消毒灭菌。明确医务人员责任意识，在临床工作中应严格执行无菌操作，这是防止交叉感染的重要举措；侵入性诊疗要做好消毒灭菌工作；手术室空气净化设施应及时更换、清洁和消毒；手术相关器械严格灭菌；手术者及器械护士要求清洗、消毒双手，并穿戴无菌手术衣、口罩、手套、帽子等。

（3）适当隔离。做好隔离预防，切断传播途径，结合致病菌及宿主特点制订相应措施。普通病房出现传染病患者应及时转至传染病科，或采取适当的隔离措施。

（4）合理用药。合理使用抗生素，避免多重耐药菌株出现，加强多重耐药菌株的监控，降低医院内感染风险。

※ 知识考点 ※ 医院内感染的来源及控制

第五节　常见病原性细菌

一、病原性球菌

球菌是细菌中的一大类，对人致病的球菌主要有葡萄球菌、链球菌和奈瑟菌等。球菌因能引起机体发生化脓性炎症，又称化脓性球菌。

（一）葡萄球菌

葡萄球菌广泛分布于自然环境中，还广泛存在人和动物的体表以及与外界相连通的腔道中，是最常见的化脓性球菌。

1. 生物学性状

典型的葡萄球菌呈球形，直径为 0.3 ~ 1.5μm，无鞭毛和芽孢，在显微镜下呈葡萄串状、簇状分布排列（图 1-19）。革兰氏染色阳性，在普通培养基上生长良好，有需氧和兼性厌氧类型，最适生长温度为 37℃，最适生长 pH 值 7.4 左右，耐盐性很强，能在 10% ~ 15% 氯化钠培养基中生长，可作为菌种筛选标记。部分菌株可产生色素使菌落呈现不同颜色，根据色素及生化反应等不同，球菌可分为金黄色葡萄球菌、表皮葡萄球菌和腐生葡萄球菌。其中，金黄色葡萄球菌（*Staphylococcus aureus*）是引起人类疾病的重要病原菌。在不形成芽孢的细菌中，葡萄球菌抵抗力最强，80℃、30min 才能将其杀死，在干燥脓汁或痰液中可存活 2 ~ 3 个月。对碱性染料敏感，甲基紫溶液可抑制其生长。对青霉素、金霉素、红霉素和庆大霉素高度敏感，但易产生耐药性，目前对青霉素耐药的菌株高达 90% 以上。

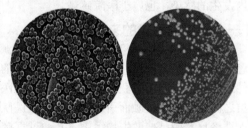

图 1-19　葡萄球菌的显微形态与菌落形态

2. 致病性与免疫性

葡萄球菌的致病物质主要为侵袭性酶和毒素。侵袭性酶主要有凝固酶或耐热核酸酶。凝固酶可使人血浆的纤维蛋白原变为纤维蛋白，血浆发生凝固，阻碍吞噬细胞的吞噬，保护细菌免受体液杀菌作用。凝固酶多由致病菌株产生，是鉴别葡萄球菌有无致病性的重要标志。耐热核酸酶在高温下仍能保持活性，对 DNA 或 RNA 有较强的降解能力，致病性葡萄球菌可产生此酶。肠毒素可引起葡萄球菌食物中毒，这类毒素耐高温，可抵抗胃蛋白酶的杀菌作用，主要存在于污染的肉及乳制品中，中毒休克综合征毒素 -1（TSST-1）对胰酶有抵抗力。葡萄球菌抗原性物质主要包括葡萄球菌 A 蛋白、荚膜及多糖抗原。葡萄球菌 A 蛋白是存在于绝大多数金黄色葡萄球菌细胞壁表面的一种蛋白质，可与人或动物 IgG 的 Fc 段发生结合。

3. 微生物学检查

（1）标本采集：可取患者脓液、脑脊液、血液作为标本，如食物中毒则取呕吐物、污染食物或粪便等。

（2）涂片镜检：将所取标本进行革兰氏染色，显微镜观察是否有典型葡萄球菌并做初步判断。

（3）分离培养：将标本在血液琼脂平板上于 37℃ 条件下培养 18h，选取典型菌落进行鉴定，可依据血浆凝固酶、耐热核酸酶、金黄色色素、发酵甘露醇及溶血现象进行鉴定。

（4）动物试验：取食物中毒患者呕吐物、剩余食物或粪便将其接种至肉汤培养基，将培养后的滤液给幼猫腹腔注射，一定时间后，若动物出现呕吐、腹泻及体温升高等现象则提示可能有肠毒素。

4. 防治原则

注意个人卫生，对受伤部位及时进行消毒处理，以免发生进一步感染。严格无菌操作，防止医院内交叉感染。脓肿应及时切开排脓，根据药敏试验合理选用抗生素进行对症治疗。

※ 知识考点 ※ 葡萄球菌的典型形态及染色特性

案例 1-1 某高校十几名学生食用凉皮 2h 后，集体出现恶心、呕吐、腹痛、腹泻、低热、头晕、头疼等症状，特别是呕吐较严重。调查发现是在学校附近小地摊购买的凉皮，校医院给这十几名学生用头孢类抗生素治疗后，病情都得到好转，所有患者于 2 天内痊愈。随后采集剩余食品，检测出金黄色葡萄球菌肠毒素。

请思考：（1）应是什么疾病？何依据？

（2）如何预防这种疾病？

案例 1-2 患者，9 岁，男孩，因右手大拇指外伤后出现肿胀、疼痛来就诊。经医生检查，伤口感染病菌已出现化脓，且脓汁黏稠，出现炎症部位与周围组织界限清晰。取脓性分泌物涂片，通过革兰氏染色进行镜检，发现呈葡萄状排列的革兰氏阳性球菌。

请思考：（1）初步诊断该患者可能感染了何种细菌。

（2）该细菌具有什么样的生物学性状？

（二）链球菌

1. A 群链球菌

A 群链球菌也称为化脓性链球菌，是人类链球菌感染最常见病原菌之一。

（1）生物学性状。革兰氏染色阳性，菌体呈球形或卵圆形，直径 0.6 ～ 1.0μm，呈链状排列（图 1-20）。无芽孢，无鞭毛，但有菌毛样结构，多数菌株在培养早期可形成荚膜，但随着培养时间延长而消失。需氧或兼性厌氧。营养要求较高，在含血液、血清、葡萄糖的培养基中才能生长。最适生长温度为 35℃，最适 pH 值为 7.4 ～ 7.6。

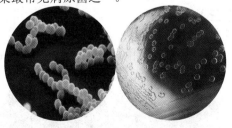

图 1-20 **A 群链球菌显微形态与菌落形态**

（2）致病性与免疫性。A 群链球菌有较强的侵袭力，除胞壁成分外，可产生多种外毒素和胞外酶，其致病物质包括 M 蛋白、链球菌溶血素、致热外毒素和多种侵袭性酶类，如透明质酸酶、链激酶等。其中，M 蛋白是 A 群链球菌的主要致病因子，具有抗吞噬和抵抗胞内杀菌作用的能力。致热外毒素是猩红热的主要毒性物质，抗原性强，具有超抗原作用。

（3）微生物学检查。

① 标本采集：化脓性感染取脓汁。

② 涂片镜检：将标本进行革兰氏染色，显微镜观察是否有典型链球菌，做初步判断。

③ 分离培养：将标本在血液琼脂平板培养，选取典型菌落进行鉴定，可依据形态、染色、菌落特征、溶血情况检查。

④ 血清学及生理生化鉴定试验：β 溶血，对杆菌肽敏感；复方新诺明耐药，对地衣杆菌素敏感，具有 A 群抗原。

（4）防治原则。链球菌主要通过空气飞沫传播，应积极治疗带菌者和患者切断传染源，注意牛乳、器械、敷料的消杀。青霉素是化脓性链球菌的首选药物。

2. 肺炎链球菌

（1）生物学性状。肺炎链球菌（*Streptococcus pneumoniae*）为革兰氏染色阳性球菌，常成双排列（图 1-21）。有毒株在体内形成荚膜，无鞭毛，不形成芽孢。需氧或兼性厌氧，在固体培养基上形成圆形、隆起、表面光滑、湿润的菌落。

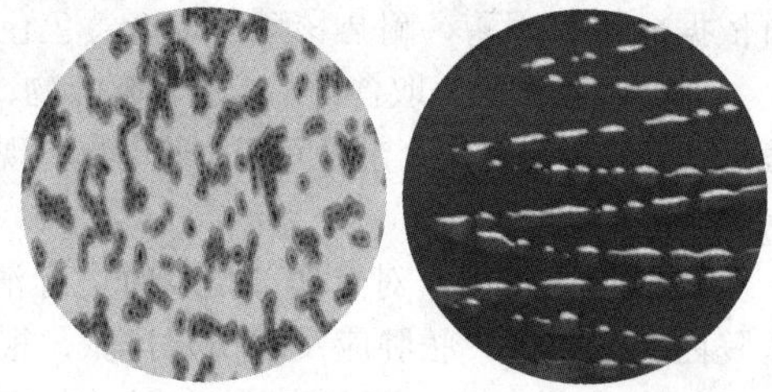

（2）致病性与免疫性。主要致病物质为肺炎链球菌溶血素及荚膜。荚膜具有抗原性，是肺炎链球菌分型的依据。此菌可引起大叶性肺炎、脑膜炎、支气管炎等疾病。肺炎链球菌感染后，机体可建立稳定的特异性免疫，同型病菌的再次感染较为少见。

图 1-21　肺炎链球菌显微形态与菌落形态

（3）微生物学检查。

① 标本采集：包括痰液、脓液、血液、脑脊液等标本。

② 涂片镜检：痰液可直接涂片，革兰氏染色及荚膜染色镜检，如有革兰氏阳性、带荚膜的双球菌或链球菌，可做出初步诊断。

③ 分离培养：常采用羊血平板培养。肺炎链球菌的菌落周围环绕着草绿色溶血环。

④ 动物试验：若用有毒力的菌株接种小鼠，接种后 12 ～ 36h 可引起小鼠死亡。

（4）防治原则。严格空气、器械等消毒和无菌操作及健康教育是防止感染的重要措施。对急性咽喉炎和扁桃体炎患者，特别是儿童，应彻底治疗，可有效防止超敏反应急性肾小球肾炎和风湿热的发生。采用多价肺炎链球菌荚膜多糖疫苗用于儿童、老人和慢性肺炎链球菌肺炎、脑膜炎、败血症等患者，有较好效果。

※ 知识考点 ※ 链球菌所致疾病

（三）奈瑟菌

1. 脑膜炎奈瑟菌

脑膜炎奈瑟菌（*Neisseria meningitidis*）又名脑脊髓膜炎双球菌，俗称脑膜炎球菌，是引起流行性脑脊髓膜炎的病原菌，亦会造成脑膜炎球菌血症（一种致命性的败血症），它只感染人类，并无寄生动物，是唯一令细菌性感染脑膜炎成为流行病的病菌，约 10% 成人的鼻咽中有它的踪迹。

（1）生物学性状。革兰氏染色阴性，常成对排列，直径约为 0.8μm，为双球菌（图 1-22）。单个菌体呈肾形，无鞭毛，不形成芽孢，有菌毛，新分离菌

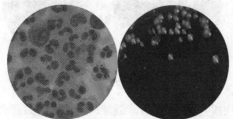

图 1-22　脑膜炎奈瑟菌显微形态与菌落形态

株有荚膜，专性需氧，营养要求高。培养48h后，在培养基上形成圆形隆起、有光泽、透明或半透明的露滴样黏液型菌落。无色素，无溶血现象。对外界环境的抵抗力弱，干燥、阳光、湿热及一般消毒剂可很快将其杀死。

（2）致病性与免疫性。致病物质包括菌毛、荚膜和内毒素。菌毛可黏附于黏膜上皮细胞，荚膜具有抗吞噬作用，内毒素可引起发热，严重者致内毒素性休克，可引起流行性脑脊髓膜炎（简称流脑），流脑是由脑膜炎奈瑟菌通过呼吸道传播引起的化脓性脑膜炎。机体对脑膜炎奈瑟菌感染的免疫力主要依赖于体液免疫，感染后可获得稳定的免疫力。显性感染、隐性感染或疫苗接种2周后，血清中群特异性IgG、IgM和IgA抗体水平明显升高，6个月内的婴儿可通过母体胎盘获得的IgG抗体，产生自然被动免疫，故很少发生感染。

（3）微生物学检查。

① 标本采集：取患者脑脊液、血瘀斑渗出物或血液标本培养，带菌者检测可取鼻咽拭子。

② 直接涂片镜检：脑脊液离心沉淀后，取沉淀物涂片，革兰氏染色后镜检，或用无菌针头挑破瘀斑取渗出物制成涂片，革兰氏染色后镜检，如见到中性粒细胞内、外有革兰氏染色阴性双球菌，即可做出初步诊断。

③ 分离培养：血液与脑脊液标本在血清肉汤培养基中增菌后，接种到血琼脂平板上，置于含5%～10%CO_2的环境中培养。

④ 生化鉴定：主要通过氧化酶、糖类发酵以及培养生长特点进行。

（4）防治原则。预防脑膜炎奈瑟菌感染的关键是要尽快消除传染源、切断传播途径及提高人群免疫力。应采取综合性措施，及时隔离治疗患者，切断传染源，保持室内通风良好。儿童应接种流脑特异性多糖疫苗，积极预防。

2. 淋病奈瑟菌

淋病奈瑟菌（*Neisseria gonorrhoeae*）为人类淋病病原菌，主要引起人类泌尿生殖道黏膜的急性或慢性化脓性感染，为严格人体寄生菌，常存在于急性尿道炎与阴道炎的脓性分泌物的白细胞中，形态染色类似于脑膜炎奈瑟菌，可引起泌尿生殖系统的化脓性感染。淋病是常见的性传播疾病之一，是世界上发病率最高的性传播疾病。

（1）生物学性状。革兰氏染色阴性，直径为0.6～0.8μm，肾形，成对排列（图1-23）。无芽孢和鞭毛，有菌毛，新分离的菌株有荚膜。该菌常可在急性患者标本的中性粒细胞内检出，而慢性淋病患者则在细胞外检出。需氧菌，营养要求高。

（2）致病性与免疫性。具有菌毛抗原、脂多糖抗原和蛋白抗原，均易发生变异，致病物质包括菌毛、荚膜、内毒素和蛋白酶等。菌毛具有黏附与抗吞噬作

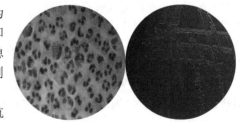

图1-23　淋病奈瑟菌显微形态与菌落形态

用，荚膜亦可抵抗吞噬细胞的识别。淋病奈瑟菌专一感染人类，可经性接触传播，引起泌尿生殖道感染。女性发生阴道炎、宫颈炎或尿道炎，男性发生尿道炎。应采取积极治疗措施，否则亦上行蔓延发展为前列腺炎、子宫内膜炎、输卵管炎等。新生儿可由母亲分娩时产道分泌物引发感染造成淋菌性结膜炎。

（3）微生物学检查。

① 标本采集：采集患者尿道分泌物。

② 直接涂片镜检：制成涂片后进行革兰氏染色，检查有无典型细胞内革兰氏阴性双球菌，可作为初步诊断的依据。

③ 分离培养与鉴定：如果标本中有淋病奈瑟菌，则在合适培养基上经培养后可长成菌落。培

养法对男性及女性标本都是适用的，是世界卫生组织推荐的筛查淋病病人的唯一方法。

④ 生化鉴定：可通过氧化酶试验和糖发酵试验进行鉴定。

（4）防治原则。患病后应尽早确诊，应选择对淋病奈瑟菌最敏感的药物进行治疗，药量要充足，疗程正规，用药方法要正确，严格掌握治愈标准，以防复发。治愈者应坚持定期复查，患者夫妻或性伴侣双方应同时接受检查和治疗。

※ 知识考点 ※ 淋病奈瑟菌所致疾病

案例 1-3　患者，男，36 岁。因尿道口出现刺痛、尿频、尿急、有脓性分泌物到医院就诊。医生查体：尿道口黏膜充血、水肿，有白色脓性分泌物流出。分泌物涂片检查见大量多形核白细胞，染色后细胞内可见革兰氏阴性双球菌，取尿道口脓性分泌物进行 PCR 检测，扩增出淋病奈瑟菌特异性片段。

请思考：（1）该患者可能患了什么疾病？主要依据是什么？

（2）如何预防？

二、肠道杆菌

（一）埃希菌属

埃希菌属（*Escherichia*）正常情况下多不致病，大肠埃希菌（*Escherichia coli*）是肠杆菌科埃希菌属的代表菌种，是肠道中的正常菌群，在一定条件下进入人体可引发感染。

1. 生物学性状

革兰氏染色阴性，无芽孢，呈杆状（图 1-24），有鞭毛，在普通琼脂培养基上生长良好。最适生长温度为 37℃，最适 pH 值为 7.4 左右，可在合适环境中存活数月，相比于其他肠杆菌具有较强的耐热性，对磺胺、链霉素、新霉素等敏感，对青霉素不敏感。

2. 致病性与免疫性

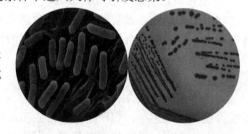

图 1-24　大肠埃希菌显微形态与菌落形态

埃希菌属细菌属于肠道正常菌群，某些菌株还会产生大肠菌素抑制肠道致病菌的繁殖。但当机体免疫力较弱或有外伤等情况时，该菌可能侵入肠道外组织或其他器官引起化脓性炎症，如尿道炎、腹膜炎和术后感染等。某些致病性大肠埃希菌可能会引起婴幼儿腹泻或急性胃肠炎等肠道感染。

3. 微生物学检查

大肠埃希菌属常采用生化反应鉴定检查，可分解糖类产酸产气。吲哚试验阳性、甲基红试验阳性、VP 试验阴性、枸橼酸盐利用试验阴性，即 IMViC 试验结果为 ++--。

4. 防治原则

大肠埃希菌是埃希菌属的代表品种，寄居于肠道，随粪便排出体外可造成水源、土壤和食品污染，环境中检出的大肠埃希菌数越多表明粪便污染环境情况越严重，提示可能有肠道致病菌存在。大肠埃希菌被许多国家药典列为控制菌之一，国际上广泛将大肠埃希菌作为卫生细菌学检查的指示菌。

不吃生的或加热不彻底的牛奶、肉等动物性食品，不吃不干净的水果、蔬菜。剩余饭菜食用前要彻底加热以防止食品生熟交叉污染。养成良好个人卫生习惯，饭前便后洗手。食品加工、生产企业特别是餐饮业应严格保证食品加工、运输及销售的安全性。

（二）志贺菌属

志贺菌属（*Shigella genera*）是引起人类细菌性痢疾的病原菌，通称痢疾杆菌。痢疾是常见肠道传染病，多发于春夏两季。

1. 生物学性状

革兰氏阴性短小杆菌（图1-25），大小为（0.5～0.7）μm×（2～3）μm，无荚膜，无鞭毛，不形成芽孢，某些菌株有菌毛。生化反应能力较其他肠道杆菌弱，分解葡萄糖一般不产气，不分解尿素，不形成硫化氢，不能利用枸橼酸盐作为碳源，多数志贺菌不分解乳糖。根据生化反应与血清学试验该属细菌分为痢疾志贺菌、福氏志贺菌、鲍氏志贺菌和宋内志贺菌四群。需氧或兼

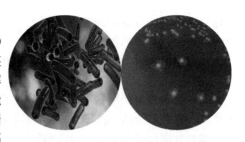

图1-25 志贺菌显微形态与菌落形态

性厌氧，液体培养基中呈浑浊生长，在普通琼脂平板和SS培养基上形成直径2mm左右的中等大小、半透明的光滑型菌落，宋内志贺菌可形成扁平、粗糙的菌落。

2. 致病性与免疫性

志贺菌属可通过菌毛黏附于肠黏膜上皮细胞，诱导细胞胞吞作用。产生的内毒素可破坏肠黏膜，影响肠壁通透性，刺激肠壁自主神经（又称植物）神经，引起腹痛、腹泻、黏液便或脓血便等；部分菌群产生的外毒素（志贺毒素，ST）具有肠毒素活性、细胞毒活性和神经毒活性。志贺菌属可引发细菌性痢疾，病人和带菌者为直接传染源，可通过粪—口途径传播。

3. 微生物学检查

（1）标本采集：采集发病早期及治疗前的新鲜粪便，选择脓血便或黏液便，必要时可用肛拭子采集。

（2）分离培养：取粪便（黏液或脓血部分）或肛拭子标本接种进行增菌培养，增菌后进行分离培养。

（3）生化鉴定：采用麦康凯琼脂平板进行生化鉴定，志贺菌在麦康凯琼脂平板上可形成粉红色菌落，选取阳性菌落进行相应生化鉴定和血清学检测，结合试验结果进行鉴定。

4. 防治原则

目前人工主动免疫预防效果尚不理想，治疗细菌性痢疾一般首选氟喹诺酮类抗生素。

（三）沙门菌属

沙门菌属（*Salmonella*）细菌型很多，有2000个以上的血清型，人类致病菌主要有伤寒沙门菌、甲型副伤寒沙门菌、乙型副伤寒沙门菌，其他主要对动物致病。

1. 生物学性状

革兰氏阴性直杆菌，大小为（0.7～1.5）μm×（2.0～5.0）μm，无芽孢，无荚膜，除鸡沙门菌外都有周身鞭毛，大多有菌毛（图1-26）。营养要求不高，在普通琼脂培养基上即能生长，形成无色半透明菌落，产H_2S菌株在SS琼脂上可形成黑色菌落。对热抵抗力不强，65℃、15～30min即可将其杀死。对一般消毒剂敏感，对胆盐耐受性强，可作为分离选择依据，对多数抗生素敏感。

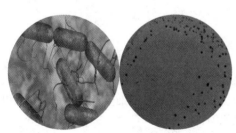

图1-26 沙门菌显微形态与菌落形态

2. 致病性与免疫性

致病因素有侵袭力、内毒素和肠毒素三种，可引起胃肠炎、肠热症、菌血症或败血症等。沙门菌毒株可侵袭小肠黏膜，诱导细胞内吞，导致宿主细胞死亡。沙门菌死亡后释放的内毒素是主要致病物质，可引起发热、白细胞减少，后果严重者可引起中毒症状和休克。某些沙门菌可产肠道外毒素，引起严重腹泻。沙门菌可导致伤寒与副伤寒，即肠热症，由伤寒沙门菌、甲型副伤寒沙门菌、乙型副伤寒沙门菌引起，属法定传染病。鼠伤寒沙门菌、肠炎沙门菌等还会

引起食物中毒，导致出现发热、恶心、呕吐、腹痛等症状。沙门菌（如丙型副伤寒沙门菌）还可引起败血症。伤寒沙门菌胞内寄生，病愈后可获得稳定免疫力，主要引起细胞免疫。体液免疫中主要由 IgA 介导局部黏膜免疫，阻止沙门菌黏附作用。

3. 微生物学检查

（1）标本采集：根据不同疾病采取不同标本。如肠热症依据病程采集标本不同，第 1、2 周采血液，第 2、3 周采粪便与尿液。食物中毒采集食物与粪便。败血症采集血液。

（2）分离培养与鉴定：沙门菌属鉴定与志贺菌属相同，需要根据生化反应和血清学鉴定两方面进行鉴定，血液首先进行增菌培养，粪便、尿液可直接进行选择培养。

（3）肥达反应：用已知的伤寒沙门菌 O 抗原、H 抗原及甲乙丙型副伤寒沙门菌 H 抗原稀释后与被检血清做定量凝集试验，以检测患者血清中抗体的含量，来判断机体是否受到沙门菌感染而导致肠热症，并判别沙门菌种类。感染沙门菌后，O 抗体即 IgM 出现较早，维持时间短，H 抗体即 IgG 出现较晚，维持时间长。

（4）带菌者检查：取粪便、肛拭子、胆汁、尿液等进行培养，但检出率不高，可结合使用血清学方法检测 Vi 抗体，确定是否为带菌者。

📚 知识拓展

伤寒歌诀

伤寒肚子伤寒脸，梯形体温脉搏缓，三五千个白细胞，晚期腹部玫瑰现。

4. 防治原则

注意饮食卫生，防止污染食品及水源摄入感染，注意环境卫生管理，带菌者应积极治疗，及时处理患者排泄物，通过注射死菌苗或口服减毒活菌苗预防沙门菌传染。伤寒沙门菌感染，可选择氯霉素、氟喹诺酮类、氨苄西林、复方新诺明、三代头孢等进行治疗。

※ 知识考点 ※ 肠道杆菌共同特性

案例 1-4 患者，男，16 岁。腹痛、腹泻，且有脓血便，每天 8 次左右，有里急后重感，肠鸣音亢进，体温 38℃，白细胞增高，粪便标本经沙门志贺菌选择培养基分离出革兰氏阴性杆菌，无鞭毛。

请思考：（1）患者有可能患了哪种疾病？

（2）如何防治？

三、结核分枝杆菌

结核分枝杆菌（*Mycobacterium tuberculosis*）俗称结核杆菌，是引起结核病的病原体。1882 年，由德国细菌学家 Robert Koch 发现并证明为人类结核病的病原菌，该菌可侵染全身各器官，但以引起肺结核最多见，在全球广泛分布，是细菌感染性疾病致死的首位原因。

1. 生物学性状

典型菌体细长略弯曲，呈分枝状（图 1-27）。专性需氧，营养要求较高，兼性胞内寄生，最适生长 pH 值为 6.5 ～ 6.8，最适温度为 37℃，生长速率缓慢，代时约为 18h。在罗氏培养基上接种后 3 ～ 4 周形成肉眼可见菌落，表面干燥呈颗粒状，乳白色或浅黄色，不透明，如菜花样（图 1-27）。抗酸染色阳性，无鞭毛，有菌毛，有微荚膜，不形成芽孢，其细胞壁既没有革兰氏阳性菌的磷壁酸，也没有革兰氏阴性菌

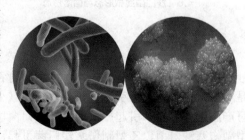

图 1-27　结核分枝杆菌显微形态与菌落形态

的脂多糖。

2. 致病性与免疫性

结核分枝杆菌的致病性与细菌在组织细胞内大量繁殖引起的炎症反应，菌体自身成分、代谢物质的毒性作用，以及菌体成分引起机体产生的免疫损伤有关，无内毒素、外毒素产生，其致病物质包括荚膜、脂质和蛋白质，如结核菌素。可通过呼吸道、消化道或皮肤黏膜损伤侵入易感机体，引起多种组织器官的结核病，通过飞沫微滴或含菌尘埃吸入以肺结核最多见，感染率较高，但发病率较低，这表明机体对结核分枝杆菌有较强免疫力。抗结核分枝杆菌免疫主要是细胞免疫，同时伴有迟发型超敏反应，可造成机体组织损伤。

3. 微生物学检查

（1）标本采集与处理：根据感染部位采集不同标本，如痰液、胸水或腹水等，可提前将标本进行浓缩集菌，以提高检出率。

（2）直接涂片镜检：标本直接涂片或集菌后涂片，用抗酸染色，依据阳性菌株做初步判断。

（3）分离培养：待检材料接种于固体培养基，37℃培养2～4周可形成肉眼可见的菌落。

（4）快速诊断：应用分子生物学技术，如PCR技术将结核分枝杆菌DNA进行体外扩增和特异性检测，检测样本量小，每毫升中只需含几个细菌即可检出，检测速度快，一般1～2天可得出结果。

（5）结核菌素试验：应用结核菌素进行皮肤试验，以此测定结核分枝杆菌是否可引起机体超敏反应，可通过结核菌素试验测定机体对结核分枝杆菌是否具有免疫力。

4. 防治原则

接种卡介苗是预防结核病的有效措施之一，可大大降低结核病的发病率。婴幼儿为卡介苗接种的主要对象，接种成功后所产生的免疫保护力可维持6～10年。常用的抗结核药物有异烟肼、链霉素、对氨基水杨酸钠和利福平等。通过制订联合用药方案，可有效降低菌体耐药性和减少药物毒性，促进损伤组织的愈合，减轻症状。

四、白喉棒状杆菌

白喉棒状杆菌（*Corynebacterium diphtheriae*）是引起小儿白喉的病原菌，1883年洛弗勒（F. A . J. Lffler）分离出纯菌。白喉是一种急性呼吸道传染病，主要症状为咽喉部出现灰白色假膜。

1. 生物学性状

革兰氏染色阳性，无荚膜、鞭毛，不产生芽孢。菌体大小为（0.3～0.8）μm×（1～5）μm，一端或两端排列呈棒状（图1-28），排列不规则，呈L、V、X、T等字形或排成栅栏状。需氧菌或兼性厌氧菌，最适生长温度为37℃，最适pH值为7.2～7.8。在含有0.033%亚碲酸钾血清培养基上生长，形成黑色菌落，可作为鉴定该菌的选择培养基。在含血清或鸡蛋的培养基上生长良好，形成灰白色、光滑、凸起菌落。

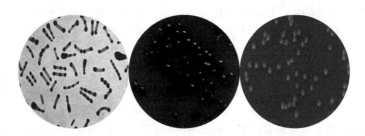

图1-28　白喉棒状杆菌显微形态与菌落形态

2. 致病性与免疫性

致病物质主要是白喉毒素，具有强烈细胞毒作用，可使细胞蛋白质合成受阻，破坏细胞正常生理功能，引起病变和细胞死亡；也可产生侵袭性物质，如菌体表面的索状因子能破坏细胞的线粒体膜，导致呼吸和氧化磷酸化作用受到抑制。机体可通过感染或预防接种获得较强的免疫力，产生中和白喉外毒素的抗体（IgG）。1～5 岁易感性最高，5 岁以上易感性逐渐下降，成人绝大多数已通过隐性感染或预防接种获得相应免疫力。

3. 微生物学检查

（1）直接染色镜检：用棉拭子采取假膜边缘部渗出物，直接涂片，用奈瑟染色或亚甲蓝染色，镜检观察是否有典型菌株，做初步判断。

（2）培养检查：将待检标本接种于吕氏血清培养基，在适宜条件下培养，待斜面或平板上长出典型菌落，以供进一步形态染色或毒力试验鉴定。

4. 防治原则

预防白喉的主要措施是注射白喉类毒素，接种效果良好，可显著降低发病率和病死率。6 个月以上至 3 岁儿童应预防接种白喉类毒素、百白破三联疫苗制剂，可预防白喉、百日咳和破伤风。白喉患者治疗应尽早接种抗毒素血清。

案例 1-5　患儿，女，5 岁，伴有发热、声音嘶哑、喉痛伴咳嗽症状约 3 天，急诊入院查体38.9℃，面色苍白，唇紫，咽后壁、腭弓和腭垂等处有灰白色膜状物，用棉拭子不易擦掉。

请思考：（1）该患者可能感染了何种细菌？

（2）这种疾病如何防治？

五、铜绿假单胞菌

铜绿假单胞菌（*Pseudomonas aeruginosa*）也称绿脓杆菌，在自然界中广泛分布，生长时可产生绿色色素，因此得名。

1. 生物学性状

革兰氏阴性杆菌，菌体细长且长短不一，有时呈球杆状或线状，成对或短链状排列。菌体的一端有鞭毛，无芽孢，需氧，在普通培养基上生长良好，产生水溶性绿色色素（图 1-29）。

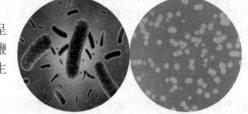

图 1-29　**铜绿假单胞菌显微形态与菌落形态**

2. 致病性与免疫性

铜绿假单胞菌为条件致病菌，免疫力较低患者及术后或某些治疗后患者易感染本菌，是医源性感染的重要病原菌，可引起褥疮、脓肿、化脓性中耳炎等。烧伤后感染了铜绿假单胞菌可造成死亡。

3. 微生物学检查

（1）标本采集：采集不同感染部位的各种标本，包括血液、尿液、痰标本、脓汁、穿刺液等；还包括来自医院环境中的各种标本，如水、空气、物体表面采样等。

（2）染色镜检：直接涂片，依据革兰氏染色结果、菌体典型形态进行鉴定，可做初步判断。

（3）分离培养：将待检标本接种于普通全营养型培养基，在适宜条件下培养，可见扁平、湿润的菌落，选取典型菌落进行生化鉴定。

4. 防治原则

铜绿假单胞菌对化学药物抵抗力较强，应及时隔离治疗患者，同时加强医院内消毒管理，加强抗生素用药规范和安全性能，以有效降低铜绿假单胞菌感染水平。青霉素对该菌无效，但庆大霉素、多黏菌素 B、多黏菌素 E、氨基糖苷类抗生素、第三和第四代头孢菌素等抗生素对此菌作用较明显。

六、厌氧性细菌

（一）破伤风梭菌

破伤风梭菌（*Clostridium tetanus*）是引起破伤风的病原菌，广泛存在于自然界，大量存在于人和动物肠道中，由粪便污染土壤后经伤口感染引起疾病。本菌繁殖体抵抗力与其他细菌相似，但其芽孢抵抗力强大，在土壤中可存活数十年。营养菌体或芽孢通过伤口侵入机体并生长繁殖，释放的外毒素进入血液引起破伤风。发病后机体呈强直性痉挛，可因窒息或呼吸衰竭而死亡。

1. 生物学性状

革兰氏阳性杆菌，菌体细长，大小约为（0.5～1.7）μm×（2.1～18.1）μm。有鞭毛，无荚膜，芽孢位于菌体顶端，呈正圆形，使细菌呈鼓槌状或球拍状（图1-30）。专性厌氧，适宜条件下，在血平板培养可出现β溶血现象。菌落质地较疏松，形态不规则，上有羽状花纹，边缘不整齐，呈锯齿状。不发酵糖类，不分解蛋白质。

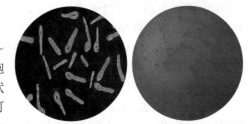

图1-30　破伤风梭菌显微形态与菌落形态

2. 致病性与免疫性

（1）致病条件。严格厌氧，经外伤入侵人体引起破伤风。窄而深（如刺伤）的伤口或有泥土或异物污染则可形成局部伏氧环境，或并发需氧菌或兼性厌氧菌的混合感染等都可使菌体在此生长繁殖。

（2）致病物质。外毒素为神经毒素，毒性极强，该毒素不耐热，可被肠道蛋白酶破坏。对中枢神经系统有特殊亲和力，可阻碍神经递质释放，使肌肉活动失调，引起肌肉强直痉挛，形成破伤风特有的牙关紧闭、角弓反张等症状。外毒素具有免疫原性，可刺激机体产生抗毒素免疫。病后获得免疫力不强，可再次感染。通过注射类毒素进行主动免疫，或注射足量抗毒素进行紧急预防或治疗，可获得较好的免疫效果。

3. 微生物学检查

由于临床症状非常典型，破伤风梭菌一般不进行镜检和分离培养。可采用伤口直接涂片镜检，由于其厌氧特性，分离培养阳性率很低，根据典型症状和病史即可做出诊断。

4. 防治原则

正确处理伤口及清创，防止厌氧环境的形成。破伤风发病治疗效果不佳，宜采用人工主动免疫或被动免疫，获得对破伤风梭菌的免疫力，如注射破伤风类毒素、破伤风抗毒素等，儿童可注射百白破疫苗，获得相应免疫力。

案例1-6 患者，男，27岁，为现役士兵。在一次野外训练时被钢筋刺伤胸部，钢筋生锈且带有泥土，由于训练任务紧，简单包扎又投入训练，7天后出现伤口化脓、面色发青、抽搐频繁、角弓反张等。

思考：（1）该患者可能感染了何种细菌？是什么疾病？

（2）如何防治这种疾病？

（二）产气荚膜梭菌

产气荚膜梭菌（*Clostridium perfringens*）曾称魏氏梭菌，在自然界分布广泛，是临床上气性坏疽病原菌中最多见的一种梭菌，因能分解肌肉和结缔组织中的糖产生大量气体，而导致组织严重气肿，继而影响血液供应，造成组织大面积坏死，加之本菌在体内能形成荚膜，故名产气荚膜梭菌。

1. 生物学性状

革兰氏染色阳性，为粗大杆菌。芽孢椭圆形，位于菌体中央或次极端（图1-31），直径小于菌体。

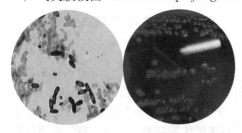

图1-31　产气荚膜梭菌显微形态与菌落形态

可产生荚膜，无鞭毛，专性厌氧。

2. 致病性与免疫性

产气荚膜梭菌能产生强烈外毒素和侵袭性酶，另有荚膜，具有强大侵袭力，可造成机体感染致病。在产生的多种毒素中，以 α 毒素最为重要。α 毒素是一种卵磷脂酶，能分解卵磷脂，破坏人和动物的多种细胞细胞膜，引起溶血、组织坏死、血管内皮细胞损伤，使血管通透性增高，造成水肿。胶原酶能水解肌肉和皮下胶原组织，使组织崩溃；透明质酸酶能分解细胞间质透明质酸，有利于病变扩散。本菌造成感染引发的主要疾病为气性坏疽，该病多见于战伤和地震灾害，也可见于其他大面积的创伤等。致病条件与破伤风梭菌相似，气性坏疽潜伏期短（约 8 ~ 48h），病菌通过毒素和侵袭性酶破坏组织细胞，分解肌肉和组织中的糖类，产生大量气体造成气肿，伴有血管通透性增加及局部水肿，影响血液供应并造成组织坏死。严重病例表现为组织胀痛剧烈，大面积组织坏死，引起毒血症、休克，死亡率高达 40% ~ 100%。此外，该菌亦可引起食物中毒。

3. 微生物学检查

在庖肉培养基中培养数小时即可见到生长，产生大量气体，肉渣或肉块变为略带粉色，但不被消化。在血平板上，多数菌株有双层溶血环，内环完全溶血，外环不完全溶血。所有型菌株均能发酵葡萄糖、麦芽糖、乳糖和蔗糖，产酸产气。

4. 防治原则

在伤口清理过程中，彻底清创、扩创，可在局部使用 H_2O_2 冲洗，有条件的可使用多价抗毒素和高压氧舱治疗。此外，需加强公共卫生管理，对环境以及所有的器械和敷料严格灭菌。

案例1-7 患者，女，43岁，在雅安地震中左下肢被水泥板钢丝刺伤，因左下肢肿胀、疼痛、皮肤变黑而入院。查体：整个左下肢高度肿胀，触摸皮肤有捻发音，伤口有臭味。采集伤口组织进行形态学检查，可见 G^+ 粗大杆菌，有荚膜。

请思考：（1）该患者可能感染了何种病原菌？有何依据？

（2）该病原菌引起的疾病是什么？哪些生物学特性有利于鉴定？

（三）肉毒梭菌

肉毒梭菌（*Clostridium botulinum*）又称肉毒杆菌，是一种生长在缺氧环境下的细菌，在罐头食品及密封腌渍食物中具有极强的生存能力，是毒性最强的细菌之一。在自然界分布广泛，在土壤中常见分布。

1. 生物学性状

革兰氏阳性粗杆菌，营养要求不高，严格厌氧，有鞭毛，无荚膜，形成芽孢，呈椭圆形，细胞呈球拍状，在普通固体培养基上形成类圆形菌落，边缘不规则（图1-32）。在厌氧、低盐、偏酸特殊条件下才可生长繁殖并产生肉毒毒素。肉毒杆菌芽孢生命力极强，可在沸水中存活 3 ~ 4h，对紫外线、乙醇和酚类化合物均不敏感，干热灭菌 180℃、5 ~ 15min，高压蒸汽 121℃、30min，才能将其杀灭。

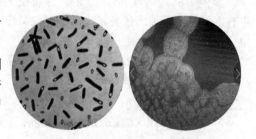

图1-32　肉毒梭菌显微形态与菌落形态

2. 致病性与免疫性

肉毒毒素是肉毒梭菌产生的一类结构相关、抗原性不同的外毒素，是天然毒素和化学毒剂中毒性最强的一种，该毒素对成年人致死剂量（经口途径）约为 70μg。根据所产毒素抗原性差异，肉毒杆菌家族分为 A、B、C、D、E、F、G 七个亚型。进入机体后，主要通过与外周神经系统运动神经元突触前膜受体结合，阻止神经介质释放，阻断神经传导功能，引起全身肌肉松弛性麻痹。该菌引起食源性肉毒中毒、婴儿肉毒中毒和伤口肉毒中毒，其中食物类型以罐头、香肠、海产品、发酵豆制品、面制品为主，感染后患者会出现视觉模糊、呼吸困难、肌肉乏力等症状，如病情严重可能死亡。

3. 微生物学检查

可从病人血清、粪便、呕吐物及可疑食品等样本中检测到毒素，肉毒杆菌核酸检测方法已非常成熟，如 PCR 技术可检测 A～F 型肉毒杆菌。

4. 防治原则

加强食品生产企业管理和监督。在食品生产中，预防肉毒杆菌污染和肉毒毒素产生的三个关键环节是原料控制、环境监测和高温杀菌。保持清洁的加工环境可以有效防止肉毒杆菌污染，保证食品安全。

案例 1-8 患者，男，53 岁，平时喜食香肠、腊肠等肉制品，近日觉无力、头疼、声音嘶哑，出现复视、斜视、眼睑下垂等症状。

请思考：（1）该患者可能感染了何种病原菌？

（2）该病原菌引起的疾病是什么？

（四）无芽孢厌氧菌

无芽孢厌氧菌包括多种革兰氏阴性和革兰氏阳性厌氧菌，大多为人体正常菌群重要组成部分，为条件致病菌。无芽孢厌氧菌的致病力大多不强，细菌种类不同其致病物质也不完全相同。临床多见革兰氏阴性厌氧杆菌引起的感染，感染无特定病型，常引起局部炎症、脓肿和组织坏死等。大多数无芽孢厌氧菌对青霉素、氯霉素、克林霉素、头孢菌素敏感，而对氨基糖苷类抗生素不敏感，对四环素大多耐药，细菌诊断较困难。

七、弧菌

（一）霍乱弧菌

霍乱弧菌（*Vibrio cholerae*）是人类霍乱病原体。霍乱曾在世界上多次大流行，主要表现为剧烈呕吐、腹泻、失水，死亡率甚高，属于国际检疫传染病。

1. 生物学性状

革兰氏阴性菌，菌体短小，呈弧状或逗点状，人工培养后易失去弧形而呈杆状（图 1-33）。有鞭毛、菌毛，无芽孢，部分有荚膜。营养要求不高，需氧或兼性厌氧，在 pH 值 8.8～9.0 的碱性蛋白胨水或碱性平板中生长良好，菌落较小，表面光滑透明，呈圆形。

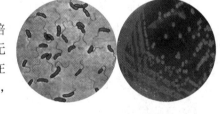

图 1-33 霍乱弧菌显微形态与菌落形态

2. 致病性与免疫性

霍乱弧菌产生的肠毒素是一种剧烈的致泻毒素，作用于肠壁促使肠黏膜细胞极度分泌从而使水和盐过量排出，导致严重脱水虚脱，进而引起代谢性酸中毒和急性肾功能衰竭。主要是通过污染水源或未煮熟食物进行传播。居住环境拥挤、卫生状况差，特别是公用水源污染是造成暴发流行的重要因素。根据 O 抗原不同，霍乱弧菌共分为 139 个血清型，其中 O1 群和 O139 群可引起霍乱。O1 群霍乱弧菌感染可从无症状或轻型腹泻到严重的致死性腹泻；O139 群霍乱弧菌感染比 O1 群严重，表现为严重脱水和高死亡率，且成人病例所占比例较高。

3. 微生物学检查

（1）标本采集：取患者呕吐物或米泔水样粪便，及时检查。

（2）直接镜检：采用涂片染色及悬滴法检查，观察细菌形态、动力特征，革兰氏染色阴性，可做初步判断。

（3）分离培养：将材料接种至碱性蛋白胨水，37℃培养 6～8h，取生长物进行形态观察，并转接于碱性平板做分离培养，取疑似菌落做玻片凝集，反应阳性再做进一步生化反应鉴定试验。

4. 防治原则

加强检疫，贯彻预防为主的方针，加强水、粪便管理，注意饮食卫生。对病人要严格隔离，对患者粪便及呕吐物要消毒处理，严防水源污染，治疗应及时补充液体和电解质及抗菌药物。

案例 1-9 某中学 30 多名学生相继出现腹痛、呕吐、水样腹泻。取患者腹泻便或肛拭子标本，在碱性蛋白胨水培养基中于 37℃增菌培养 6 ~ 8h，划线接种在 TCBS 平板并于 37℃培养 18 ~ 20h，可见菌落，染色镜检可见革兰氏阴性弯曲弧菌，单端一根鞭毛。

请思考：（1）病原菌最有可能是什么？

（2）哪些病原菌引起的疾病与其相似？

（二）副溶血性弧菌

副溶血性弧菌（*Vibrio parahaemolyticus*）是一种嗜盐菌，主要分布于海水中，寄生在鱼、贝类等海产品中，若食用了此菌污染的海鲜会引发食物中毒。

1. 生物学性状

革兰氏阴性菌，可呈弧状、丝状、卵圆状、杆状，有鞭毛，无芽孢，属于弧菌属，是一种常见的病原菌（图 1-34）。营养要求不高，嗜盐，不耐热，不耐酸。可发酵葡萄糖，不产气，不能利用蔗糖和乳糖，不产生硫化氢，氧化酶试验呈现阳性，赖氨酸脱缩酶和鸟氨酸脱缩酶试验呈现阳性，二精氨酸脱缩酶试验呈现阴性。

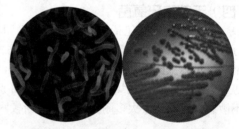

图1-34　**副溶血性弧菌显微形态与菌落形态**

2. 致病性与免疫性

副溶血性弧菌可引起食物中毒，主要来自海产品或盐腌渍品，常见如蟹类、乌贼、海蜇、鱼、黄泥螺等，可产生溶血素，临床上以急性起病、腹痛、呕吐、腹泻、发热及水样便为主要症状，多发于夏秋季，3 ~ 4 天可恢复。

3. 微生物学检查

用高盐血琼脂培养基，在一定的条件下培养副溶血性弧菌时出现溶血反应。单个菌落周围呈现透明溶血环或在菌落下面有明显溶血者，称此溶血性能为"神奈川现象"阳性，致病性的副溶血性弧菌多为"神奈川现象"阳性。可通过进一步生理生化检测进行判断。

4. 防治原则

注意食品卫生，食用合理烹调的海产品，不吃生食，临床治疗可选用庆大霉素。

八、幽门螺杆菌

幽门螺杆菌（Helicobacter pylori）生存于人体胃幽门部位，1983 年首次从慢性活动性胃炎患者的胃黏膜活检组织中分离成功，是目前所知能够在人胃中生存的唯一微生物种类，是最常见的细菌病原体之一。

1. 生物学性状

革兰氏染色阴性，菌体大小（0.5 ~ 1）μm×3.5μm，呈螺旋形或 S 形，有鞭毛，在胃黏液层中呈鱼群样排列（图 1-35）。微需氧，营养要求高，需血液或血清，在培养基上培养 3 ~ 4 天可见针尖样菌落。幽门螺杆菌是一种螺旋形、微厌氧、对生长条件要求十分苛刻的细菌。

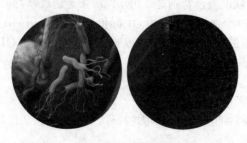

图1-35　**幽门螺杆菌显微形态与菌落形态**

2. 致病性与免疫性

主要存在于感染者胃、口腔和粪便中，传播途径主要有口—口途径（如共餐、接吻等）和粪—口途径（如进食被污染水或食物），可导致胃炎、消化道溃疡、淋巴增生性胃淋巴瘤等疾病，严重者发展为胃癌。该细菌鞭毛、黏附素、尿素酶、蛋白酶、内毒素等协同作用损伤胃黏液层和黏膜细胞，导致疾病发生。

3. 微生物学检查

37℃孵育3天形成针尖状、无色透明菌落。生化反应不活泼，不能分解糖类，尿素酶丰富，氧化酶阳性，过氧化氢酶阳性。

4. 防治原则

在日常生活中要尽量控制传染源，切断传播途径，保护易感人群。应避免家庭群集性感染，保持餐具清洁，定期消毒，不喝生水，不吃生食。患者应积极治疗，根除幽门螺杆菌一般采用PPI（质子泵抑制剂）四联疗法，即PPI抑制胃酸药物加铋剂，再加两种抗生素（克拉霉素、阿莫西林、甲硝唑等），均为一天服用两次，但PPI和铋剂在饭前服用，两种抗生素在饭后服用，以防对胃肠道产生刺激，疗程一般为14天，根除率达90%以上。

案例1-10 患者，女，56岁，患慢性胃炎多年，近期加重，胃活检组织分离到革兰氏阴性螺杆菌，运动活泼，一端或两端有鞭毛，为端毛菌，尿素酶试验阳性。

请思考：（1）该疾病可能是哪种病原菌感染引起的？

（2）有何依据？

知识框架

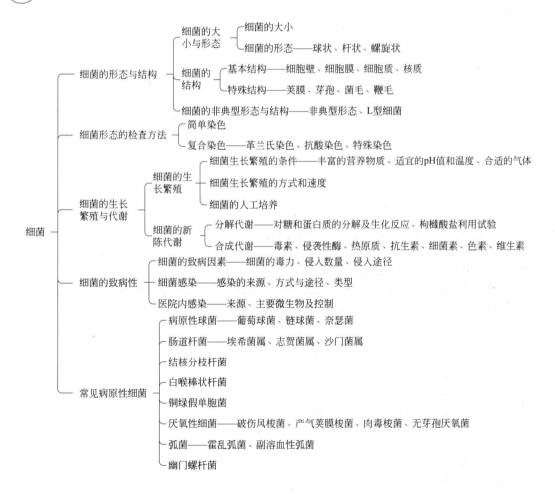

目标检测

一、名词解释

革兰氏染色、芽孢、生长曲线、内毒素、外毒素

二、填空题

1. 细菌细胞的基本形态可分为：____、____和____三种。

2. 细菌经革兰氏染色后，革兰氏阳性菌呈__色，革兰氏阴性菌呈_ 色，其中脱色采用_(试剂)。

3. 热原质是细菌在代谢过程中合成的能引起人体或动物体__的物质。产生热原质的细菌多为___，其主要成分是细胞壁的___。

三、单项选择题（A 型题）

1. 在微生物的特殊结构中，下列与运动有关的是（　　）。

A. 芽孢　　　　　　　　B. 鞭毛　　　　　C. 荚膜　　　　　D. 菌毛

2. 细菌在哪一个时期生长速率最快（　　）。

A. 迟缓期　　　　　　　B. 对数生长期　　C. 稳定期　　　　D. 衰退期

3. 关于以下操作，描述正确的是（　　）。

A. 制作细菌染色涂片时不需固定　　　　B. 所有的培养基加热后可直接使用

C. 接种针在使用之前需要进行灼烧灭菌　　D. 使用油镜时可以水平移动载玻片

4. 实验室普通培养基高压蒸汽灭菌的工艺条件是（　　）。

A.121℃ /20min　　　B.110℃ /20min　　　C. 130℃ /20min　　　D. 100℃ /30min

5. 以下关于细菌的描述正确的是（　　）。

A. 它们是多细胞的　　B. 细胞有明显的核

C. 大多为腐生型　　　D. 细胞壁由甘露聚糖和葡聚糖组成

6. 在细菌生长发育的一定时期能形成的抵御不良环境的结构是（　　）。

A. 孢囊　　　　　　　　B. 芽孢　　　　　C. 伴孢晶体　　　D. 子实体

7. 下列哪种缺壁型细菌是天然形成的？（　　）

A. 支原体　　　　　　　B. L 型细菌　　　C. 球状体　　　　D. 原生质体

8. 符合破伤风梭菌感染的条件为（　　）。

A. 表皮擦伤　　　　　　B. 吞入破伤风梭菌　　　　　　C. 手术切口

D. 伤口形成厌氧微环境　E. 吸入破伤风梭菌

9. 类毒素是（　　）。

A. 抗毒素经甲醛处理后的物质

B. 细菌素经甲醛处理后的物质

C. 外毒素经甲醛处理后脱毒而保持免疫原性的物质

D. 内毒素经甲醛处理后脱毒而保持免疫原性的物质

10. 革兰氏染色法在临床上常用于（　　）。

A. 鉴别细菌的血清型　　　　　B. 判定细菌的免疫性　　　C. 协助临床选择用药

D. 诊断疾病　　　　　　　　　E. 解释发病机制

11. 新生儿因断脐时使用未彻底灭菌的接生用具，可发生（　　）。

A. 肉毒中毒　　　　　　B. 破伤风　　　　C 痢疾　　　　D. 坏死性肠炎　　　E. 猩红热

12. 关于金黄色葡萄球菌特性，下列说法错误的是（　　）。

A. 耐盐性强

B. 革兰氏阳性球菌

C. 引起局部化脓性感染时病变比较局限

D. 不易产生耐药性

E. 抵抗力加强

13. 带菌者是指（　　）。

A. 体内带有正常菌群者

B.病原菌潜伏在体内，不向体外排菌者

C.体内带有条件致病菌者

D.感染后临床症状消失，但体内病原菌未被彻底清除，又不断向体外排菌者

14.下列细菌中对外界环境抵抗力最强的是（　　）。

A.肺炎链球菌　　　　　　B.A群链球菌　　　　　　　　C.甲型溶血性链球菌

D.淋病奈瑟菌　　　　　E.金黄色葡萄球菌

15.青霉素类抗生素杀菌机理为（　　）。

A.破坏磷壁酸　　　　　B.损伤细胞膜　　　　　　　C.干扰核糖体上菌体蛋白质的合成

D.破坏肽聚糖骨架　　　E.抑制四肽侧链与甘氨酸交联桥之间连接

16.为预防破伤风应注射（　　）。

A.破伤风减毒活菌苗　　　　　B.破伤风死菌苗　　　　　C.破伤风类毒素

D.破伤风外毒素　　　　　E.丙种球蛋白

17.能产生肠毒素，引起食物中毒的球菌为（　　）。

A.肺炎链球菌　　　　　　　B.表皮葡萄球菌　　　　　C.淋病奈瑟菌

D.金黄色葡萄球菌　　　　　E.乙型溶血性链球菌

18.与细菌致病性无关的代谢产物是（　　）。

A.毒素　　　　　　　B.细菌素　　　　　C.热原质　　　　　D.血浆凝固酶

19.能引起风湿病、肾小球肾炎等超敏反应疾病的是（　　）。

A.金黄色葡萄球菌　　　B.淋病奈瑟菌　　C.肺炎链球菌　　D.乙型溶血性链球菌　E.表皮葡萄球菌

20.典型的大肠埃希菌的生化反应结果是（　　）。

A.乳糖（−），IMViC（＋、−、−、−）　　　　　B.乳糖（＋），IMViC（＋、＋、−、−）

C.乳糖（−），IMViC（＋、＋、−、−）　　　　　D.乳糖（−），IMViC（＋、＋、＋、−）

E.乳糖（−），IMViC（＋、−、−、−）

四、简答题

1.革兰氏染色的原理是什么？

2.试述细菌细胞的一般结构和特殊结构及其生理功能。

3.什么叫菌落和生长曲线？细菌生长曲线有何实践指导意义？

4.细菌的毒力由哪些组成？比较细菌的外毒素和内毒素差异。

5.简述结核分枝杆菌的感染方式及致病性。

第二章
放线菌

📖 **学习目标**

掌握放线菌的形态与结构；掌握放线菌的繁殖方式、生活史及菌落特征；熟悉重要的放线菌属及其产生的抗生素；了解常见的病原性放线菌及其所致疾病。

情景导学

患者王某某，女，55岁，间断咳嗽伴痰中带血1年多，加重1周，牙周病3年多，前下门牙齿松动，无吸烟、酗酒、呛咳、神智障碍史。查体，口腔卫生较良，双肺未闻及湿啰音。CT引导性肺穿刺活检病理显示肺慢性化脓性炎，伴肺脓肿形成，局部病灶可见硫黄样颗粒，周围可见呈放射状生长的菌丝，临床诊断为肺放线菌病。

❓ **请思考：**

（1）什么是放线菌？放线菌在人体中有分布吗？
（2）放线菌病有何典型特征？

本章主要介绍放线菌的生物学特性及重要的放线菌。

第一节　放线菌的生物学特性

放线菌（Actinomycetes）是一类呈分枝状生长，主要以孢子繁殖的陆生性较强的单细胞原核微生物，介于细菌与真菌之间，因其在固体培养基上的菌落呈放射状生长而得名。放线菌在自然界中分布广泛，主要存在于土壤、空气和水中，尤其是有机物质丰富、含水量低、呈中性或微碱性的土壤中数量最多。绝大多数是腐生菌，少数是寄生菌。土壤的泥腥味主要是由放线菌的代谢产物土腥味素所引起的。

知识拓展

放线菌在微生物分类中的地位

放线菌在形态上有菌丝和孢子结构，在培养基上的生长状态与真菌很像，所以过去常把放线菌列入真菌。然而，用近代分子生物学手段研究结果表明，放线菌与细菌更为接近，现在已把它列入细菌类，主要依据有：①均属于原核细胞型微生物，不具有完整的细胞核，即没有核膜、核仁；②细胞壁由肽聚糖组成，革兰氏染色阳性；③均对酸敏感，在中性或偏碱性环境中生长良好；④对抗细菌的抗生素敏感，对抗真菌的抗生素不敏感；⑤繁殖方式均为无性繁殖。

一、放线菌的形态与结构

放线菌细胞结构与细菌相似，具有细胞壁、细胞膜、细胞质、核质等基本结构。少数具有鞭毛样丝状体，但一般不形成荚膜、菌毛等特殊结构。细胞壁主要成分为肽聚糖，革兰氏染色结果一般为阳性。放线菌细胞形态上分化为菌丝和孢子两部分，多数具有发育良好的菌丝体。

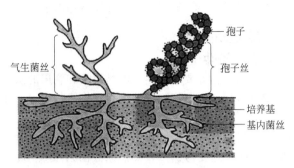

图2-1 放线菌的菌丝类别

（一）菌丝

放线菌菌丝纤细呈丝状分枝，是孢子在合适条件下吸收水分出芽，芽管伸长形成的结构，其粗细与杆菌宽度接近，直径约0.5～1.0μm。不同发育阶段菌丝分化程度不同，根据其着生部位、形态和功能的不同，放线菌菌丝可分为基内菌丝、气生菌丝和孢子丝三种（图2-1）。

1. 基内菌丝

孢子在适宜条件下吸收水分和营养萌发长出芽管，芽管进一步向培养基四周表面和内部伸展生长，发育为基内菌丝（substrate mycelium），也称营养菌丝。基内菌丝是最早发育成熟的菌丝，其主要生理功能是吸收水分和营养、固定支持，直径为0.2～0.8μm，无隔膜，多数不断裂。有些放线菌基内菌丝发育到一定阶段可产生脂溶性色素和水溶性色素，使其菌落或菌苔呈现相应色素颜色。基内菌丝颜色及色素种类在分类和鉴定上有重要参考价值。

2. 气生菌丝

气生菌丝（aerial hyphae）是基内菌丝发育到一定阶段后，长出培养基外并伸向空中的菌丝。不同种类放线菌气生菌丝发育程度不同，有的发育良好，有的发育不良，有的不形成气生菌丝。气生菌丝颜色较深，比基内菌丝略粗，直径为1.0～1.4μm，分枝较少，多产生脂溶性色素，使菌落或菌苔呈现相应色素的颜色。

3. 孢子丝

孢子丝（spore filament）是气生菌丝发育到一定程度，其顶端分化出的可形成孢子的菌丝（也称繁殖菌丝），主要生理功能是产生孢子进行繁殖。孢子丝形状有直形、波曲形和螺旋形等，螺旋形孢子丝较常见，螺旋松紧、大小和方向因菌种而异。孢子丝着生方式有对生、互生、丛生和轮生等多种。孢子丝形态、着生方式等随菌种不同而不同，可作为菌种鉴定的重要依据（图2-2）。

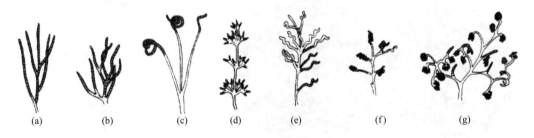

图2-2 放线菌孢子丝的各种形态

（a）孢子丝直形，单叉分枝;（b）孢子丝丛生，波曲;（c）孢子丝顶端大螺旋;（d）孢子丝轮生;（e）孢子丝螺旋;（f）（g）孢子丝紧螺旋

（二）孢子

孢子丝发育到一定阶段即分化形成无性孢子，孢子成熟后，可从孢子丝中逸出飞散。孢子是放线菌的繁殖器官，属无性孢子。孢子可产生脂溶性色素，使带有孢子堆的菌落呈现一定的颜色。孢子表面有的光滑，有的呈褶皱状、疣状、刺状、毛发状或鳞片状。孢子的排列方式有单个或双个、短链或长链，孢子颜色、表面特征和排列方式可作为菌种分类、鉴别的重要依据。孢子形状多样，呈圆形、椭圆形、圆柱状、杆状、瓜子状、梭状和半月状等，即使是同一孢子丝形成的孢子，其形状和大小也不完全相同，因此孢子形状不作为放线菌分类、鉴别的依据。

※ 知识考点 ※ 放线菌菌丝的类型和孢子的特征；放线菌分类、鉴别的依据

二、放线菌的培养

（一）培养条件

放线菌对营养要求不高，容易吸收和利用的碳源主要有葡萄糖、麦芽糖、淀粉和糊精等；氮源主要有鱼粉、蛋白胨、玉米浆和一些氨基酸等，放线菌常利用硝酸盐、铵盐和尿素等作为速效氮源；对无机盐要求较高，培养基中常含多种元素，如钾、钠、硫、磷、镁、铁等。实验室常用高氏一号培养基和淀粉铵琼脂培养基等培养放线菌。放线菌生长最适温度一般为 28 ~ 32℃，但寄生型放线菌温度为 37℃，高温放线菌为 50 ~ 60℃；最适 pH 值为 7.2 ~ 7.6，放线菌对酸敏感，宜在偏碱性条件下生长。自然界的放线菌多为需氧菌，在抗生素生产时一般需要通气搅拌以增加发酵液中溶解氧含量，以提高产量。

（二）放线菌菌落特征

放线菌生长比较缓慢，一般需要 3 ~ 7 天才能形成菌落。菌落特征主要有：①多为圆形，表面干燥，多皱，质地致密，不透明，比细菌菌落略大，但比真菌菌落小得多；②放线菌基内菌丝伸入到培养基中，与培养基结合牢固，因此用接种针不易挑起；③由于基内菌丝和孢子产生的色素不同，使得菌落的正面和反面的颜色常不一致；④当孢子丝成熟时，产生大量孢子覆盖在菌落表面，呈粉末状或颗粒状。不同种类放线菌菌落具有一定的特征，是鉴定的重要依据（图 2-3）。

（三）放线菌的繁殖方式与生活史

放线菌为无性繁殖，以菌丝断裂和无性孢子两种方式进行繁殖，自然状态主要以无性孢子繁殖，固体培养基中繁殖过程为：孢子成熟→孢子萌发→形成基内菌丝（培养基内）→气生菌丝（培养基外）→菌丝发育成熟形成孢子丝→产生孢子。液体培养基中振荡培养可产生菌丝片段，每个菌丝片段可长成新的菌丝体，工业发酵生产抗生素时常采用搅拌培养获得大量菌丝体。

放线菌生活史（图 2-4）比较简单，以链霉菌生活史为例说明放线菌生活周期。

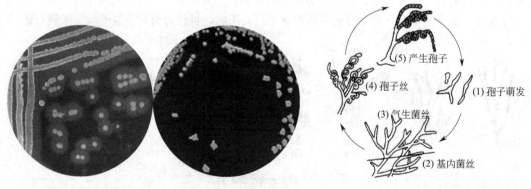

图 2-3　灰色链霉菌和北京诺卡菌菌落形态图　　　　图 2-4　链霉菌的生活史简图

① 孢子萌发。适宜环境条件下孢子吸收营养物质膨大而萌发，长出 1 ~ 3 个芽管。
② 形成基内菌丝。芽管深入培养基逐渐延长，分枝形成基内菌丝。
③ 产生气生菌丝。基内菌丝发育到一定阶段，向培养基外部空间生长形成气生菌丝。
④ 发育成熟形成孢子丝。气生菌丝发育到一定阶段，在顶端形成孢子丝。
⑤ 产生孢子。孢子丝发育成熟后形成孢子。

※ 知识考点 ※ 放线菌的培养条件、菌落特征、繁殖方式

第二节 重要的放线菌属

大多数放线菌对人类是有益的，大部分能合成抗生素，目前抗生素生产菌种约有 70% 来源于放线菌。放线菌还能产生其他生物活性物质（如维生素、氨基酸、酶制剂、有机酸等）和生化药物（如抗癌剂、抗寄生虫剂、酶抑制剂、免疫抑制剂等）。放线菌是医药工业（特别是抗生素工业）中很有发展前途的微生物。放线菌在甾体转化、石油脱蜡、烃类发酵及污水处理等方面也发挥着重要作用。

一、链霉菌属

链霉菌属（*Streptomyces*）是放线菌目中最大的属，有 1000 多种，绝大多数腐生好氧，具有发育良好的分枝状菌丝体，菌丝体有基内菌丝、气生菌丝和孢子丝之分。菌丝细长，无隔膜，直径为 0.4 ~ 1.0μm，呈直形、波浪形和螺旋形（图 2-5）。链霉菌属主要生长在含水量较低、通气性较好的土壤中，也可见于淡水和海洋。链霉菌属是产生抗生素种类最多的属，现有抗生素主要由放线菌产生，而其中 90% 由链霉菌产生。如灰色链霉菌可产生链霉素，龟裂链霉菌可产生土霉素，卡那霉素链霉菌可产生卡那霉素等，部分链霉菌还能产生维生素、酶和酶制剂等。

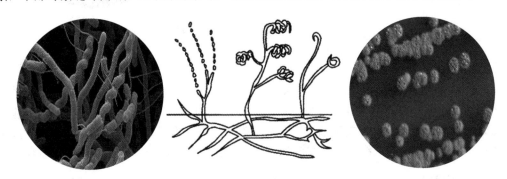

图 2-5　链霉菌属显微形态与菌落形态

二、诺卡菌属

诺卡菌属（*Nocardia*）好气，主要分布在土壤中，主要形成基内菌丝，菌丝纤细，其直径为 0.5 ~ 1.0μm，气生菌丝没有或很少，基内菌丝和孢子丝均有横隔，菌丝以横隔断裂方式形成长度不等的杆状菌体（图 2-6）。诺卡菌属有 100 多种，能产生 30 多种抗生素，如作用于结核分枝杆菌和麻风杆菌的利福霉素、作用于植物白叶枯病的间型霉素、作用于革兰氏阳性细菌的瑞斯托菌素等。

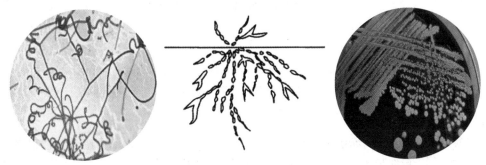

图 2-6　诺卡菌属显微形态与菌落形态

三、小单孢菌属

小单孢菌属（*Micromonospora*）的基内菌丝纤细，直径 0.3 ～ 0.6μm，无横隔，菌丝体侵入培养基内，不形成气生菌丝。在基内菌丝上长出孢子小梗，顶端着生一个圆形或椭圆形的孢子（图 2-7）。孢子表面为棘状或疣状，孢子堆积如葡萄状。大多数分布在土壤或湖底泥土中，能分解自然界的纤维素、几丁质、木质素等。小单孢菌属 30 多种，产生抗生素多达 450 种，也是产生抗生素较多的属，如棘孢小单孢菌可产生庆大霉素，伊尼奥小单孢菌可产生西索米星等。有的小单孢菌还能产生维生素 B_{12}。

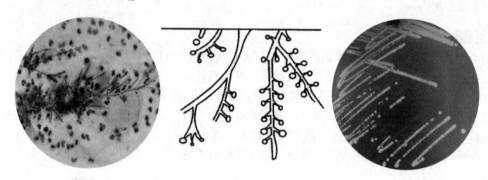

图 2-7　小单孢菌属显微形态与菌落形态

四、游动放线菌属

游动放线菌属（*Actinoplanes*）一般不形成气生菌丝，通常在沉没水中的叶片上生长，基内菌丝分枝或多或少，直径约 0.2 ～ 2.6μm，能形成各种形态的球形孢囊（图 2-8）。孢囊形成于基内菌丝上或孢囊梗上，每支顶端有一至数个孢囊，孢囊孢子有鞭毛，能运动，是此属菌最特殊特点。目前发现游动放线菌属产生的抗生素有 150 种以上，如创新霉素、绛红霉素等。

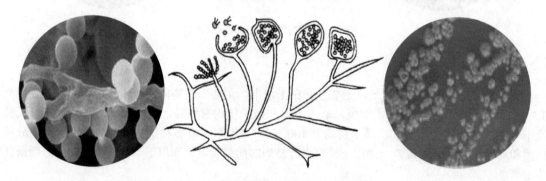

图 2-8　游动放线菌属显微形态与菌落形态

五、马杜拉放线菌属

马杜拉放线菌属（*Actinomadura*）细胞壁内含有马杜拉糖，有发育良好的基内菌丝和气生菌丝，气生菌丝上形成短孢子链（图 2-9），还有的在其末端卷成假孢囊。产生的抗生素有洋红霉素等。

六、链孢囊放线菌属

链孢囊放线菌属（*Streptosporangium*）具有发育良好的菌丝体，基内菌丝分枝很多，直径 0.5 ～ 1.2μm，气生菌丝呈丛生、散生或同心环排列，主要特点是形成孢囊和孢囊孢子（图 2-10）。此属菌约 15 种以上，因不少种能产生广谱抗生素而受到重视。如粉红链孢囊放线菌产生的多霉素可抑制革兰氏阳性菌、革兰氏阴性菌、病毒等病原微生物，对肿瘤也有抑制作用；绿灰链孢囊放线菌产生的绿菌素对细菌、真菌均有作用；西伯利亚链孢囊放线菌产生的两性西伯利亚霉素对肿瘤有一定作用。

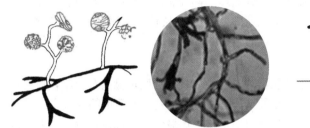

图 2-9　马杜拉放线菌属显微形态

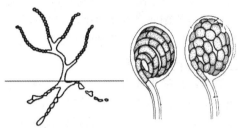

图 2-10　链孢囊放线菌属显微形态示意

※ 知识考点 ※ 产生抗生素的放线菌属

第三节　病原性放线菌

大部分放线菌对人类是有益的，但也有少数放线菌可引起人和动物疾病，对人具有致病性的主要有厌氧的衣氏放线菌属和需氧的诺卡菌属，对牛致病的是牛放线菌，可引起牛的腭肿病，对人没有致病性。长期以来，人们缺乏对病原性放线菌的重视和认识，许多临床医师和检验人员认为放线菌感染较少见，甚至误诊为真菌感染，从而延误了治疗，使放线菌病的发病率不断增加，这是一个值得注意的问题。

一、衣氏放线菌属
（一）生物学性状
衣氏放线菌的基内菌丝有横隔，断裂为 V 形、Y 形、T 形（图 2-11），无鞭毛和荚膜，革兰氏染色阳性，培养比较困难，厌氧或微需氧。初次分离时加 5%CO_2 可促进其生长，血琼脂平板上 37℃培养 4 ～ 6 天可长出灰白色或淡黄色菌落。菌落微小（直径＜ 1mm）、圆形，不溶血，过氧化氢酶试验阴性。在含糖肉汤中长成球形小团。衣氏放线菌能分解葡萄糖，产酸不产气，靛基质试验阴性，还能还原硝酸盐、分解木糖，可与牛放线菌区别。

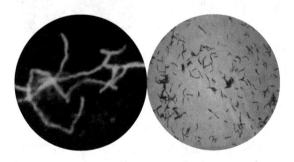

图 2-11　衣氏放线菌的显微形态

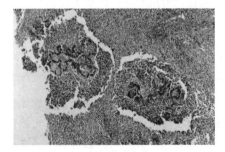

图 2-12　硫黄样颗粒

（二）致病性与免疫性
衣氏放线菌主要存在于正常人的口腔、齿垢、扁桃体等部位，是人体正常菌群，属于条件致病菌。当机体免疫力下降、拔牙、口腔黏膜损伤时可引起内源性感染，导致软组织化脓性炎症，排出的脓液中含有硫黄样颗粒（图 2-12），称为放线菌病。

放线菌病多发于面部、下颌及舌下组织，也可侵入胸部、腹部引起肺脓肿、脓胸、胃肠道放线菌病等，最常见的是面颈部感染（约占患者 60%），患者多为口腔卫生不良者。大多近期有口腔炎、拔牙史或下颌骨骨折史的患者，其临床表现为后颈面部肿胀，不断产生结节、多发性脓肿和瘘管。放线菌病患者血清中可查到凝集素、沉淀素和补体结合抗体，但这些抗体无诊断意义，对机体也无保护作用。机体对放线菌的免疫主要是细胞免疫。

（三）微生物学检查

在放线菌病患者的病灶组织和瘘管流出的脓样分泌物中可找到肉眼可见的黄色小颗粒，称为硫黄样颗粒（图 2-12），它是放线菌在病灶部位形成的菌落。最主要、最简单的检查方法是从脓液或痰中寻找硫黄样颗粒。将可疑颗粒制成压片或组织切片，在显微镜下镜检是否有放射状排列的菌丝。必要时可取脓或痰做厌氧培养，接种于不含抗生素的液体培养基及血平板上。放线菌生长较为缓慢，常需在 37℃培养 2 周以上再观察菌落，如有生长，则涂片染色检查，也可取活检组织切片染色检查。

（四）防治原则

衣氏放线菌感染暂无特效的预防方法。该病无传染性，注意口腔卫生可预防，出现牙周炎、龋齿及口腔破损时及早治疗。患者脓肿与瘘管应进行外科清创处理，同时配合应用大剂量、长疗程青霉素治疗。甲氧苄氨嘧啶 - 磺胺甲基异噁唑（TMP-SMZ）有较好效果，也可选用四环素、红霉素、林可霉素以及头孢菌素类抗生素。

案例 2-1   患者刘某，男，25 岁，拔牙后不久面颈交界部形成脓肿，皮肤呈暗红色，局部板样坚硬，逐渐脓肿破溃，流出淡黄色黏稠脓液，脓液中肉眼可见硫黄样颗粒。医生诊断后，用大剂量的青霉素进行治疗，痊愈后，医生建议刘某以后要注意口腔卫生，以预防该病。

请思考：（1）本患者最可能感染了什么病原体？
（2）此病是什么疾病？
（3）你能给出初步诊断为该病的依据和防治原则吗？

二、诺卡菌属

（一）生物学性状

诺卡菌的形态与衣氏放线菌相似，但菌丝末端不膨大，革兰氏染色阳性（图 2-13），抗酸染色呈弱抗酸性，若延长脱色时间，就会失去抗酸性，区别于分枝杆菌。多为需氧菌，能形成气生菌丝。营养要求不高，在普通培养基上于室温或 37℃即可生长，但生长缓慢，一般需 1 周以上才形成菌落，菌落可呈干燥或蜡样，颜色黄、白不等。

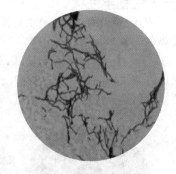

图 2-13   **诺卡菌的显微形态**

（二）致病性与免疫性

该菌不属于正常菌群，引起的感染多为外源性感染，如星形诺卡菌、巴西诺卡菌。星形诺卡菌主要通过呼吸道引起人的肺炎、化脓性肺部感染，产生类似肺结核的症状，尤其是机体抵抗力较低（艾滋病患者、应用免疫抑制等）时更易发生。该菌也可经血行播散引起感染，如腹膜炎、脑膜炎或脑脓肿。若经皮肤入侵机体则可在皮下组织引起脓肿及多发性瘘管，在病变组织或脓汁中可见黄、红、黑等颜色颗粒。巴西诺卡菌主要侵入皮下组织引起慢性肉芽肿，多发生于腿部和足，故又称足分枝菌病。一般不播散，在局部表现为脓肿和多发性瘘管。

（三）微生物学检查

微生物学检查方法与衣氏放线菌相似。根据病型取脓、痰做涂片和压片，在显微镜下检查脓汁中的颗粒，可见有革兰氏阳性和部分抗酸性分枝菌丝。若见散在的抗酸性杆菌，应与结核分枝杆菌相区别。分离可用液体培养基或心脑浸液琼脂平板。

（四）防治原则

诺卡菌感染尚无特异的预防方法。对脓肿和瘘管等可进行手术清创，切除坏死组织，药物治疗时首选磺胺嘧啶，一般治疗时间 4～6 个月，也可与四环素、链霉素等联合应用。

※ 知识考点 ※ 病原性放线菌及其所致疾病

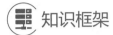 知识框架

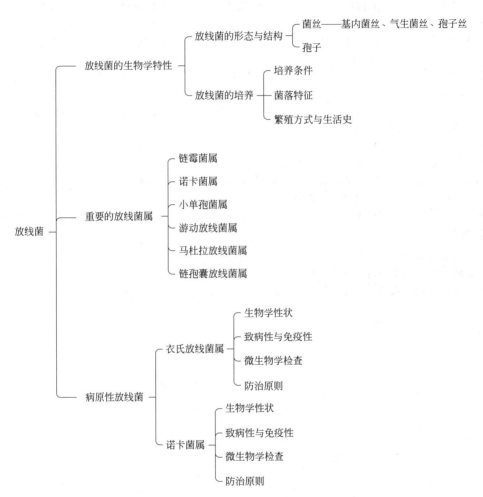

目标检测

一、名词解释

放线菌、菌丝、孢子

二、填空题

1. 放线菌的形态结构是由_____和_____组成。
2. 放线菌的菌丝根据其着生部位、形态和功能的不同，可分为___、___和___三种。
3. 放线菌是一类呈____生长，主要以____繁殖的陆生性较强的单细胞原核微生物。

三、选择题（A 型题）

1. 放线菌吸收营养的结构是（　　）。

A. 基内菌丝　　　　B. 气生菌丝　　　　C. 孢子丝　　　　D. 孢子　　　　E. 细胞壁

2. 放线菌孢子丝形成孢子的方式是（　　）。

A. 二分裂　　　　B. 有丝分裂　　　　C. 横隔分裂　　　　D. 减数分裂　　　　E. 以上都可以

3. 下列选项中，一般不作为放线菌菌种鉴定依据的是（　　）。

A. 基内菌丝的颜色　B. 孢子的排列方式和表面特征　　　　C. 孢子的形状

D. 孢子的颜色　　　E. 孢子丝的形态及着生方式

4. 下列不属于放线菌的细胞结构的是（　　）。

A. 细胞膜　　　　B. 细胞壁　　　　C. 细胞质　　　　D. 细胞核　　　　E. 核质

5. 放线菌的繁殖器官是（　　）。

A. 基内菌丝　　　　B. 气生菌丝　　　　C. 孢子丝　　　　D. 孢子　　　　E. 菌丝体

6. 放线菌中产生抗生素种类最多的属是（　　）。

A. 链霉菌属　　　　B. 诺卡菌属　　　　C. 小单孢菌属　　　　D. 链孢囊菌属　　　　E. 游动放线菌属

7. 放线菌主要存在于（　　）。

A. 土壤中　　　　B. 空气中　　　　C. 水中　　　　D. 植物体表　　　　E. 动物体内

8. 放线菌病的典型特征是（　　）。

A. 高热　　　　B. 脓肿　　　　C. 多汗　　　　D. 咳嗽　　　　E. 硫黄样颗粒

9. 下列选项中，不属于放线菌菌落特征的是（　　）。

A. 干燥　　　　B. 质地紧密　　　　C. 不易挑起　　　　D. 放射状　　　　E. 透明

10. 放线菌中，对人致病性较强的是（　　）。

A. 牛放线菌　　　　B. 衣氏放线菌　　　　C. 内氏放线菌　　　　D. 黏液放线菌　　　　E. 龋齿放线菌

四、简答题

1. 简述放线菌菌落的特征。

2. 描述放线菌的繁殖方式和生活史。

3. 简述放线菌与人类的关系。

第三章
其他原核微生物

📖 **学习目标**

掌握螺旋体、支原体、衣原体、立克次氏体的生物学特性；熟悉螺旋体、支原体、衣原体、立克次氏体的致病性；熟悉与性传播疾病有关的病原体及所致疾病；了解螺旋体、支原体、衣原体、立克次氏体的防治原则。

👥 **情景导学**

李某，男，37岁，务农，曾在水田劳作多日，半月后即开始发病。起病第1天感到全身疲乏，继而畏寒、发热、微咳，翌日伴全身肌肉疼痛，尤以小腿肌肉为甚。第4天发热加剧，头、身及双下肢肌肉疼痛较重且咳吐血痰，乏力，口干欲饮，尿黄，大便干。入院体检：体温39.4℃，脉搏104次/分，血压126/68mmHg，呈急性发热病容，皮肤巩膜未见黄疸，皮肤无出血及丘疹，双眼球结膜充血，双侧颈淋巴结及腹股沟淋巴结可触及，咽部充血，诊断为钩端螺旋体感染引起的钩体病。

❓ **请思考：**

（1）何为钩端螺旋体？此病原体如何传播？会引起什么疾病？
（2）还有哪些原核微生物对人体可以致病？

原核微生物除已经介绍的细菌、放线菌外，还有古菌、蓝细菌、支原体、衣原体、螺旋体、立克次氏体。本章主要介绍螺旋体、支原体、衣原体和立克次氏体这4类原核微生物。

第一节　螺旋体

螺旋体（Spirochete）是一类细长柔软、呈螺旋状弯曲、运动活泼的原核细胞型微生物，基本结构与细菌相似，有细胞壁、原始核质，以二分裂方式繁殖，对抗生素等药物敏感。螺旋体种类繁多且广泛存在于自然界，部分螺旋体可引起人类疾病。螺旋体生活在有水的环境中，也可存在于人和动物体内。根据螺旋体大小、形状、螺旋数目、螺旋规则程度和螺旋间距将其分为2个科，共7个属。对人类致病的螺旋体主要分布在3个属，即钩端螺旋体属、密螺旋体属和疏螺旋体属。下面主要介绍钩端螺旋体、梅毒螺旋体和回归热螺旋体3种致病螺旋体。

一、钩端螺旋体

钩端螺旋体简称钩体，种类很多，可分为致病性钩体和非致病性钩体2个大类。致病性钩体能引起人及动物钩端螺旋体病（简称钩体病），是广泛流行的一种人畜共患性疾病。

（一）生物学性状

钩端螺旋体菌体纤细，长短不一，具有细密而规则的螺旋，钩体一端或两端弯曲，呈钩状，呈"C"或"S"形（图 3-1）。在暗视野显微镜下可见钩体像一串发亮的微细珠粒，运动活泼，革兰氏染色阴性，不易被碱性染料着色，常用镀银染色法染成棕褐色。

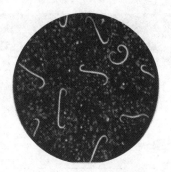

钩端螺旋体是目前唯一可用人工培养基培养的螺旋体，需氧，营养要求高，常用含血清的柯索夫（Korthof）培养基培养。最适生长温度 28 ～ 30℃，pH 值 7.2 ～ 7.6，生长缓慢。在液体培养基呈半透明云雾状浑浊生长；在固体培养基上可形成透明、不规则的扁平小菌落。对干燥、热、日光直射的抵抗力较弱，在水或湿土中可存活数周至数月，56℃ 10min 即可将其杀死，60℃经 1min 即可将其杀死。对 0.2% 来苏尔、1% 苯酚、1% 次氯酸钙等化学消毒剂敏感，对青霉素、金霉素等抗生素敏感。

图 3-1　钩端螺旋体镀银
染色法形态（暗视野）

（二）致病物质与所致疾病

钩体病为自然疫源性疾病，在野生动物和家畜中广泛流行。致病物质包括溶血毒素、细胞毒因子和类内毒素样物质。长期携带钩体的鼠和猪是钩体重要宿主和传染源，带菌动物的尿液污染水源和土壤后，人类接触被污染的水和泥土就有被感染的可能。由于钩体有较强侵袭力，能穿过正常或破损皮肤和黏膜侵入人体，也可经消化道黏膜进入人体，或经胎盘感染胎儿引起流产。钩体侵入人体血液后大量繁殖并释放毒性物质，临床症状可分为三期。

（1）早期。主要表现为钩体血症，钩体在血液中生长繁殖并不断死亡，患者出现头痛、发热、乏力、眼睛充血、浅表淋巴结肿大等临床症状。

（2）中期。主要为器官损伤期，可引起相关脏器和组织损害，表现为黄疸出血型、流感伤寒型、肺出血型、肺弥散性出血型、休克型等临床病症。

（3）恢复期或后发病期。多数患者恢复健康不留后遗症，称为恢复期；少数患者出现眼和神经系统后发症。病后可获得对同型钩体持久的免疫力，以体液免疫为主。

（三）微生物学检查

1. 直接镜检

将标本差速离心集菌后做暗视野显微镜观察，或镀银染色后通过普通光学显微镜观察，也可用免疫荧光法或免疫酶染色法进行检查。

2. 分离与鉴定

将标本接种至柯索夫培养基于 28℃ 培育 2 周，阳性标本可见培养液呈轻度浑浊，暗视野显微镜检查有无钩端螺旋体。若培养物中有钩端螺旋体，可用已知诊断血清进行血清型鉴定。标本培养 4 个月无钩端螺旋体生长者为阴性。

3. 血清学检查

（1）显微镜凝集试验：用当地常见的活钩端螺旋体作为抗原与不同稀释度的患者血清于 37℃ 孵育 1 ～ 2h，暗视野检查有无凝集现象。

（2）间接凝集试验：将钩体可溶性抗原吸附于乳胶或者活性炭微粒等载体上，然后检测血清标本中有无相应凝集抗体。

（四）防治原则

钩体主要宿主为啮齿类动物和家畜。加强带菌家畜管理，做好家畜粪便管理，保护好水源；防鼠灭鼠，切断传播途径；对易感人群进行人工自动免疫，可用菌苗接种，如外膜菌苗、基因工程口服疫苗等。药物治疗首选青霉素，过敏者可改用庆大霉素或多西环素等抗生素。

※ 知识考点 ※ 钩端螺旋体的传播途径及防治原则

二、梅毒螺旋体

梅毒螺旋体菌体透明不易着色，故又称苍白螺旋体，是流行广泛的性病梅毒的病原体。梅毒是一种危害极其严重的性传播疾病，近几年在我国发病率有回升趋势。

（一）生物学性状

梅毒螺旋体是小而柔软纤细的螺旋状微生物，螺旋细长、致密规则，平均 8 ～ 14 个，两端尖直，运动活泼。一般染料不易着色，镀银染色呈棕褐色 [图 3-2（a）]，用吉姆萨染色则呈桃红色 [图 3-2（b）]。

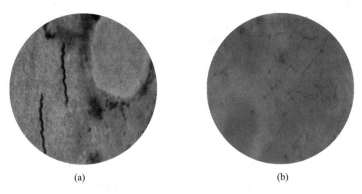

图 3-2　梅毒螺旋体———镀银染色法（a）和吉姆萨染色（b）

在人工培养基上不能培养。1981 年 Fieldsteel 等采用棉尾兔单层上皮细胞在微氧条件下培养成功。梅毒螺旋体是厌氧菌，可在体内长期生存繁殖。只要条件适宜便以横断裂方式一分为二进行繁殖。对温度、干燥均十分敏感，离体干燥 1 ～ 2h 死亡，50℃经 5min 即死亡。对化学消毒剂敏感，遇 1% ～ 2% 苯酚数分钟死亡。在血液中，4℃存放 3 天可死亡。血库中冷藏三天的血液就无传染性了，对青霉素、四环素、砷剂和汞剂等敏感。

（二）致病物质与所致疾病

梅毒螺旋体致病力与荚膜样物质、外膜蛋白、透明质酸酶等有关。自然情况下，梅毒螺旋体只感染人类并引起梅毒疾病，患者是梅毒唯一传染源。梅毒分先天性梅毒和获得性梅毒，主要通过性接触感染。孕妇患梅毒可经胎盘传染给胎儿引起先天性梅毒，偶可经输血引起输血后梅毒。先天性梅毒又称胎传梅毒，由患梅毒孕妇经胎盘传染给胎儿，梅毒螺旋体在胎儿内脏及组织中大量繁殖，可造成流产或死胎。如胎儿不死则称为梅毒儿，会出现皮肤梅毒瘤、马鞍鼻、骨膜炎、锯齿形牙和先天性耳聋等临床症状。获得性梅毒整个病程可分为一期、二期、三期。

梅毒一期主要表现硬下疳。梅毒螺旋体经皮肤黏膜侵入机体后 2 ～ 4 周，在侵入局部出现无痛性硬结及溃疡（称硬性下疳），多发生于外生殖器，也可见于直肠和肛门。硬下疳溃疡渗出物中含大量梅毒螺旋体，传染性极强。经 3 ～ 8 周，硬下疳可愈合。进入血液中的梅毒螺旋体潜伏于体内，经过 2 ～ 8 周后部分患者进入第二期。梅毒二期主要表现为全身皮肤黏膜常出现梅毒疹，主要出现于四肢和躯干，全身淋巴结肿大。在梅毒疹和淋巴结中有大量梅毒螺旋体，传染性较强，如不经治疗一般 3 周至 3 个月梅毒疹可自行消退，但潜伏 3 ～ 12 个月后可再复发梅毒疹。一期、二期梅毒传染性强，但破坏性较小。梅毒三期也称梅毒晚期，主要表现为皮肤黏膜溃疡性损害和内脏器官肉芽肿样病变（梅毒瘤），可侵犯任何内脏器官和组织，较严重的是心血管和中枢神经系统梅毒，如动脉瘤或全身麻痹，此期梅毒病灶中难以分离出梅毒螺旋体，传染性小，但破坏性大，可危及生命。

案例 3-1　患者：张先生，私企经理，33 岁。症状：近一周来，躯干、四肢发生不痛不痒的红色皮疹来就诊，两个月前生殖器有过无痛性溃疡，溃疡未经治疗，一个月后自愈。医生检查病人时发现，胸、背、腹、臀及四肢泛发红斑及红色斑丘疹，其表面有少许皮屑，皮疹排列无规律。手掌、足底处见有硬结性脓丘疹，其边缘有鳞屑，颈、腋等处淋巴结肿大，外生殖器检查未见皮损。病人常出入于娱乐场所，发病前数月有过多次嫖娼史。

请思考：（1）根据上述内容你能对该病做出何种初步诊断？

（2）患者最可能感染了什么病原体？该患者处于病程的哪一阶段？

（3）如何预防该病？

（三）微生物学检查

病原学检查时一期梅毒取硬下疳渗出液，二期梅毒取梅毒疹渗出液。血清学检查时取患者外周血分离血清。病原学检查可用暗视野显微镜观察运动活泼的梅毒螺旋体，组织切片标本可镀银染色后镜检，也可采用 PCR 检测临床标本中梅毒螺旋体特异性 DNA 片段，也可以采取血清学检查。非特异性试验可采用快速血浆反应素（rapid plasma regain，RPR）试验，主要用于初筛。一期梅毒阳性率为 72%，二期梅毒几乎有 100%，三期梅毒阳性率较低。特异性试验用梅毒螺旋体作为抗原，检测患者血清中是否存在梅毒螺旋体特异性抗体。

（四）防治原则

预防主要通过加强性健康教育及卫生宣传教育。目前无疫苗预防，应注意性卫生。梅毒确诊后尽早予以彻底治疗，可采用青霉素治疗并定期复查，3 个月至 1 年血清学检查持续转阴者为治愈，否则要继续治疗。

※ 知识考点 ※ 梅毒螺旋体的致病性及防治原则

三、回归热螺旋体

回归热螺旋体是回归热的病原体，属疏螺旋体属。回归热由节肢动物传播，是有周期性反复发作的急性传染病。

（一）生物学性状

回归热螺旋体菌体细长，柔软，长为 10～30μm，直径为 0.3～0.5μm，有 3～10 个不规则的疏螺旋，运动活泼（图 3-3），革兰氏染色阴性。可用幼鼠或者鸡胚培养。用含血液、腹水的特殊人工培养基培养生长困难，易失去毒力。回归热螺旋体对抗生素敏感。

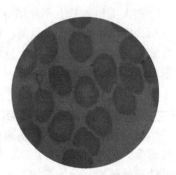

图 3-3　回归热螺旋体

（二）所致疾病

病原体分为两类，均属于疏螺旋体属。一类是以虱为传播媒介的回归热疏螺旋体；另一类引起的是地方性回归热，以蜱为传播媒介。我国流行的回归热主要是虱传型，主要临床特点为高热、全身肌肉酸痛，可多次复发，肝脾肿大。流行性回归热通过体虱在人群中传播，当虱吸吮患者血液后，回归热螺旋体进入体虱血淋巴大量繁殖，不随唾液或虱粪排出。人被虱叮咬后，因为抓痒将虱压碎，回归热螺旋体经皮肤创口进入人体。蜱传型回归热是自然疫源性疾病，储存宿主是啮齿类动物和软蜱，通过软蜱传播。回归热螺旋体在软蜱体腔、唾液、粪便内均可存在，且经卵传代。软蜱叮咬人后，病原体可直接从皮肤创口注入人体内，病原体侵入机体后在血流中大量繁殖，患者出现高热，持续 3～4 天后退热，血中螺旋体也消失。如此反复发作数次，甚至十数次。临床表现与虱传型相似，但症状较轻，病程较短。

（三）微生物学检查

采取发热期血液直接涂片后进行 Giemsa（吉姆萨）或 Wright（瑞特）染色，在光学显微镜下可见比红细胞长数倍的螺旋体。

（四）防治原则

回归热螺旋体疾病的防治主要是搞好环境卫生和个人卫生，消灭传播媒介，消灭人虱，避免蜱叮咬。治疗可用四环素、青霉素、强力霉素等抗生素。

第二节 支原体

支原体是一类无细胞壁、能在无生命培养基中生长繁殖的最小的原核细胞型微生物，广泛存在于自然界，可引起动植物和人类疾病。为多形态性，有球形、杆形、丝状等形态。体积微小，一般直径为 $0.2 \sim 0.3\mu m$，可通过细菌滤器，以二分裂繁殖为主。革兰氏染色阴性，但不易着色，常用吉姆萨染色法染成淡紫色。支原体营养要求高，需加入血清、酵母浸膏以提供胆固醇、长链饱和脂肪酸及不饱和脂肪酸、维生素等。在含血清固体培养基上培养可形成中央厚而隆起、边缘薄而扁平的典型"油煎蛋状"菌落（图3-4）。在分类学上，支原体属于柔膜体纲、支原体目、支原体科，有支原体和脲原体2个属。对人类致病的主要是肺炎支原体（*M.pneumonie*）、人型支原体（*M.humenis*）、生殖器支原体（*M.genitalium*）和溶脲脲原体（*Ureaplasma urealyticum*）。下面主要介绍引起人类疾病的肺炎支原体和溶脲脲原体。

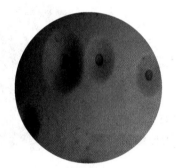

图3-4 支原体"油煎蛋状"菌落

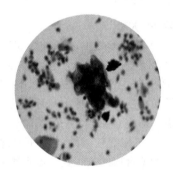

图3-5 肺炎支原体形态

一、肺炎支原体

肺炎支原体（*Mycoplasma pneumoniae*）是引起急性呼吸道感染的常见病原体，占非细菌性肺炎的50%左右。

（一）生物学性状

肺炎支原体形态呈高度多形态性，如球形、杆形、棒状或长丝状（图3-5）等。无鞭毛，但能以滑行方式运动，吉姆萨染色法能将其染成淡紫色或蓝色。对营养要求高，初次分离培养需添加10%酵母浸膏、10%～20%人或动物血清，以提供支原体不能合成的胆固醇和长链脂肪酸。在5% CO_2 条件下生长较好，最适生长pH值为7.8～8.0，最适培养温度为36～37℃，固体培养基上形成典型的"油煎蛋状"菌落。不耐热，50℃ 30min或55℃ 5～15min可致死；不耐干燥，冷冻干燥后可长期保存；对 β- 内酰胺类抗生素有抵抗力，对链霉素、红霉素、强力霉素和螺旋霉素等敏感。

（二）所致疾病

肺炎支原体主要引起呼吸道外源性感染，经飞沫传播。传染源为患者或带菌者。致病物质有P1蛋白、糖脂抗原、荚膜和毒性代谢产物，所致疾病为支原体肺炎，病理变化以间质性肺炎为特征，故称原发性非典型肺炎，潜伏期2～3周，起病缓慢，约1/3无症状，初期表现为上呼吸道感染，然后下行引起气管炎、支气管炎和肺炎。感染和症状轻重不一，轻者表现为感冒样症状、咽炎，重者表现为肺炎，并可伴发肺外组织或器官病变，如心肌炎、心包炎、脑膜炎、脑炎和皮疹等。婴幼儿发病率较高，往往发病急病情严重，临床症状以呼吸困难为主。

（三）微生物学检查

取可疑患者的痰或咽拭子接种在含血清和酵母浸膏的培养基中，用青霉素、醋酸铊抑制杂菌生长，可疑菌落可通过菌落特征、染色镜检等进行鉴定。血清学检查可采用凝集素试验。支原体感染后，患者血清中有一类 IgM 型自身抗体，与人 O 型红细胞发生凝集。可采用 ELISA 法从患者痰、鼻或者支气管血液中检测分子质量为 190kDa 的肺炎支原体，以及蛋白核分子质量为 43kDa 的菌体蛋白。

（四）防治原则

肺炎支原体无细胞壁，对青霉素、头孢菌素等抗生素不敏感，常用红霉素、强力霉素和螺旋霉素等抗生素治疗。

※ 知识考点 ※ 支原体定义及菌落特征

二、溶脲脲原体

溶脲脲原体（*Ureaplasma urealyticum*）又称解脲脲原体，是人体泌尿生殖系统感染的常见病原菌之一，是重要的性病病原体。

（一）生物学性状

溶脲脲原体以球形为主，直径约 0.3μm，单个或成双排列，丝状体少见（图 3-6）。微需氧，营养要求高。耐酸，最适 pH 值 6.0。在固体培养基上形成的菌落较小，呈"油煎蛋状"或颗粒状。对热的抵抗力与细菌相似。对环境渗透压敏感，渗透压突变可致细胞破裂。对重金属盐、石炭酸、来苏尔和一些表面活性剂较细菌敏感，但对醋酸铊、结晶紫和亚锑酸盐的抵抗力比细菌高。对影响细胞壁合成的抗生素（如青霉素）不敏感。

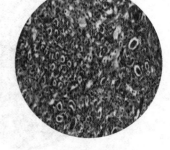

图 3-6　溶脲脲原体形态

（二）所致疾病

致病物质可能与其产生的侵袭性酶和毒性产物有关，主要通过性接触传播，可引起非淋菌性尿道炎。孕妇感染可导致流产、早产、死胎、新生儿脑膜炎和先天性肺炎等，溶脲脲原体还可导致不孕不育症等。

（三）微生物学检查

采集标本进行分离培养。肉汤培养基中加尿素和血清并加青霉素抑制部分杂菌，溶脲脲原体能分解尿素产氨，使培养基中酚黄酞（也称酚红）变红，固体培养基上形成的微小菌落可用低倍显微镜观察；也可用分子生物学检测，如采用特异性引物 PCR 来检测溶脲脲原体。

（四）防治原则

加强健康卫生教育，加强宣传教育，注意性卫生。感染者可选用强力霉素、红霉素、庆大霉素进行治疗。

📚 知识拓展

支原体与性传播性疾病

引起泌尿生殖道感染的支原体主要有溶脲脲原体、人型支原体和生殖器支原体。这部分支原体在人体的定植可有二次上升趋势。在分娩时由母体产道感染新生儿，以后迅速减少，但在成长后从性生活开始又逐渐增多，现已被列为性传播性疾病的病原体。

三、支原体与 L 型细菌的区别

支原体与 L 型细菌均无细胞壁，在多形态性和菌落特征方面极为相似，但两者间仍有较大区别，其区别如表 3-1 所列。

表 3-1　支原体与 L 型细菌的区别

生物学性状	支原体	L 型细菌
存在条件	自然界分布广泛	多见于实验条件诱导产生
培养条件	营养要求高，需加胆固醇	营养要求高，需高渗培养
固体培养基生长情况	"油煎蛋"菌落较小，直径 0.1 ～ 0.3mm	"油煎蛋"菌落较大，直径 0.5 ～ 1mm
液体培养基生长情况	浑浊度低	有一定浑浊度，可黏附于管底、管壁生长
致病性	对动物和人致病	大多不致病
其他	遗传上与细菌无关，天然无细胞壁	可恢复为有细胞壁的细菌

第三节　衣原体

衣原体（*Chlamydia*）是一类在真核细胞内寄生、有独特发育周期、能通过细菌滤器的原核细胞型微生物，广泛寄生于人类、鸟类及哺乳动物，多数对人类不致病。能引起人类疾病的有沙眼衣原体（*C.tramydia*）、肺炎衣原体（*C.pneumoniae*）和鹦鹉热衣原体（*C.psittaci*）。目前，衣原体已成为发达国家性传播疾病最常见病原体之一。衣原体有细胞壁，革兰氏染色阳性（G^+），有 DNA 和 RNA 两种核酸，有核糖体和一些代谢酶类，能进行简单代谢，严格细胞内寄生，以二分裂方式繁殖，对多种抗生素敏感，特别是四环素和红霉素，在宿主细胞内繁殖有独特发育周期（图 3-7），可观察到原体和始体两种不同的颗粒结构。

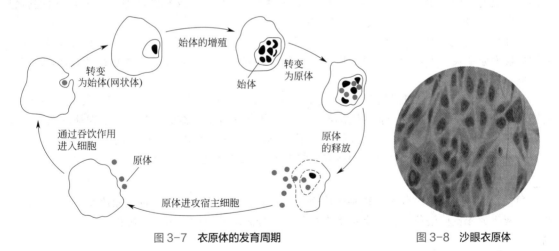

图 3-7　衣原体的发育周期　　　　　　　　图 3-8　沙眼衣原体

（1）原体（elementary body，EB）。直径为 0.2 ～ 0.4μm 的圆形或卵圆形颗粒，有细胞壁，内有核质和核糖体，是发育成熟的衣原体，也是胞外存在形式，有高度感染性。吉姆萨染色呈紫红色，在宿主细胞外比较稳定，无繁殖能力，通过吞饮作用进入胞内，增大成为网状体。

（2）网状体（reticulate body，RB）。又称始体，是衣原体繁殖型。吉姆萨染色呈蓝色。原体通过吞饮作用进入胞内之后，被宿主细胞包围形成空泡，并在空泡内逐渐增大为网状体。网状体直径为 0.8 ～ 1.2μm，圆形或椭圆形，为细胞内形式，代谢活跃，无感染性，以二分裂方式形成大量原体。在空泡中形成的子代原体发育成熟后，从宿主细胞中释放，再感染新的宿主细胞并开始新的发育周期，整个发育周期需 48 ～ 72h。

下面主要介绍引起人类疾病的沙眼衣原体、肺炎衣原体、鹦鹉热衣原体。

一、沙眼衣原体

沙眼衣原体（Chlamydia trachomatis）是引起人类沙眼的病原体，也是引起非淋菌性尿道炎常见的病原体，还可引起性病淋巴肉芽肿。1956 年，汤飞凡等首次分离培养出沙眼衣原体，被称为"衣原体之父"。

（一）生物学性状

为圆形或椭圆形（图 3-8），不同发育周期菌体形态大小和染色性不一。原体呈球形或椭圆形，吉姆萨染色呈紫红色；始体形状不规则，吉姆萨染色呈蓝色。可在鸡胚卵黄囊或小鼠脑细胞中繁殖，也可用组织或细胞培养。对热、消毒剂抵抗力均较弱，对低温抵抗力强，耐冷不耐热，对红霉素、利福霉素敏感。

（二）所致疾病

细胞壁中的脂多糖具有内毒素样毒性，感染会导致炎症反应，主要导致的疾病有沙眼、包涵体结膜炎、性传播疾病（泌尿生殖道感染、性病淋巴肉芽肿）和沙眼衣原体肺炎等。

沙眼主要通过眼—眼、眼—手—眼等途径直接或间接传播，由沙眼生物型 A、B、Ba 和 C 血清型引起。该病发病缓慢，早期出现眼结膜急性或亚急性炎症，表现为流泪、黏液脓性分泌物、结膜充血等，后期出现结膜瘢痕、眼睑内翻、倒睫、角膜血管翳引起的角膜损害等症状，影响视力，甚至导致失明。全球每年有 5 亿人患沙眼，其中有 700 万～ 900 万人失明，是人类致盲的第一病因。

包涵体结膜炎由沙眼生物变种 B、Ba、D ～ K 血清型引起，有新生儿和成人包涵体结膜炎两种。新生儿包涵体结膜炎经产道感染，引起亚急性化脓性结膜炎，不侵犯角膜能自愈。成人包涵体结膜炎通过眼—手—眼途径或者接触污染的游泳池水感染（又称游泳池结膜炎），引起脓包性结膜炎，一般经数周或数月痊愈，无后遗症。

泌尿生殖道感染由性接触传播，可引起多种并发症，由沙眼生物变种 D ～ K 血清型引起。男性表现为尿道炎，不经治疗可转成慢性，合并附睾炎、前列腺炎等；女性可引起尿道炎、宫颈炎、输卵管炎等。

性病淋巴肉芽肿由性病淋巴肉芽肿生物型 L1、L2、L2a 和 L3 血清型引起，人是天然宿主，通过性接触传播。男性主要侵犯腹股沟淋巴结，产生化脓性淋巴结炎和慢性淋巴肉芽肿溃疡；女性可侵犯会阴、肛门、直肠，引起病变导致会阴、肛门、直肠等组织的狭窄和梗阻。

沙眼衣原体肺炎多见于婴儿，由沙眼生物型 D ～ K 血清型感染引起。

（三）微生物学检查

急性沙眼或包涵体结膜炎多以临床诊断为主。实验室检查可取标本直接涂片或采用吉姆萨染料、碘液或荧光抗体染色并在显微镜下进行观察。分离培养的标本可以染色镜检后，进行分子生物学检查。

（四）防治原则

加强卫生宣传，注意个人卫生，不使用公用毛巾、浴巾和脸盆，提倡健康性行为，避免接触传染。新生儿可在出生时使用 0.5% 红霉素眼膏或 1% 硝酸银处理，预防新生儿结膜炎。对泌尿生殖道感染应积极治疗，治疗可采用磺胺类、大环内酯类和喹诺酮类抗菌药物。

二、肺炎衣原体

肺炎衣原体（*Chlamydia pneumoniae*）可引起人类的肺炎和支气管炎。

（一）生物学性状

肺炎衣原体呈梨形（图3-9），平均直径为0.38μm。培养可采用传代细胞，感染细胞中可见包涵体，但第一代细胞培养中不易形成包涵体。抵抗力较弱，易受各种理化因素影响。对红霉素、诺氟沙星、强力霉素等敏感，对磺胺类耐药。

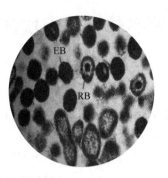

图3-9 肺炎衣原体

（二）所致疾病

主要致病物质是肺炎衣原体的内毒素样物质，具有细胞毒性。人是肺炎衣原体的唯一宿主，可经飞沫或呼吸道分泌物传播，主要引起青少年尤其是儿童急性呼吸道感染，如咽炎、鼻窦炎、支气管炎和肺炎等。临床表现为咳嗽、咽痛、声音嘶哑等症状，发热不常见，部分患者可发展为支气管炎和肺炎。

（三）微生物学检查

取痰液、咽拭子或支气管肺泡灌洗液标本先制备涂片，病原学检查常用咽拭子或支气管肺泡灌洗液标本进行细胞培养。用酶联免疫法（ELISA）或直接免疫荧光法鉴定，也可通过血清学检查，检测患者肺炎衣原体特异性抗体。

（四）防治原则

避免直接接触感染人群，加强个人防护。治疗上可用红霉素、诺氟沙星、强力霉素等药物，磺胺类药物无效。

三、鹦鹉热衣原体

鹦鹉热衣原体（*Chlamydia psittaci*）主要使动物感染，也可使人感染。人可因吸入病禽的感染性分泌物而致病，可引起呼吸道症状及肺炎，临床上称为鹦鹉热或鸟疫。最初从鹦鹉体内分离出，随后陆续从鸽子、海鸥等130多种鸟类和禽类的胃肠道、呼吸道分离出。

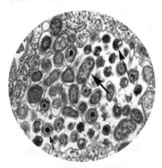

图3-10 鹦鹉热衣原体

（一）生物学性状

鹦鹉热衣原体呈圆形或椭圆形（图3-10），直径约0.3μm。在宿主细胞空泡内增殖，形成包涵体，可在小鼠、鸡胚等细胞中生长。对理化因素抵抗力不强。在70%乙醇、2%来苏尔、2%氢氧化钠、1%盐酸、3%过氧化氢溶液中数分钟内可失去感染力；0.5%石炭酸、0.1%福尔马林24h内可将其杀死。耐冷不耐热，56℃5min及37℃48h可灭活。四环素、氯霉素和红霉素等抗生素有抑制其繁殖作用。

（二）所致疾病

鹦鹉热为自然疫源性疾病，可在哺乳动物之间传播。鸟类通过粪便和上呼吸道排出分泌物传染给人类，引起呼吸道感染。临床表现为骤然发病、寒战、发热、咳嗽和胸痛，继而发展为间质性肺炎。

（三）微生物学检查

取痰和血液标本，接种于宿主细胞，常规染色镜检，查看包涵体。血清学检查主要采用补体结合试验。

（四）防治原则

加强疫鸟管理，防止与病鸟接触。治疗上可采用四环素类、大环内酯类、喹诺酮类等药物。

※ 知识考点 ※ 沙眼衣原体所致的疾病

第四节　立克次氏体

立克次氏体（*Rickettsia*）是一类严格细胞内寄生、由节肢动物传播、革兰氏阴性的原核细胞型微生物，是引起斑疹伤寒、恙虫病和 Q 热等传染病的病原体。1909 年由美国医生 Howard Ricetts 发现（图 3-11），1913 年捷克科学家 Von Prowazekii 在患者中性粒细胞中也发现了该病原体，两人不幸在研究斑疹伤寒时感染而献身。为纪念他们，用他们名字将病原体命名为普氏立克次氏体（*Rickettsia prowazekii*）。我国发现的立克次氏体病主要有斑疹伤寒、Q 热和恙虫病。

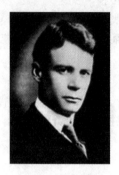

图 3-11　Howard Ricetts 医生（美国）

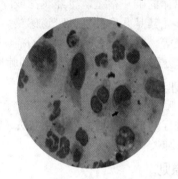

图 3-12　普氏立克次氏体（吉姆萨染色）

一、普氏立克次氏体

普氏立克次氏体（*R.prowazekii*）是流行性斑疹伤寒（也称虱传型斑疹伤寒）的病原体，主要通过人虱作为传播媒介在人群中传播。

（一）生物学性状

普氏立克次氏体呈多形态性，如球杆状、双球状、丝状等，以短杆状为主。革兰氏染色阴性，但较难着色，吉姆萨染色呈紫红色（图 3-12）。采用鸡胚成纤维细胞进行分离和培养，最适温度为 37℃，以二分裂方式繁殖，繁殖一代所需要的时间为 8 ～ 10h。对热、化学消毒剂敏感，耐低温和干燥，在干虱粪中可保持传染性半年以上，对四环素和氯霉素类抗生素敏感，磺胺类药物不能抑制普氏立克次氏体，反而可刺激其增殖。

（二）所致疾病

致病物质主要有内毒素、磷脂酶 A 和微荚膜，所致疾病为流行性斑疹伤寒。流行性斑疹伤寒在世界范围内流行，常流行于冬春季。患者是普氏立克次氏体的储存宿主及唯一传染源，传播媒介为人虱，传播方式为虱—人—虱。虱叮咬患者后，普氏立克次氏体在虱的肠管上皮细胞内生长繁殖，并随粪便排出体外。当携带病原体的虱叮咬人体时，由于抓痒使虱粪中的普氏立克次氏体从抓破的皮肤进入人体，经 14 天左右潜伏期而发病，多见成年人感染，婴幼儿发病率较低，老年患者死亡率较高，主要症状表现为高热、剧烈头痛和周身疼痛，4 ～ 7 天出现皮疹，有的伴有神经系统、心血管系统及其他器官的损害。

（三）微生物学检查

病原学检查取标本进行分离培养，染色检查有无立克次氏体，血清学检查采集血清观察抗体滴度是否增长。

（四）防治原则

改善环境卫生，注意个人卫生。清除体虱，控制和消灭立克次氏体的传播媒介，流行地区人群接种灭活疫苗和减毒活疫苗。治疗上采用四环素类抗生素和氯霉素等，禁用磺胺类药物。

二、莫氏立克次氏体

莫氏立克次氏体（*Rickettsia morse*），也称斑疹伤寒立克次氏体（*Rickettsia typhus*），是地方性斑疹伤寒的病原体。

（一）生物学性状

与普氏立克次氏体相似或相同。

（二）所致疾病

致病物质与普氏立克次氏体相似，所致疾病为地方性斑疹伤寒，又称鼠型斑疹伤寒。病原体主要储存宿主是啮齿类动物，通过鼠蚤或鼠虱在鼠间传播，在鼠虱肠上皮细胞内繁殖，随粪便排出，感染鼠死亡后，鼠蚤转向叮咬人血，蚤粪中斑疹伤寒立克次氏体从抓破的伤口进入人体，鼠虱又可将立克次氏体传染给人，人群中传播的媒介是人虱。地方性斑疹伤寒和流行性斑疹伤寒相比，发病缓慢，病情较轻，病程短，两者病后都有牢固的免疫力，并可相互交叉免疫。

（三）微生物学检查

标本采集、病原学及血清学检查与流行性斑疹伤寒相似。

（四）防治原则

改善居住条件，注意个人卫生，控制和消灭储存宿主，灭鼠、灭虱、灭蚤。流行地区人群接种疫苗。治疗上采用四素环类抗生素和氯霉素等，禁用磺胺类药物。

三、恙虫病立克次氏体

恙虫病立克次氏体主要流行于东南亚、西南太平洋岛屿，又称东方立克次氏体。

（一）生物学性状

呈多形态性，以短杆状或球杆状多见，多成对排列（图3-13），吉姆萨染色呈紫色或蓝色。可采用小鼠接种、鸡胚卵黄囊接种及原代或传代细胞培养。在外界环境中抵抗力较其他立克次氏体低，56℃ 10min 即被杀灭，对一般消毒剂极为敏感。

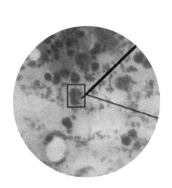

图3-13　恙虫病立克次氏体形态

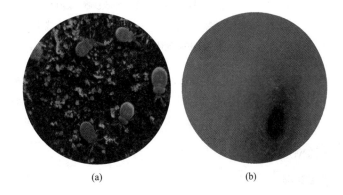

(a)　　　　　　　(b)

图3-14　恙虫形态（a）及所致黑色焦痂（b）

（二）所致疾病

致病物质可能是其死亡后释放的毒素样物质。恙螨（图3-14，也称恙虫）既是传播媒介，也是储存宿主，主要在啮齿动物中传播，鼠类为主要传染源。恙虫病立克次氏体寄居在恙螨体内，可经卵传代，恙螨幼虫叮咬人时立克次氏体侵入人体叮咬处，出现红色丘疹，发展成水泡后破裂形成溃疡，溃疡处形成黑色焦痂，黑色焦痂是恙虫病特有体征（图3-14）。临床可出现发热、皮疹、剧烈疼痛、全身淋巴结增大及内脏器官病变。

　　案例 3-2　患者，女，47 岁。症状：近 5 天来，出现持续发热及皮疹来诊，1 周前曾在农场收割小麦，在小麦地躺下休息。体格检查：体温持续 40℃，右腋下可见一焦痂，大小约 1.5cm×1.5cm，患处边缘红斑环绕，全身斑丘疹，伴有腋下淋巴结肿大。通过皮肤镜检及对比，皮损处开始出现焦痂。

　　请思考：（1）本患者最可能感染了什么病原体？
　　（2）该病原体是如何传播的？如何预防该病？

（三）微生物学检查

　　若出现持续高热、焦痂或者虫咬溃疡，伴随有野外活动时不难进行诊断。病原学检查取血标本接种至小鼠腹腔，观察小鼠发病和细胞病变情况。小鼠濒死前处死，观察内脏病变及制备腹膜涂片，细胞培养 10～15 天后制备细胞涂片。吉姆萨染色后，根据立克次氏体形态细胞进行鉴定，血清学检查可检测患者血清中抗恙虫病抗体。

（四）防治原则

　　在流行区加强个人防护，防止恙螨幼虫叮咬，灭鼠除草。在治疗上采用四环素类抗生素和氯霉素，禁用磺胺类药物。

🔠 知识框架

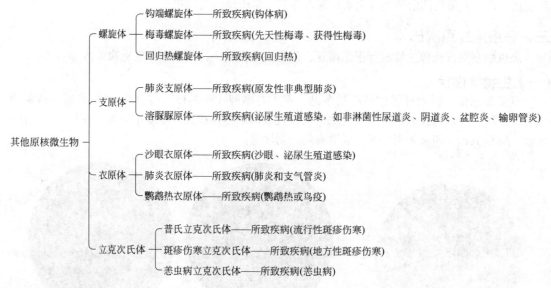

✒ 目标检测

一、名词解释

　　螺旋体、支原体、衣原体、立克次氏体

二、填空题

　　1. 钩体病的病原体是 ＿＿＿；梅毒的病原体是＿＿＿；沙眼的病原体是＿＿＿；原发性非典型肺炎的病原体是＿＿＿。

　　2. 梅毒螺旋体主要经＿＿＿传染。

三、选择题（A 型题）

　　1. 用于培养钩端螺旋体的培养基是（　　　）。

A. 罗氏培养基　　B.Korthof 培养基　　C. 沙保培养基　　D. 牛肉浸液　　E. 以上均可
2. 在人工培养基上可长出"油煎蛋状"菌落的微生物是（　　）。
A. 衣原体　　B. 噬菌体　　C. 支原体　　D. 立克次氏体　　E. 病毒
3. 介于病毒与细菌之间的原核细胞型微生物是（　　）。
A. 立克次氏体　　B. 螺旋体　　C. 支原体　　D. 放线菌　　E. 真菌
4. 具有独特发育周期的微生物是（　　）。
A. 真菌　　B. 螺旋体　　C. 衣原体　　D. 立克次氏体　　E. 支原体
5. 下列微生物中必须在活细胞内才能增殖的是（　　）。
A. 病毒、支原体　　B. 衣原体、立克氏次体　　C. 螺旋体、真菌
D. 立克次氏体、支原体　　E. 衣原体、放线菌
6. 原发性非典型肺炎最常见的病原微生物是（　　）。
A. 细菌　　B. 冠状病毒　　C. 支原体　　D. 螺旋体　　E. 肺炎链球菌
7. 梅毒螺旋体的传染源是（　　）。
A. 早期梅毒患者　　B. 晚期梅毒患者　　C. 隐形感染者　　D. 昆虫和节肢动物　　E. 猪和野鼠
8. 柯索夫培养基适合培养何种微生物？（　　）
A. 钩体　　B. 支原体　　C. 立克次氏体　　D. 衣原体　E. 放线菌
9. 接触疫水疫土而感染的病原微生物是（　　）。
A. 支原体　　B. 衣原体　　C. 普氏立克次氏体　D. 钩端螺旋体　　E. 放线菌
10. 下列病原体能引起斑疹伤寒的是（　　）。
A. 伤寒沙门菌　　B. 普氏立克次氏体　　C. 肺炎支原体　　D. 白假丝酵母菌　　E. 新型隐球菌

四、简答题

1. 支原体与 L 型细菌有何区别？
2. 简述衣原体独特的发育周期。
3. 获得性梅毒的临床特征有哪些？
4. "四体"中哪些与性传播疾病有关？导致的性传播疾病有哪些？

第四章
真 菌

学习目标

　　掌握真菌的基本形态结构、培养特性、培养条件、菌落特点、抵抗力、致病性、感染类型、致病机制，以及与药物霉变有关的常见真菌；熟悉常见皮肤感染真菌、皮下组织感染真菌和机会致病性真菌；了解真菌的生物学地位和种类。

情景导学

　　患者，女，33 岁，有喂养鸽子史，两个月前无明显诱因，渐起头痛，以前额为甚，伴低热、呕吐，在当地医院就诊，疑诊为病毒性脑膜炎，经抗病毒、降颅压处理，头痛有所缓解，近半个月症状加重，来医院就诊，体温 37.8℃，细胞总数增加，以单核淋巴细胞为主，另有少数圆形物，高度怀疑为隐球菌，脑脊液墨汁染色可见圆形透亮菌体，外周有一层肥厚荚膜，革兰氏染色及抗酸染色未见异常。

? 请思考：

　　（1）本病应诊断为什么疾病？诊断依据是什么？
　　（2）患者反复发热、头痛、呕吐与该患者喂养鸽子史有何关系？

　　真菌在分类学上与植物界和动物界并列，称为真菌界。《真菌学词典》（第 10 版）将真菌界分为 6 门，即接合菌门、子囊菌门、担子菌门、壶菌门、球囊菌门和微孢子菌门。真菌是一类不含叶绿素、无根茎叶、具有细胞核和完整细胞器的真核细胞型微生物。与原核细胞型微生物相比，真核细胞型微生物有核膜和核仁，有完整细胞核，除核糖体外还含有线粒体、内质网、液泡等膜性结构细胞器。真菌少数为单细胞结构，大多数为多细胞结构，多数真菌有无性和有性两种繁殖方式，营寄生或腐生生活。全世界有记载的真菌约 10 万种，在自然界分布广泛，大多数对人体有利，且与人类生活有密切关系，在酿造、食品及医药方面广泛应用。部分真菌可引起人和动植物疾病，或使食品腐败变质，甚至产生对人体有毒的生物毒素。近年来，由于广谱抗生素、免疫抑制剂、激素及抗肿瘤药物大量应用以及器官移植和放射治疗的不断发展，引起生物体内菌群失调或机体免疫力降低，导致真菌感染发病率呈明显上升趋势，特别是条件致病性真菌感染更为常见。

第一节　真菌的生物学性状

　　真菌按形态结构可分为单细胞真菌和多细胞真菌两类。单细胞真菌主要为酵母菌和类酵母菌，致病菌主要有新型隐球菌和白假丝酵母菌，呈圆形或椭圆形，以出芽形式繁殖。多细胞真菌由菌丝和孢子组成，其菌丝生长分枝并交织成团，称丝状菌，又称霉菌。多细胞真菌的菌丝和孢子随真菌种类不同而异，是鉴别真菌的重要标志。

一、真菌的形态与结构

　　真菌与细菌在大小、结构和化学组成等方面有很大差异，比细菌大几倍至几十倍，形态多样，小到肉眼看不见的酵母菌，大到肉眼可见的蕈菌类，结构比细菌复杂，细胞最外层是细胞壁，不含肽聚糖，主要成分是几丁质微原纤维组成的多糖，含有蛋白质、脂质及无机盐类。各类真菌细胞壁结构不完全相同，菌丝与孢子细胞壁结构也不尽相同。

（一）菌丝

真菌孢子以出芽形式繁殖，孢子长出芽管并延长成丝状（即菌丝）。显微镜下菌丝形状各异，呈球拍状、螺旋状和鹿角状等（图4-1）。菌丝分枝交织成团形成菌丝体，这类真菌称为霉菌。菌丝按其功能分为营养菌丝、气生菌丝和生殖菌丝。营养菌丝是指深入被寄生物体内或培养基中吸取和合成营养物质，以供生长的菌丝；气生菌丝是指向空气中生长的菌丝；生殖菌丝是指部分气生菌丝发育到一定阶段，可产生不同形状、大小和颜色孢子的那部分菌丝。菌丝按结构不同可分为无隔菌丝和有隔菌丝两类（图4-2）。无隔菌丝内没有隔膜将其进行分段，整条菌丝为一个细胞，内含有多个细胞核，也称多核单细胞，致病性接合菌多为无隔菌丝。有隔菌丝的多数菌丝在一定间距形成横隔，称为隔膜，隔膜将菌丝分成一连串的细胞，隔膜中有小孔可允许胞质流通，细胞质可自一个细胞流入另一个细胞。绝大部分致病性真菌为有隔菌丝。

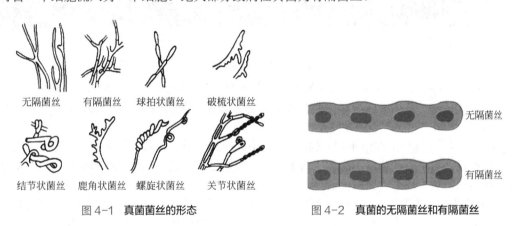

图4-1 真菌菌丝的形态

图4-2 真菌的无隔菌丝和有隔菌丝

（二）孢子

孢子是真菌的繁殖器官，由生殖菌丝产生，一条生殖菌丝可长出多个孢子，在适宜条件下孢子可出芽长出芽管并发育成菌丝。孢子分有性孢子和无性孢子2类。真菌孢子是鉴定真菌的主要依据。

1. 有性孢子

真菌的有性孢子有卵孢子、接合孢子、子囊孢子和担孢子4类（图4-3）。

① 卵孢子（oospore）呈卵圆形，是由小配子囊与大配子囊里的卵球结合形成的孢子。小配子囊称为雄器，大配子囊称为藏卵器。藏卵器中有多个由原生团组成的卵球。卵孢子形成过程为雄器中的细胞核和细胞质通过受精管进入藏卵器中的一个卵球，经质配、核配形成二倍体的卵孢子，如水霉有性繁殖可形成卵孢子。

② 接合孢子（zygospore）是由菌丝分化成的结构相似、形态相同或略有差异的两个配子囊接合，经质配、核配形成的二倍体孢子，呈圆形，壁厚，如根霉、毛霉可形成接合孢子。

③ 子囊孢子（ascospore）的两性细胞结合形成的囊状结构称为子囊，在子囊中形成的孢子即为子囊孢子，经质配、核配和减数分裂三个阶段形成，

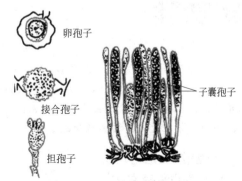

图4-3 真菌有性孢子的类别及结构

是单倍体孢子，一般一个子囊中可形成 8 个子囊孢子，如酵母菌和个别霉菌的有性繁殖可产生子囊孢子。

④ 担孢子（Basidiospore）的两性细胞结合形成双核菌丝，双核菌丝顶端膨大形成担子，担子中经核配、减数分裂产生 4 个单倍体核，进而在担子上形成四个担孢子，很多大型真菌如蘑菇、灵芝等可以形成担孢子。

2. 无性孢子

无性孢子有节孢子、厚壁孢子、孢囊孢子、分生孢子和芽孢子等多个类型（图 4-4），每个孢子均可萌发为新个体。

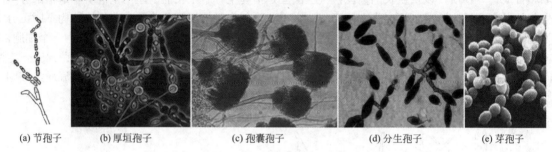

(a) 节孢子　　　　(b) 厚垣孢子　　　　(c) 孢囊孢子　　　　(d) 分生孢子　　　　(e) 芽孢子

图 4-4　真菌的无性孢子

① 节孢子（gangliospore）又称关节孢子，菌丝断裂形成的孢子成串排列，呈圆柱形，菌丝停止生长后，菌丝又从顶端向基部逐渐形成横隔膜，成熟后从横隔膜断裂形成的多个孢子即为节孢子，如白地霉。

② 厚壁孢子（chlamydospores）又称厚垣孢子或厚膜孢子，是真菌休眠孢子，形成方式类似芽孢，在不良环境下有些菌丝细胞原生质浓缩，边缘壁加厚形成圆形或圆柱形的孢子，厚壁孢子对不良环境的抵抗力较强，如总状毛霉。

③ 孢囊孢子。有些霉菌气生菌丝长到一定程度，顶端膨大分化成囊状结构，称为孢子囊，随着孢子囊逐渐长大，囊内积累大量的细胞核和原生质，每个核及周围的一小块原生质被分隔开被以薄膜并形成细胞壁，最后发育成孢囊孢子（sporangiospore），成熟后，菌体破裂，大量孢子释放出来，有些孢囊孢子带有鞭毛，可游动，又称游动孢子，如根霉和毛霉等。

④ 分生孢子（conidiospore）是霉菌最常见的一种无性孢子，在生殖菌丝顶端细胞直接分化或由已分化的分生孢子梗顶端细胞特化形成，由多细胞的大分生孢子和单细胞的小分生孢子形成孢子，形状、大小、颜色、着生方式因种而异，可用于霉菌鉴别，如曲霉分生孢子呈放射状，青霉分生孢子呈扫帚状。

⑤ 芽孢子（bud spore）是类似于酵母菌的芽殖，以出芽方式产生的孢子。

📚 知识拓展

真菌孢子和细菌芽孢

真菌孢子和细菌芽孢的英文名均为"spore"，但两者的生物学特性截然不同，其主要区别包括：真菌孢子抵抗力不强，60~70℃短时间即可将其杀死，细菌芽孢抵抗力强，煮沸时间短不能将其杀死；一条菌丝可产生多个孢子，一个细菌只能形成一个芽孢；真菌孢子是真菌的繁殖方式，而细菌芽孢是细菌的休眠状态。

二、真菌的繁殖与培养

（一）真菌的繁殖方式

真菌有无性繁殖和有性繁殖两种繁殖方式。无性繁殖是指不经过两性细胞配合产生新个体的繁殖方式；有性繁殖是经过两个不同性别的细胞配合后发育成新个体的繁殖方式；大部分真菌都能进行无性与有性繁殖，并以无性繁殖为主，有些真菌只有无性繁殖，如青霉和曲霉。

1. 无性繁殖

真菌无性繁殖方式有以下4种。

（1）菌丝断裂片段繁殖。霉菌菌丝断裂形成的片段可生长繁殖发育成新的菌丝体，大多数丝状真菌都能进行这种无性繁殖，实验室接种便是利用此特点进行菌种增殖培养的。

（2）裂殖。少数酵母菌以无性二分裂的方式产生子代细胞，如裂殖酵母菌的无性繁殖，就类似于细菌母细胞一分为二产生两个子细胞。

（3）芽殖。芽殖是酵母菌最常见的无性繁殖方式，几乎所有的酵母菌都可以进行芽殖。酵母菌生长到一定阶段，突起形成一个至多个小芽，新产生的细胞器、复制的细胞核和基质成分不断地涌进芽体，使芽体逐渐长大，芽体成熟时，在芽体与母细胞间形成横隔壁，芽体与母细胞分离形成一个新个体，并在母细胞表面留下一个芽痕，在子细胞表面形成一个芽体（图4-5）；有些子细胞来不及与母细胞分离即长出芽体形成假菌丝。

（4）产生无性孢子。无性繁殖过程中由菌丝自身分化或分裂形成的孢子称无性孢子。

2. 有性繁殖

有性繁殖以两个细胞的细胞核结合为特征，分为质配、核配和减数分裂三个阶段，形成卵孢子、结合孢子、子囊孢子和担孢子4种类型的有性孢子。

※ 知识考点 ※ 真菌的繁殖方式

（二）真菌的培养特性

大多数真菌营养要求不高，常用沙保培养基，pH值为4.0～6.0，适宜温度为22～28℃，生长比较慢，大多于1～2周出现典型菌落，深层真菌培养温度为37℃。真菌菌落有酵母型菌落、类酵母型菌落和丝状菌落3种类型。

酵母菌菌落即属于酵母型菌落（图4-6），酵母型菌落是大多数单细胞真菌的菌落形式。此类真菌在培养基上生长出类似细菌的光滑圆形菌落，湿润、柔软而致密，直径在2～3mm左右，边缘整齐，显微镜下可见单细胞性的卵圆形芽生孢子，无菌丝。

类酵母型菌落是部分单细胞真菌（如假丝酵母菌）的菌落形式，培养基表面菌落外观类似酵母型（图4-7），但显微镜下可见呈藕节状细胞链的假菌丝，菌落在深部因出芽繁殖后形成芽管，芽管延长，但不与母细胞脱落而形成假菌丝，假菌丝向下生长，深入培养基中形成的分枝看似丝状菌落，故名类酵母型菌落。

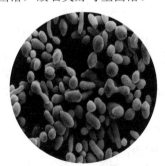 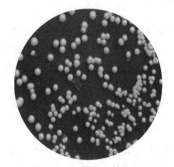 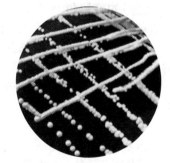

图4-5 **酵母芽殖的形态结构**　　图4-6 **酵母型菌落**　　图4-7 **类酵母型菌落**

多细胞真菌菌落形式见于大多数丝状真菌菌落，丝状菌落由许多疏松菌丝体组成。不同多细胞真菌可在培养基上形成颜色、形态、结构、大小不同的丝状菌落。菌丝一部分向空中生长形成孢子，使菌落呈絮状、绒毛状或粉末状（图4-8）。丝状菌落形态和颜色可作为鉴别真菌的参考依据。

低倍显微镜下可观察到菌落中的菌丝结构、孢囊梗、分生孢子梗和各式孢子。

※ 知识考点 ※ 酵母菌、霉菌菌落特点

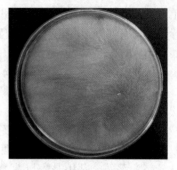

图 4-8 丝状菌落（毛霉）

三、真菌的抵抗力与变异性

（一）真菌的抵抗力

1. 物理因素

真菌耐干燥，对紫外线抵抗力较强。充分暴露于阳光下，紫外线及干燥共同作用时，大多数真菌可被杀死。真菌对热的抵抗力不强，真菌孢子不同于细菌芽孢，湿热条件下 60℃ 1h 能杀死菌丝和孢子。相对湿度小于 75% 不利于真菌繁殖。真菌能在 0℃ 甚至更低的温度下生长，如芽枝霉可造成冷冻食品变质腐败。

2. 防腐剂

口服液体药物中可添加苯甲酸、山梨酸等防腐剂达到防霉作用。真菌对防腐剂表现出一定的抵抗能力，能杀死真菌的大部分防腐剂都不能用于工业产品，既有腐蚀性又对人体有毒。有些防腐剂虽对人体毒性不大，但常受大气湿度影响而降低其抑菌防腐效果，很多在正常湿度下有效的防腐剂相对湿度超过 50% 时则完全无效。防腐剂对真菌有选择性刺激生长作用，有些药物在低浓度时可以刺激真菌生长，如水杨酸对大部分真菌都是有效的防腐剂，但可以被黑曲霉作为碳源。

3. 消毒剂

真菌对一般消毒剂抵抗力较强，对 2% 苯酚、2.5% 碘酊、0.1% 氯化汞及 10% 甲醛溶液比较敏感，可用甲醛熏蒸真菌污染严重的空间，如实验室或物品被真菌污染后，可用甲醛液熏蒸，达到彻底消毒目的。某些染色剂对若干真菌生长也有抑制作用，如甲基紫、孔雀绿等可抑制白假丝酵母菌的生长繁殖。

4. 抗生素

真菌对用于治疗细菌性感染的常见抗生素都不敏感，如青霉素、链霉素、金霉素、卡拉霉素、庆大霉素对真菌均无抑制作用，相反有些抗生素可促进某些真菌生长。可用两性霉素 B、制霉菌素、灰黄霉素、克霉唑、酮康唑、伊曲康唑等抗真菌药物治疗真菌性疾病，部分中药也对真菌有抑制作用，如黄柏、紫草、土槿皮等。

（二）真菌的变异性

真菌容易发生变异，在人工培养基中多次传代或孵育过久，可出现形态、结构、菌落类型、颜色及各种生理性状（包括毒力）的改变。有些真菌可因环境条件（如营养、温度、氧气）等因素的改变，发生两种形态的互变，称为双态真菌，如芽生菌、组织胞浆菌、球孢子菌等，这些真菌在宿主体内或含动物蛋白的营养培养基上于 37℃ 培养时表现为酵母菌型，而用普通培养基于 25℃ 左右培养时呈丝状菌型。真菌的变异主要有 3 种表现形式。

1. 真菌形态与结构变异

从患者皮损中分离的皮肤真菌初代培养可看到该真菌所特有的菌落特性，但经过几代培养后，菌落外观、颜色、形态及大小难以区别，如新型隐球菌培养几代后荚膜消失。

2. 真菌菌落变异

表现在菌丝的形成和颜色等，如絮状表皮癣菌菌落经多次传代培养后菌落颜色减退或消失，表面气生菌丝增多。

3. 真菌耐药性变异

真菌突变引起的胞嘧啶通透酶、胞嘧啶脱氨酶、尿苷-磷酸焦磷酸化酶三者中任何一个变异，都能使真菌产生耐药性。

造成这些变异的原因除培养基本身因素外，相对湿度、pH 值、温度，甚至有其他真菌或细菌同时生长时都会有所影响。丝状真菌变异程度远高于酵母菌变异，丝状真菌是由许多细胞组成的丝状体，每个细胞通常为多核，只要细胞中的一个核 DNA 发生变异就可能形成异核体，从而导致菌落颜色改变、产孢子能力衰退、致病力增强或减弱等。

四、真菌的致病性与免疫性

不同种类真菌可以以不同形式致病，同一疾病可由不同真菌引起，一种真菌也可引起不同类型的疾病。

（一）致病性

1. 致病性真菌感染

致病性真菌感染主要为外源性感染。浅部真菌有亲嗜表皮角质特性，如侵犯皮肤、指甲及毛发等组织，顽固繁殖，发生机械刺激损害，同时产生酶及酸等代谢产物，引起炎症反应和细胞病变。深部真菌可侵犯皮下、内脏及脑膜等处引起慢性肉芽肿及坏死。

2. 机会致病性真菌感染

机会致病性真菌感染主要为内源性感染。白假丝酵母菌、新型隐球菌、曲霉菌、毛霉菌和卡氏肺孢子菌等均为机会致病性真菌，如曲霉菌感染与机体免疫力降低及菌群失调有关，常发生于长期应用抗生素、激素、免疫抑制剂、化疗或放疗的患者。

3. 真菌超敏反应性疾病

真菌中有致病性真菌，但更多的是非致病性真菌。真菌性变应原（如孢子抗原或代谢产物）可引起超敏反应，如哮喘、变态反应性肺泡炎、湿疹等。如交链孢霉、镰刀菌、曲霉菌和青霉菌等经呼吸道、消化道或经皮肤黏膜接触进入机体内引起荨麻疹、接触性皮炎、哮喘、过敏性鼻炎等各类超敏反应。

4. 真菌毒素中毒与致畸致癌

真菌在农作物和食物上生长繁殖及代谢可产生真菌毒素，已发现 200 多种，人、畜误食后可引起急性或慢性中毒，称真菌中毒症。有些毒素可损害肝、肾、脑、中枢神经系统及造血组织，根据不同真菌毒素作用的靶器官不同，可将其分为肝脏毒、肾脏毒、神经毒、超敏性皮炎毒及造血器官毒等。如黄曲霉毒素可引起变性肝细胞坏死及肝硬化等。真菌性中毒有地区性和季节性，但无传染性。黄曲霉毒素可致肝癌，用含 0.045×10^{-6} g/L 黄曲霉毒素的饲料连续喂养小白鼠、豚鼠、家兔等可诱生肝癌。黑曲霉、红曲霉、烟曲霉等也可产生黄曲霉毒素样物质而致癌。

（二）免疫性

临床上真菌病发病率不高，而真菌在自然界分布广泛，说明人体对真菌感染有较强的固有免疫力。机体固有免疫力对阻止真菌感染有非常重要的作用，而适应性免疫与真菌病恢复密切相关。正常体液中的抗菌物质，如 INF-γ、TNF 等细胞因子在抗真菌感染方面也具有一定作用。真菌侵入机体后，刺激机体的免疫系统产生特异性免疫应答，以细胞免疫为主，可诱发迟发型超敏反应。真菌感染一般不能形成持久的病后免疫。

五、真菌感染的防治原则

真菌感染尚无特异预防方法，主要为注意公共卫生和个人卫生，避免直接或间接与患者接触。皮肤癣菌传播主要靠孢子，孢子遇潮湿和温暖环境能发芽繁殖。当体表角质层破损或糜烂时更易引起感染，皮肤癣菌感染以预防为主，注意清洁卫生，保持鞋袜干燥，防止真菌滋生，用甲醛棉球置于鞋中杀菌后再穿。浅部真菌感染治疗以外用药为主，主要是局部使用癣药水、克霉唑或达克宁栓剂等抗真菌药物，较难根治，易复发，表现严重的患者也可考虑口服灰黄霉素、酮康唑等药物，但这些药物对肝、肾等脏器有一定损伤作用。碘化物治疗孢子丝菌病、毛霉菌病有一定疗效。克霉唑（三苯甲霉唑）、咪康唑、酮康唑和伊曲康唑等外用或内服对癣症和白假丝酵母菌等有较好疗效。深部真菌感染的治疗要除去各种诱因，提高机体抵抗力，尤其是细胞免疫功能低下的人群或应用免疫抑制剂的患者，应注意防止并发真菌感染，氟康唑、伊曲康唑、伏立康唑、两性霉素 B、5- 氟胞嘧啶（5-FC）治疗单细胞真菌感染疗效显著，但易产生抗药性。两性霉素 B 可用于深部全身真菌感染。对真菌性食物中毒预防，应加强市场管理和卫生宣传，严禁销售和使用发霉食品，注意饮食卫生。

※ 知识考点 ※ 真菌的生物学性状及致病性

第二节　常见的致病性真菌

由致病性真菌和条件致病性真菌引起的疾病统称为真菌病。根据发病部位不同，致病性真菌可分为浅部感染真菌和深部感染真菌。

一、浅部感染真菌

浅部感染真菌是引起表面角化组织，如皮肤、毛发、指甲感染的真菌的统称，一般不侵入皮下组织或内脏，不引起全身感染，偶尔可引起免疫缺陷患者的深部感染，浅部感染真菌引起的疾病也称为癣。

（一）皮肤癣感染真菌

皮肤癣感染真菌又称皮肤丝状菌，可侵犯皮肤、毛发、指甲等角化组织引起各种癣症。皮肤癣菌的种类、侵犯部位及其形态特征如表4-1 所列。皮肤癣菌大约有 40 多种，分属于三个属，即表皮癣菌属、毛癣菌属、小孢子癣菌属（图4-9）。

表4-1　皮肤癣菌种类、侵犯部位、所致疾病及其形态特征

皮肤癣菌属名	侵犯部位			所致疾病	菌落颜色	镜检特征		
	皮肤	指（趾）甲	毛发			大分生孢子	小分生孢子	厚膜孢子
表皮癣菌属	+	+	-	手足癣、体癣、股癣、甲癣	黄绿	卵圆形或粗棒状，壁较薄，数目多	无	数目较多
毛癣菌属	+	+	+	手足癣、体癣、股癣、甲癣、头癣	灰、白、红、紫、黄、橙、棕	细长棒状，壁较厚，数目少	丛生，呈葡萄状、梨状、棒状，较多见	有时多见
小孢子癣菌属	+	-	+	手足癣、体癣、股癣、头癣	灰白、橘红、棕黄	纺锤状，壁较厚，数目多少不一	卵形或棒状，不呈葡萄状	比较常见

案例 4-1　患者，男 40 岁，左侧下颌及颈部红斑丘疹，两个月出现结节，肿块一个月，部分破溃，有脓性分泌物排出，有足癣 10 年。皮肤科问诊情况：左侧下颌及颈部近 6 个月有绿豆大小暗红色结节及三个豌豆大小肿块，表面胡须少许松动、折断，有一处已破溃，覆脓血痂，挤压后有脓血排出。双趾间皮肤浸渍，足底有散在炎性水疱及片状红斑，有覆盖性鳞屑。实验室检查血尿常规，红细胞沉降率、肝功能均正常。细菌培养阴性；断须及脓血连续真菌培养 3 次，菌落皆为石膏样（粉末状），发现有梳状菌丝。

请思考：（1）该患者感染了何种病原体？

（2）该病原体的菌落和菌丝有何特点？

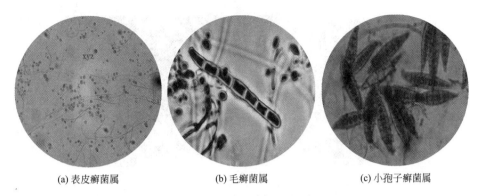

(a) 表皮癣菌属　　　　　　　(b) 毛癣菌属　　　　　　　(c) 小孢子癣菌属

图4-9　表皮癣菌属、毛癣菌属和小孢子癣菌属典型形态结构

（二）角层感染真菌

感染仅仅局限于皮肤角质层的最外层，极少甚至完全没有组织反应，感染毛发时也只累及毛发表面，很少损伤毛发，这类寄生于皮肤角质层浅表及毛干表面的致病真菌称为角层癣菌。角层癣菌是指腐生于表皮角质或毛干表面的浅部真菌，可引起角层型和毛发型病变，引发这种感染的真菌有糠秕状鳞斑癣菌和何德毛结节菌。糠秕状鳞斑癣菌具有嗜脂性特点，可引起皮肤表面出现黄褐色的花斑癣，多发于高温多汗的夏季，好发于颈、胸、背、上臂、腹等部位的皮肤表面，能产生对黑色素细胞有抑制作用的二羧酸，使花斑癣局部色素减退，如汗渍斑点，俗称"汗斑"，一般只影响美观不影响健康。何德毛结节菌主要侵犯头发，在毛干上形成坚硬的沙粒状黑色结节，黏于发干引起黑毛结节病，其特征为结节如沙粒、坚硬，呈棕至黑色且大小不一。初发于毛干的毛小皮下，逐渐可使毛干折断。梳头时可听到由梳子接触了头发上的硬结而发出的细小声，患者常无任何不适，主要影响美观。

（三）皮下组织感染真菌

皮下组织感染真菌一般为存在于土壤或腐败植物中的腐生菌，一般经宿主外伤伤口侵入皮下，一般只限于局部，但也可缓慢向周围组织扩散，或经淋巴、血液向全身扩散致病，皮下感染真菌主要有孢子丝菌复合体。

1. 着色真菌属

着色真菌属是分类上相近、引起临床症状也相似的一些真菌的总称，多为腐生菌，广泛分布于土壤及植物。由外伤侵入人体后多引起颜面、下肢、臀部等暴露部位的感染，病损皮肤呈边界鲜明的暗红色和黑色，故称着色真菌病。也可侵犯深部组织，呈慢性感染过程。在全身免疫力低下时，还可以侵犯中枢神经系统，引起脑内感染。

2. 孢子丝菌属

孢子丝菌属真菌为腐生真菌，主要病原菌是申克孢子丝菌。申克孢子丝菌为双态真菌。双态真菌是一类特殊的致病真菌，在不同温度条件下可产生不同形态学特征，如在人体内部寄生或在37℃条件下产生酵母样，而在室温条件下则产生霉菌（菌丝相），这类菌被称为双相真菌（dimorphic fungi）。患者样本显微镜下可见梭形或圆形孢子。人类通过皮肤伤口接触染菌土壤或植物引起感染，在皮肤局部形成亚急性或慢性肉芽肿、淋巴管等，出现链状硬结，称孢子丝菌性下疳（图4-10）。也可经口或呼吸道侵入，沿血型扩散至其他器官。

二、深部感染真菌

深部感染真菌主要侵犯机体深部组织和器官，可扩散至全身任何器官，引起全身性感染，是慢性消耗性疾病死亡的重要原因之一，包括致病性真菌和机会致病性真菌2大类。

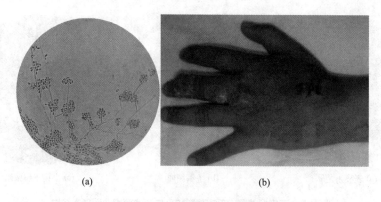

(a)　　　　　　　　　　(b)

图4-10　申克孢子丝菌形态（a）及感染病症（b）

（一）致病性真菌

主要存在于土壤中，常由呼吸道吸入或经伤口侵入机体，可引起全身性真菌病。大多数感染者症状不明显，有自愈倾向，但出现症状时感染可能已扩散至全身各器官，可引起死亡。致病性真菌主要有5种（表4-2），均为双态真菌。在体内寄生时呈酵母型，在室温人工培养时转变成丝状菌。

表4-2　致病性真菌种类及所致疾病

致病性真菌	疾病名称	致病性真菌	疾病名称
荚膜组织胞浆菌	组织胞浆菌病	巴西副球孢子菌	副球孢子菌病
厌酷球孢子菌	球孢子菌病	马尔尼菲青霉	马尔尼菲青霉病
皮炎芽生菌	芽生菌病		

（二）机会致病性真菌

机会致病性真菌多数是机体正常菌群，只有当机体免疫力减退或菌群失调时才致病，肺和脑是最常受到侵犯的器官，有时甚至被数种机会致病性真菌同时感染。真菌孢子也可引发过敏症。由于各种免疫抑制剂、抗生素、糖皮质激素及抗肿瘤药物广泛使用，近年来机会致病性真菌引发的疾病有所增加。

1. 新型隐球菌

新型隐球菌种类多，自然界分布广泛，在土壤及鸟粪（尤其是鸽粪）中大量存在，也可存在于人体体表、口腔和粪便中。

（1）生物学性状。菌体呈圆形，直径4～12μm，外周有一层肥厚的胶质样荚膜，比菌体可大1～3倍，以出芽方式繁殖，但不形成假菌丝。用墨汁负染色后，显微镜下在黑色背景中可见圆形或卵圆形透亮菌体，外包有一层透明荚膜（图4-11）。血琼脂25～37℃培养数天后可形成酵母型菌落，表面光滑黏稠，日久可由乳白色逐渐转变为棕褐色（图4-11），均不能发酵糖类，具有尿素酶，能分解尿素，该特性可与假丝酵母菌相区别。

（2）致病性。致病物质主要是荚膜多糖，具有抗吞噬、诱发免疫耐受等作用，主要经呼吸道感染，偶尔也可以经由皮肤伤口及胃肠道侵入机体。自呼吸道侵入后，首先在肺部引起轻度炎症，当机体免疫力下降时，可由肺部扩散至骨骼、心脏、皮肤等全身其他部位，最易侵犯的是中枢神经系统并引起慢性脑膜炎，如不及早诊治，常导致患者死亡。新型隐球菌病有些有自限性患者的症状，局限于肺炎，预后良好。

（3）微生物学检查。以显微镜检查为主。取脑脊液、痰或脓液等标本涂片、墨汁负染色后镜检。若看到出芽菌体外有一圈肥厚的荚膜，即可做出诊断。血清学检查有利于判断预后，主要是应用 ELISA 试验或乳胶凝集试验测定新型隐球菌的荚膜多糖抗原，如果抗原滴度不断升高，提示新型隐球菌在体内持续繁殖，治疗有效后抗原滴度明显下降。

（4）防治原则。预防主要是控制传染源，用碱处理，部分免疫力低下者避免接触鸽粪等。治疗肺部或皮肤感染可用 5- 氟胞嘧啶、酮康唑、伊曲康唑等；中枢神经系统感染者应用两性霉素 B、芦山霉素静脉滴注或口服伊曲康唑，必要时加鞘内注射用药。

2. 白假丝酵母菌

俗称白色念珠菌，在特殊情况下，因机会性感染可引起皮肤黏膜与器官炎症及假丝酵母菌病，以白假丝酵母菌感染最为常见。

（1）生物学性状。菌体呈圆形或卵圆形，直径 3 ～ 6μm，革兰氏染色阳性，以出芽方式繁殖，在组织内易形成芽生孢子和假菌丝，培养后可见厚膜孢子（图 4-12）。白假丝酵母菌在普通琼脂、血琼脂及沙保培养基上均能生长，在室温或 37℃需氧培养 2 ～ 3 天可形成灰白色或奶油色表面光滑的类酵母型菌落。

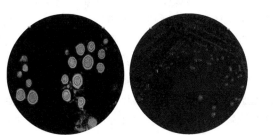

图 4-11　新型隐球菌（墨汁染色）及血平板菌落形态

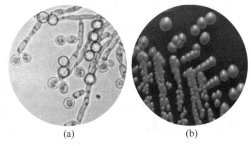

(a) 　　　　　(b)

图 4-12　白假丝酵母菌假菌丝和厚膜孢子（a）及类酵母型菌落（b）

（2）致病性。通常存在于人体口腔、上呼吸道、肠道和生殖道黏膜等部位，在机体免疫力下降或菌群失调时，菌体得以大量繁殖，或易位寄生造成机会性感染，引起假丝酵母菌病。在脑积水、尿道、肾脏或血液内发现此菌表示机体已受到感染，常见有皮肤感染、黏膜感染、内脏感染和中枢神经系统感染等。皮肤感染好发于潮湿、皱褶部位，形成有分泌物的糜烂病灶，还可引起甲沟炎及甲床炎；黏膜感染常见于新生儿鹅口疮、口角糜烂、外阴与阴道炎等；内脏感染可引起支气管炎、肺炎、肠炎、膀胱炎及肾盂肾炎等，侵入血流可引起败血症；中枢神经系统感染可引起脑膜炎及脑脓肿等，多由原发病灶转移而来，预后不良。

（3）微生物学检查。取不同部位的标本涂片染色镜检，可见到革兰氏染色阳性的酵母样芽生孢子及假菌丝。观察培养物，可根据菌落形态、菌丝芽管及厚膜孢子存在与否进行鉴定。

（4）防治原则。目前尚未建立有效的预防措施。局部治疗可用各种抗真菌栓剂、膏剂；全身治疗可用氟康唑、酮康唑、两性霉素 B、伊曲康唑等；内脏和中枢神经系统的假丝酵母菌病应使用两性霉素 B 和 5- 氟胞嘧啶等。

案例 4-2　患者，女，50 岁，咳嗽 2 天，伴有头痛、腹泻、全身不适。咳白色泡沫样痰，排黏液样非血性便，三年前曾做过肾移植手术，术后一直服用肾上腺皮质激素和环孢素。痰、便标本涂片革兰氏染色镜检，均见紫色、卵圆形、直径 2μm×4μm 的菌细胞，有芽生孢子及假菌丝。

请思考：（1）该患者临床初步诊断是感染了什么病原体？

（2）诊断依据是什么？

3. 其他

（1）曲霉菌属。自然界曲霉种类约 900 余种，仅少数属机会致病菌，如烟曲霉菌、黄曲霉菌、黑曲霉菌、土曲霉菌和构巢曲霉菌等，以烟曲霉菌最为常见（图4-13）。曲霉菌菌丝为分枝状多细胞柱，有隔，接触培养基的菌丝分化出厚壁的足细胞，并由此向上长出分生孢子梗，其顶端膨大形成球形、卵圆形或椭圆形顶囊，在顶囊表面以辐射方式长出一层或两层杆状小梗，小梗顶端着生一圈圆形分生孢子，有黄蓝、棕褐等不同颜色，并形成一个菊花样的头状结构，称为分生孢子头。在沙保培养基上形成絮状或茸毛状丝状菌落，菌落可呈不同颜色。曲霉菌顶囊、小梗及分生孢子穗形状和颜色等常是鉴定本属菌的重要依据。曲霉菌侵犯机体许多部位，引起的疾病统称曲霉菌病，有直接感染、超敏反应及毒素中毒等症状，主要通过呼吸道侵入，最常见的是肺曲霉菌病，包括真菌球型肺曲霉菌病、局限性肺曲霉菌病、肺炎型曲霉菌病和超敏性支气管肺曲霉菌病，有些患者因发生败血症而引起全身性曲霉菌病。有些曲霉菌产生的毒素可导致人或动物急性或慢性中毒，主要损伤肝、肾及神经等组织。黄曲霉毒素与人类肝癌的发生有密切关系，治疗多选用两性霉素B、5-氟胞嘧啶、伊曲康唑等药物。

（2）毛霉菌属。毛霉广泛存在于自然界，毛霉孢子能引起蔬菜、果品和药材等霉变，所引起的感染统称毛霉菌病，常发生在重症疾病晚期。机体免疫力极度下降时易合并本菌感染。在沙保培养基上生长迅速，形成丝状菌落，菌丝无隔，初为白色，逐渐转为灰褐色或褐色。气生菌丝一般末端膨大为球状孢子囊，囊内充满多核的原生质，由此发育成许多子囊孢子。孢子囊下的菌丝统称为孢子梗，孢子梗伸入囊内部分称为囊轴。成熟的子囊孢子从破裂的囊壁释放出来，环境适宜时可萌发而形成新的菌丝（图4-14）。毛霉菌感染多数发生在鼻或耳部，经口腔唾液流进上颌窦和眼眶，可引起坏死性炎症和肉芽肿，可再经血液侵入脑部引起脑膜炎，同时也可扩散到肺部、胃肠道等全身各器官，并可导致死亡，目前无特效治疗方法，早期可使用两性霉素，也可手术切除病灶。

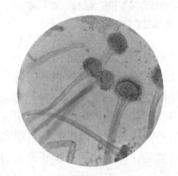
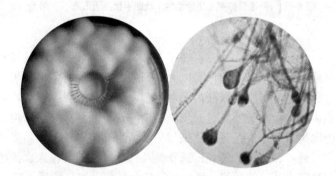

图4-13　烟曲霉菌棉蓝染色　　　　　　　图4-14　毛霉菌丝与显微形态

（3）肺孢子菌属。该菌分布于人和多种哺乳动物肺内，当机体免疫力下降时引起机会感染。自然界中的孢子囊经呼吸道吸入肺内，孢子从孢子囊中释放，继续发育繁殖形成小滋养体，小滋养体逐渐增大变成大滋养体，大滋养体进入囊前期形成孢子囊并引起肺炎，如卡氏肺孢子菌和耶氏肺孢子菌（图4-15）。肺孢子菌以前曾称肺孢子虫，但发现其超微结构、基因和编码蛋白均与真菌相似，故将其归属于真菌。

肺孢子菌的感染多为隐性感染，当宿主抵抗力下降时，潜伏在肺内的肺孢子菌得以大量繁殖并引起肺孢子菌肺炎，多见于身体虚弱和营养不良儿童、接受免疫抑制剂治疗或抗癌化疗患者，以及先天性免疫缺陷患者。近年来，艾滋病患者大部分合并本病，发病初期为间质性肺炎，病情迅速发展，重症患者因窒息死亡。肺孢子菌也可以引起中耳炎、肝炎、结肠炎等疾病。临床对长期大量使用免疫抑制剂治疗的患者应警惕诱发肺孢子菌肺炎。应隔离患者，及早治疗，降低死亡率。肺孢子菌对多种抗真菌药不敏感，治疗首选磺胺甲唑或羟乙磺酸，戊烷胺和戊烷脒气雾吸入效果较好，还可以联合使用克林霉素和伯氨喹等治疗。

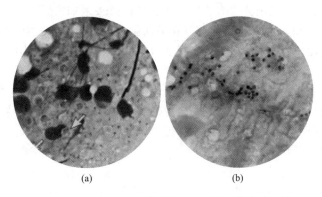

图 4-15　卡氏肺孢子菌（a）和耶氏肺孢子菌（b）形态

第三节　与药物有关的真菌

迄今为止，药用真菌已达 120 余种，一些药用真菌能够进行人工培养，大量生产用真菌可直接入药，还可利用一些真菌生产药物和保健类制剂，具有显著社会效益和经济效益，但是也有一些真菌易污染中药材，若保存不妥可导致其腐烂变质。

一、酵母菌

酵母菌是单细胞真菌，呈圆形或卵圆形，长 5～30μm，宽 1～2μm，有无性繁殖与有性繁殖 2 种繁殖方式。酵母菌是人类较早应用于面包、酿酒等生产的一类真菌，菌体含丰富的蛋白质及维生素，可作为药用、食用及饲料添加剂，也是生产单细胞蛋白、核苷酸、辅酶 A、细胞色素 c 及多种氨基酸等的理想原料。

二、霉菌

毛霉菌易引起蔬菜、果品和药材等发生霉变，部分菌株分解蛋白质能力较强，可用于豆豉、豆腐乳的酿造，有的菌株有较强的糖化能力，可用于淀粉类原料的糖化。

根霉形态与毛霉相似，菌丝不分隔，无性孢子为子囊孢子，有性孢子为接合孢子。毛霉在培养基上生长时，菌丝深入培养基内形成有分枝的假根，从假根的相反方向伸出数根孢囊梗，顶端膨大成球形的孢子囊。假根之间有弧形气生菌丝相连，贴靠于培养基表面匍匐生长，称为匍匐菌丝。根霉菌是生产高活性淀粉酶和生物转化的重要菌株，如黑色根霉菌可将黄体酮转化为 11α-羟基黄体酮，根霉菌分解淀粉能力较强，易引起含淀粉食品或药品的霉变。

曲霉属真菌广泛分布于空气、土壤、谷物和各种有机物上，有些是发酵和酿造工业的重要真菌，如利用曲霉糖化作用和分解蛋白质能力来制曲、酿酒、造酱。利用曲霉也可生产枸橼酸、葡萄糖酸、酶制剂、抗生素等药品。青霉无足细胞和顶囊，孢子囊结构与曲霉不同，分生孢子梗顶端不膨大，但有多数分枝在最后分枝的小梗上长出成串的分生孢子，呈扫帚状，扫帚状分枝及分生孢子颜色可作为分类的依据。青霉菌落为蓝绿色圆形，大菌落表面是天鹅绒状。青霉分解有机物能力很强，常用来生产柠檬酸、葡萄糖酸等，产黄青霉是青霉素的产生菌。

木霉菌属真菌能引起木材腐烂、中药霉变。木霉生长较快，菌落初为白色羊毛状或棉花状，后表面有不同程度的绿色。菌丝分隔，从菌丝直立长出分生孢子柄，柄上长出两两对称的侧枝，侧枝上再长出小梗，小梗上长出分生孢子穗，每穗有 15 个左右球形的小分生孢子。

犁头霉菌属真菌广泛分布于土壤、空气和酒曲中，可引起食品、中药变质。犁头霉菌菌丝可形成弧形的匍匐菌丝和假根，犁头霉孢子囊柄散在生长于匍匐菌丝的中间，而不是从假根处长出的。

头孢霉属真菌存在于土壤及植物残体中，头孢霉菌丝有隔、分枝，常结成绳束状。分生孢子梗直立不分枝，中央较粗而末端逐渐变细，分生孢子从梗顶端生出后，靠黏液聚成圆头状，遇水即散开，有些菌株可产生抗癌物质，有些菌株可生产重要的抗生素，如顶孢头孢霉可产生头孢菌素 C（β- 内酰胺类抗生素）。

三、蕈菌

蕈菌又称伞菌，常指那些能形成大型肉质子实体的真菌，包括大多数担子菌类和极少数的子囊菌类。蕈菌多糖已被证实可抑制肿瘤细胞恶性增生、提高机体免疫力和抗病能力。

香菇属担子菌纲伞菌科，现多进行人工培养，具有开胃、健脾、益气、助食、化痰、理气等功效，可治疗毒菌中毒、水肿、高血压等病症，经常食用可预防肝硬化和维生素 B_2、维生素 C 缺乏等，香菇多糖有抗肿瘤和免疫激活作用。

灵芝为担子菌纲多孔菌科的多年生高等真菌紫芝和赤芝的子实体。野生灵芝生长在阔叶树的树桩旁以及立木或倒木上，现多人工栽培。灵芝有补中益气、养血安神、止咳平喘等功效，可用灵芝及其制剂（水煎剂、酊剂、糖浆、片剂等）治疗虚劳、咳嗽、气喘、神经衰弱、失眠、消化不良等病症，灵芝多糖能增强机体的免疫功能。

茯苓属担子菌纲多孔菌科真菌，菌核呈球形、椭圆形或不规则形态，表皮黑褐色多皱，其外皮为"茯苓皮"，皮下淡红色部分为"赤茯苓"，内部白色部分即为茯苓，苓块中穿有松根部分者称茯神。茯苓有利水渗湿、健脾补中、宁心安神等功效，常用于治疗各种水肿、痰饮、脾胃虚弱、消化不良、心悸、失眠、健忘等病症。茯苓多糖具有增强机体免疫力、抗肿瘤和抗炎等作用。

猪苓属担子菌纲多孔菌科真菌，干燥菌核形态不规则，表面凹凸不平，棕褐色或黑褐色。子实体从地下菌核生出，菌柄有多个分枝，每个顶端有一圆形菌盖，有利水渗湿作用，用于治疗小便不利、水肿、湿泄泻、湿热淋浊等病症。猪苓多糖能增强机体免疫功能，用于原发性肺癌、肝癌、子宫颈癌和白血病等放射治疗的辅助治疗。

冬虫夏草为子囊菌纲真菌，是冬虫夏草菌子座及其寄生蝙蝠蛾科昆虫幼虫尸体的复合体。冬季菌丝侵入折戟于土壤中的幼虫体内不断生长发育，使菌丝充满整个虫体，而导致其僵死，夏季从幼虫尸体的头部长出细长如棒球棍状的子实体，长 4～11cm，其顶部稍膨大，内有许多卵圆形的子囊壳，壳内有数个细长的子囊，每个子囊内有两个子囊孢子。其子实体露出地面外形似草，而充满菌丝体的虫体在土壤中与子实体相连，夏季采收其子实体和虫体，故称之为冬虫夏草。功效有补虚损、益精气，为滋养肺肾之药，常用于治疗肺虚或肺肾两虚之咳喘短气、劳嗽痰血、阳痿遗精、病后虚损不复等病症。

银耳又称白木耳，属担子菌纲的一种真菌的子实体，寄生于多种阔叶树的朽木上，由多个呈鸡冠状的子实体瓣片组成，白色半透明，干燥后呈淡黄色。银耳有滋阴、润肺、养胃、生津等功效，可用于治疗虚劳、咳嗽、虚热、口渴等病症，银耳多糖能增强机体的免疫功能，并能拮抗环磷酰胺等免疫抑制剂所致的免疫功能低下。

知识框架

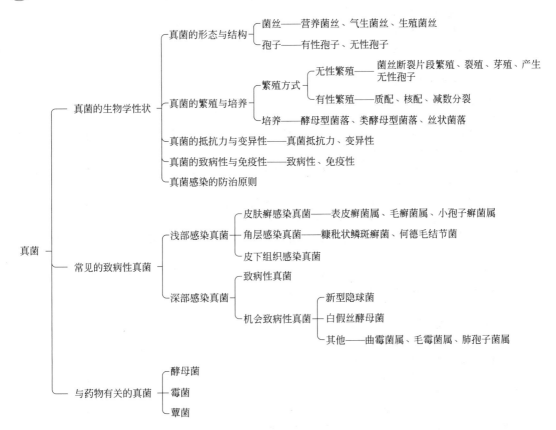

目标检测

一、名词解释

真菌、菌丝、孢子

二、填空题

1. 真菌根据形态结构可分为_____和_____两类。

2. 单细胞真菌具有_____和_____两种繁殖方式。

3. 多细胞真菌无性繁殖孢子大体可分为_____、_____、_____和_____。

4. 多细胞真菌有性繁殖孢子大体可分为_____、_____、_____和_____。

5. 真菌培养的最适 pH 值为_____；多数真菌培养的最适温度为_____。

三、选择题（A 型题）

1. 关于皮肤癣菌和癣的关系，下列说法正确的是（　　　）。

A. 一种皮肤癣菌可以引起多种部位的癣；一种癣可由多种皮肤癣菌引起

B. 一种皮肤癣菌可以引起单一部位的癣；一种癣可由多种皮肤癣菌引起

C. 一种皮肤癣菌可以引起单一部位的癣；一种癣可由一种皮肤癣菌引起

D. 一种皮肤癣菌可以引起多种部位的癣；一种癣可由一种皮肤癣菌引起

E. 单独一种皮肤癣菌不会引起癣；癣通常是多种皮肤癣菌共同作用的结果

2. 一女性患阴道炎，曾因治疗其他疾病长期使用激素类药物。微生物学检查：泌尿生殖道分泌物镜检可见有假菌丝的酵母型菌落。你认为引起阴道炎的病原体是（　　　）。

A. 无芽孢厌氧菌　　B. 衣原体　　　　C. 解脲脲原体　　　　D. 白假丝酵母菌　　　E. 梅毒螺旋体

3. 酵母菌属于（　　）微生物。

A. 好氧型　　　　　B. 厌氧型　　　　　C. 兼性厌氧型　　　　　D. 微厌氧型

4. 根霉和毛霉在形态上的不同点是（　　）。

A. 菌毛无横隔　　　B. 多核　　　　　　C. 蓬松絮状　　　　　　D. 假根

5. 能形成假菌丝的真菌是（　　）。

A. 白假丝酵母菌　　B. 黄曲霉菌　　　　C. 毛霉菌　　　　　　　D. 新型隐球菌　　　E. 小孢子癣菌

6. 沙保培养基常用来培养（　　）。

A. 结核杆菌　　　　B. 葡萄球菌　　　　C. 真菌　　　　　　　　D. 螺旋体　　　　　E. 破伤风杆菌

7. 能诱发肝癌的微生物是（　　）。

A. 白假丝酵母菌　　B. 黄曲霉菌　　　　C. 新型隐球菌　　　　　D. 毛霉菌　　　　　E. 小孢子癣菌

8. 引起鹅口疮的致病性真菌为（　　）。

A. 白假丝酵母菌　　B. 表皮癣菌　　　　C. 新型隐球菌　　　　　D. 酵母菌　　　　　E. 小孢子癣菌

9. 能在污染谷物或食品上生长繁殖，产生毒素，并可使误食者发生中毒的是（　　）。

A. 产毒真菌　　　　B. 肉毒梭菌　　　　C. 金黄色葡萄球菌　　　D. 沙门杆菌　　　　E. 新型隐球菌

10. 不易染色，有较厚荚膜的微生物是（　　）。

A. 肺炎支原体　　　B. 新型隐球菌　　　C. 梅毒螺旋体　　　　　D. 放线菌　　　　　E. 白假丝酵母菌

11. 下列属于真菌的是（　　）。

A. 放线菌　　　　　B. 皮肤丝状菌　　　C. 衣原体　　　　　　　D. 嗜肺军团菌　　　E. 螺旋体

12. 下列属于真核细胞型微生物的是（　　）。

A. 病毒　　　　　　B. 细菌　　　　　　C. 真菌　　　　　　　　D. 螺旋体

13. 真菌繁殖方式不包括（　　）。

A. 产生孢子　　　　B. 形成菌丝　　　　C. 菌丝断裂　　　　　　D. 芽生　　　　　　E. 复制

14. 长有扫帚状分生孢子头的霉菌是（　　）。

A. 毛霉　　　　　　B. 根霉　　　　　　C. 青霉　　　　　　　　D. 曲霉　　　　　　E. 头孢霉

15. 成年人常见的癣病不包括（　　）。

A. 手足癣　　　　　B. 甲癣　　　　　　C. 体癣　　　　　　　　D. 股癣　　　　　　E. 头癣

16. 新型隐球菌与白假丝酵母菌的主要区别在于后者（　　）。

A. 以出芽方式增殖　　　　　　　　B. 形成假菌丝　　　　　C. 只能在 37℃生长

D. 菌体呈卵圆形　　　　　　　　　E. 对抗生素不敏感

17. 皮肤癣菌侵犯部位仅限于表皮、毛发和指甲是与其哪种特性有关？（　　）。

A. 嗜油脂　　　　　B. 嗜角质蛋白　　　C. 嗜干燥　　　　　　　D. 这些组织有其受体

E. 这些部位易通过接触传染

18. 人类最常见的浅部真菌病是（　　）。

A. 体癣　　　　　　B. 头癣　　　　　　C. 手足癣　　　　　　　D. 发癣　　　　　　E. 甲癣

19. 检查新型隐球菌常用的染色方法是（　　）。

A. 革兰氏染色　　　B. 抗酸染色　　　　C. 墨汁染色　　　　　　D. 亚甲蓝染色　　　E. 镀银染色

20. 黄曲霉毒素与哪种肿瘤关系最密切？（　　）

A. 肝癌　　　　　　B. 食管癌　　　　　C. 结肠癌　　　　　　　D. 肺癌　　　　　　E. 肺癌

四、简答题

1. 简述真菌的形态结构、培养特性、菌落特征。

2. 真菌引起的人类疾病有哪些？

3. 简述皮肤癣真菌的致病性及防治原则。

4. 白假丝酵母菌和新型隐球菌可引起哪些疾病？

第五章
病 毒

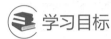 学习目标

掌握病毒的形态、大小、结构和化学组成；熟悉病毒的干扰现象、干扰素和抗病毒机制、病毒感染途径，以及人类常见病毒性疾病及病毒致病性和防治原则；了解病毒复制方式与培养，以及常见检查方法。

情景导学

1892 年，德国科学家伊凡诺夫斯基（Dmitri Iosifovich Ivanovsky）发现烟草花叶病毒能通过细菌过滤器，这是世界上发现的第一个病毒。烟草花叶病毒的发现开创了病毒学，后来人们相继发现了许多能感染人和动植物的病毒。1935 年，美国科学家斯坦利（Wendell Meredith Stanley）首次获得烟草花叶病毒结晶并获得 Nobel 奖。至此，人们对病毒化学本质的认识有了重大突破。1955 年，科学家完成了烟草花叶病毒的核酸和蛋白质的体外重组，揭开了病毒的神秘面纱。

? 请思考：

（1）何为病毒？病毒化学组成有哪些？与其他微生物（如细菌）有什么区别？

（2）引起人类疾病的常见病毒有哪些？病毒可通过哪些途径感染人类？可采取哪些措施来预防感染或治疗病毒所引起的疾病？

病毒（virus）是一类体积微小，结构简单，仅有一种类型核酸，严格活细胞内寄生的非细胞型微生物，对抗生素不敏感，对干扰素敏感，需用电子显微镜放大几万倍甚至十几万倍方可观察到。病毒与细胞型微生物相比具有以下特点：①个体微小，能通过细菌过滤器，需通过电子显微镜才能看到；②没有完整细胞结构，主要由核酸和蛋白质外壳组成；③只含一类核酸（DNA 或 RNA），都携带病毒基因组，是病毒遗传物质；④专性活细胞内寄生，缺乏完整酶系统，依靠宿主细胞提供原料和能量完成自身增殖；⑤采取复制方式增殖，以自身基因组为模板；⑥对抗生素不敏感，干扰素可抑制其繁殖。

病毒广泛存在于自然界，根据宿主不同可分为动物病毒、植物病毒及噬菌体等。根据成分差异又可分为真病毒和亚病毒。真病毒至少含有核酸和蛋白质两种成分，亚病毒包括类病毒、拟病毒和朊病毒，只含一种成分——核酸或蛋白质。

病毒与人体健康密切相关，据统计临床传染病约 80% 由病毒引起，如新型冠状病毒、SARS 病毒、乙型肝炎病毒、流行性感冒病毒和 HIV 等。病毒传染性强且危害性大，因缺乏特效药，病毒感染对人类健康构成极大威胁。部分病毒还能引起人畜共患疾病，如口蹄疫、疯牛病等。

※ 知识考点 ※ 病毒的特点

📚知识拓展

亚病毒

1971年，马里兰州大学植物病理学家迪纳从患有马铃薯纺锤块茎病植物中发现一种比病毒还要小的病原微生物，这种致病因子比病毒结构更简单，仅有一个分子质量很小的环状单链RNA，将其称为类病毒，是目前已知的最小的病原体。1982年，美国病理学家兼生物化学家普鲁西纳发现，引起疯牛病和羊瘙痒病的病原体是一种相对分子质量为27000的蛋白质，不含核酸，这是发现最晚最特殊的病原体，将其称为病原性蛋白颗粒、朊病毒或朊蛋白。人们把朊病毒、类病毒等通称为亚病毒。

第一节　病毒的形态结构和化学组成

一、病毒的大小及形态

（一）病毒的大小

病毒个体微小，常以纳米（nm）作为测量单位。完整成熟的病毒颗粒称为病毒体，是细胞外的存在形式，具有典型的形态结构并有感染性。病毒大小相差悬殊，根据其大小不同，可将其分为大、中、小三型。大型病毒（如痘苗病毒）直径在200～300nm，中型病毒（如噬菌体）直径约80～150nm，小型病毒（如鼻病毒）直径为20～30nm。

（二）病毒的形态

病毒种类繁多，形态各异，有球形、杆形、蝌蚪形、弹形、丝形等。大多数病毒呈球形或近似球形，植物病毒多为杆形。不同病毒的大小与形态如图5-1所示。

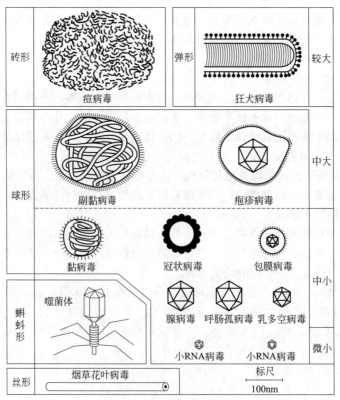

图5-1　病毒的大小与形态

二、病毒的结构和化学组成与影响因素

病毒基本结构为核心和衣壳构成的核衣壳（图 5-2），有些病毒在核衣壳外面还有包膜、刺突等辅助结构。有包膜的病毒称为包膜病毒，如流感病毒、人类免疫缺陷病毒等。只有核衣壳的病毒称为裸露病毒，如肝炎病毒、肠道病毒等。

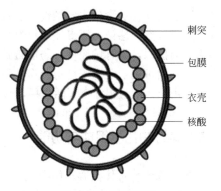

图 5-2 **病毒的结构**

（一）病毒的结构

1. 核心

核心位于病毒体中心，只有一种核酸（DNA 或 RNA），是病毒的基因组。根据基因组的不同可将病毒分为 DNA 病毒和 RNA 病毒，RNA 病毒居多。各类病毒均有单链和双链之分，分为 dsDNA、ssDNA、dsRNA 和 ssRNA。DNA 病毒多为双链结构，如乙型肝炎病毒、水痘 - 带状疱疹病毒。RNA 病毒多为单链结构，如流感病毒、甲型肝炎病毒。病毒核酸决定了病毒感染、复制增殖和遗传变异等特性。

2. 衣壳

衣壳是包围在核酸外面的蛋白质外壳，能保护病毒核酸免受核酸酶或环境中各种因素破坏，可维持病毒的形态结构；衣壳参与感染过程，介导病毒感染和决定病毒对细胞的亲嗜性；衣壳具有良好抗原性，诱发机体体液免疫与细胞免疫。根据壳粒数目和排列不同，衣壳有二十面体对称型、螺旋对称型和复合对称型 3 种对称类型（图 5-3）。二十面体对称型病毒颗粒聚集排列成具有二十面体的对称结构，如腺病毒、脊髓灰质炎病毒；螺旋对称型病毒颗粒沿着盘旋的病毒核酸链对称排列，形成细长螺旋状对称结构，如流感病毒；复合对称型病毒体其壳粒排列既有螺旋对称，又有立体对称，如噬菌体和痘病毒。

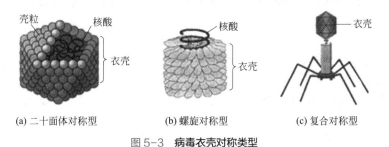

(a) 二十面体对称型   (b) 螺旋对称型   (c) 复合对称型

图 5-3 **病毒衣壳对称类型**

3. 包膜

某些病毒在成熟过程中穿过宿主细胞，以出芽方式向宿主细胞外释放时被包裹上一层膜，称为包膜（图 5-4）。包膜由脂质、蛋白质和糖组成，其表面常有凸起，称为包膜表面或刺突。脂溶

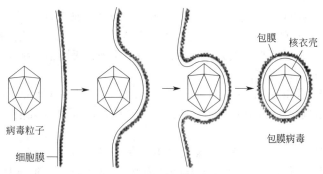

图 5-4 **病毒包膜的形成**

剂可除去包膜使病毒失去感染性。病毒包膜对病毒核衣壳有保护作用，可维持病毒体结构的完整性；包膜可参与感染，病毒体通过包膜能够吸附或融合易感细胞，有助于病毒感染；包膜可构成病毒表面抗原，具有抗原性，与病毒致病性和免疫性有关；包膜上糖蛋白和脂蛋白具有病毒种和型特异性，可用于病毒鉴定与分型；包膜对干、热、酸和脂溶剂（乙醚、氯仿）敏感，易被溶解破坏。由于胃酸、胆汁有灭活作用，包膜病毒一般不经消化道感染。

　　※ 知识考点 ※　病毒的结构

（二）病毒的化学组成与功能

1. 核酸

　　核酸位于病毒体核心，化学成分为 DNA 或 RNA，具有结构多样性，呈线状或环状（闭合环或缺口环），是主导病毒感染、增殖和遗传变异的物质基础。主要功能如下。

　　（1）病毒复制。以基因组为模板，经过转录（或逆转录）、翻译过程合成病毒前体形式，如子代核酸、结构蛋白，然后再组装成子代病毒体。

　　（2）决定病毒特性。基因密码记录病毒全部信息，通过其复制的子代病毒保留亲代病毒特性。

　　（3）具有感染性。脱掉衣壳的病毒核酸进入宿主细胞后能增殖，称感染性核酸，它不受衣壳蛋白和宿主细胞表面受体限制，易感细胞范围较广，感染性比完整病毒体低。

2. 蛋白质

　　蛋白质约占病毒体总重量的 70%，由病毒基因组编码，具有病毒特异性。病毒衣壳和包膜的主要成分是蛋白质。病毒蛋白质分为结构蛋白和非结构蛋白。结构蛋白是组成病毒体蛋白质的重要成分，分布于衣壳和包膜中，可保护病毒核酸、参与感染过程并引起感染，具有良好抗原性，能引起特异性免疫。病毒非结构蛋白是指由病毒基因组编码的不参与病毒体构成的病毒蛋白多肽，不一定存在于病毒体内，也可存在于感染细胞中，如蛋白水解酶、DNA 聚合酶和胸腺嘧啶核苷酶等，可广泛用作抗病毒药物的作用靶点。

3. 脂质和糖

　　脂质和糖主要存在于包膜中，大多来自宿主细胞膜。有些病毒含少量糖类，以糖蛋白形式存在。糖蛋白能与宿主细胞表面受体结合，可与靶细胞受体结合，如与红细胞结合的糖蛋白称为血凝素。糖蛋白还有其他功能，如流感病毒的神经氨酸酶（糖蛋白）是能激发保护性免疫反应的主要抗原。

　　※ 知识考点 ※　病毒的化学组成

（三）影响病毒的理化因素

　　病毒受理化因素作用后失去感染性称为灭活，灭活病毒仍能保留其抗原性、红细胞吸附、血凝及细胞融合等其他特性。

1. 物理因素

　　（1）温度。大多数病毒耐冷不耐热，50～60℃ 30min 即被灭活，0℃ 以下，特别是在干冰（-70℃）和液态氮（-196℃）温度下可长期保持其感染性。热对病毒的灭活作用主要是导致衣壳蛋白变性和（或）使包膜糖蛋白刺突发生改变，从而阻止病毒吸附宿主细胞，破坏病毒复制过程所需的酶类，导致病毒不能脱壳。

　　（2）pH 值。多数病毒在 pH 5～9 范围稳定，pH 9.0 以上或 pH 5.0 以下迅速被灭活。不同病毒 pH 耐受性不同，如肠道病毒在 pH 3～5 时稳定，而鼻病毒在此 pH 条件下很快被灭活。

　　（3）紫外线与其他射线。紫外线、X 射线和 γ 射线等都能使病毒灭活。紫外线引起病毒的多核苷酸上形成双聚体，射线引起核苷酸链发生致死性断裂，抑制病毒核酸复制并导致失活。

2. 化学因素

化学因素包括脂溶性溶剂、酚类化合物及其他试剂。病毒包膜易被乙醚、氯仿、去氧胆酸盐等脂溶性溶剂组分破坏，乙醚对包膜破坏作用最大，肠道病毒进入人体消化道后可被胆汁破坏，酚及其衍生物为蛋白变性剂，可作为病毒的消毒剂。病毒对氧化剂、卤素及其化合物等其他试剂也很敏感。

※ 知识考点 ※　病毒灭活的理化因素

第二节　病毒的增殖与病毒的干扰现象

病毒缺乏细胞所具有的细胞器、完整的酶系统和能量代谢体系，需借助宿主细胞提供的能量和原料，在自身核酸控制下合成子代核酸和蛋白质，组装成完整病毒颗粒并释放到细胞外，病毒这种独特的繁殖方式称为复制。

一、病毒的增殖

病毒借助宿主细胞提供的原料、能量和场所等以特殊的复制方式进行增殖。从病毒进入易感细胞，经过复制形成子代病毒颗粒，到从宿主细胞释放出来的过程，称为一个病毒复制周期，可分为吸附、穿入、脱壳、生物合成、装配与释放 5 个连续的阶段（图 5-5）。

（一）吸附

病毒通过扩散和分子运动与细胞接触并附着在细胞表面的过程称为吸附（absorption）。吸附速度与温度、离子强度和 pH 等环境因素有关，一般在数分钟至数十分钟完成。吸附可分为非特异性吸附和特异性吸附两种。病毒与细胞以静电引力相结合，可在细胞表面任何部位吸附，无选择性且可逆，该过程为非特异性吸附。病毒表面蛋白质能特异性地识别并结合易感细胞表面相应受体而吸附于易感

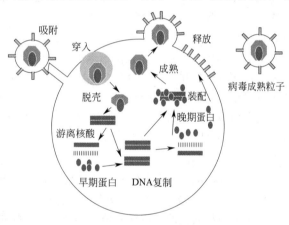

图 5-5　**病毒复制周期示意**

细胞，且不可逆，该过程为特异性吸附。如流感病毒包膜上的血凝素只能与宿主呼吸道黏膜细胞表面唾液酸寡糖支链结合，从而侵入细胞进行增殖。脊髓灰质炎病毒衣壳蛋白可与灵长类动物细胞表面脂蛋白受体结合，不吸附兔或小鼠细胞，这种特异性决定了病毒嗜组织特征，可利用此特异性开发抗病毒药物，如消除细胞表面的病毒受体或利用受体类似物阻止病毒与受体的结合。

（二）穿入

病毒吸附于宿主细胞后可通过不同方式进入细胞，此过程称为穿入（penetration）。病毒可通过融合作用、胞吞作用或直接穿入等方式进入细胞内（图 5-6）。融合作用是包膜病毒特有的方式，病毒包膜直接与宿主细胞融合，并将核衣壳释放入细胞，利用溶酶体酶分解衣壳释放病毒核酸。有的包膜病毒表面位点与细胞受体结合后，由细胞表面的酶类协助病毒脱壳，如噬菌体。各种病毒都可利用胞吞作用方式进入宿主细胞，细胞通过内吞作用将完整的病毒吞入，并利用溶酶体酶分解包膜使衣壳释放病毒核酸。直接穿入是指病毒直接通过细胞膜进入细胞，或者病毒仅将核酸

释放到宿主细胞内，衣壳留在细胞外，如裸露病毒。

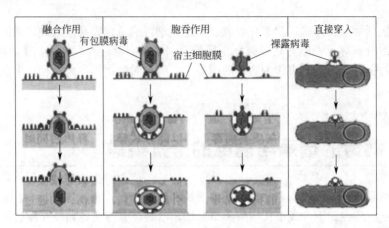

图 5-6　病毒粒子进入宿主细胞方式模式图

（三）脱壳

病毒核酸从衣壳内释放出来的过程称为脱壳（uncoating）。病毒体必须脱去蛋白质衣壳后核酸才能发挥作用，脱壳过程是病毒能否在细胞内复制的关键。多数病毒在穿入时已在宿主细胞溶酶体酶作用下脱壳释放出核酸。

（四）生物合成

病毒基因组释放后就能利用宿主细胞提供的场所、原料、能量和酶系统，以病毒核酸为模板合成大量病毒核酸和结构蛋白等，此过程称为生物合成（biosynthesis）。基本过程为：早期 mRNA 转录→早期蛋白翻译→核酸复制→晚期 mRNA 转录→晚期蛋白翻译。此阶段用血清学方法和电镜检查宿主细胞，找不到有感染性的病毒颗粒，因此也称为隐蔽期。多数 DNA 病毒在宿主细胞核内合成 DNA，在细胞质内合成蛋白质；绝大多数 RNA 病毒其合成组分均在细胞质内合成。

（五）装配与释放

装配（assembly）是指新合成的子代病毒核酸和病毒蛋白在宿主细胞内组装成新病毒体的过程。DNA 病毒除痘类病毒外，均在细胞核内组装，RNA 病毒与痘类病毒均在细胞质内组装。裸露病毒组装成核衣壳即为成熟完整病毒体，包膜病毒包膜则在释放阶段才能完成装配。

释放（release）是成熟病毒从宿主细胞游离出来的过程。病毒可通过破胞释放、出芽释放和细胞间桥或细胞融合释放等 3 种方式释放至宿主细胞外，并形成具有感染能力的新病毒体。破胞释放常随着宿主细胞破裂而把病毒全部释放到环境中，释放的同时伴随着宿主细胞死亡，如腺病毒、脊髓灰质炎病毒等裸露病毒均以此方式释放。出芽释放为包膜病毒（如疱疹病毒、流感病毒等）的主要释放方式，在释放过程中获得包膜，宿主细胞通常不死亡，仍照常分裂繁殖。有些病毒可使感染细胞非常容易发生细胞融合，使病毒在细胞间传播，也可通过细胞间桥连接从一个细胞转移到相邻细胞，不直接释放到细胞外，这种释放方式称为细胞间桥或细胞融合释放，如巨细胞病毒。病毒释放标志着一个复制周期结束，一个感染细胞可释放 100～1000 个子代病毒。如图 5-7 所示为乙型脑炎病毒的生命周期。

※ 知识考点 ※　病毒的复制周期

二、病毒的干扰现象和干扰素
（一）病毒的干扰现象

两种病毒先后或同时感染同一细胞时，可发生一种病毒抑制另一种病毒增殖的现象，称为病

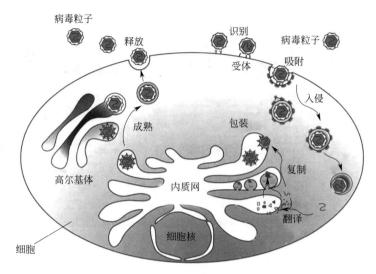

图 5-7　乙型脑炎病毒的生命周期

毒干扰现象。病毒干扰现象可发生在不同种病毒之间，也可发生于同种、同型或同株病毒之间，甚至灭活病毒也能干扰活病毒。通常情况下，先进入病毒干扰后进入病毒；死病毒干扰活病毒；缺陷病毒干扰完整病毒。病毒间发生干扰现象主要是因为病毒作用于宿主细胞后可诱导产生一种糖蛋白，即干扰素（interferon，IFN）。

（二）干扰素的分类与抗病毒机制

干扰素是指机体细胞受病毒感染后，或在其他干扰素诱生剂作用下，由细胞基因组控制产生的一类蛋白质，常具有广谱抗病毒作用、免疫调节作用和抗肿瘤活性。人干扰素分为 α 干扰素（IFN-α）、β 干扰素（IFN-β）和 γ 干扰素（IFN-γ），其性质和生物活性如表 5-1 所列。

表 5-1　人干扰素的分类及性质

分类	型别	产生细胞	56℃ 30min	pH 2	抗病毒	抗肿瘤	免疫调节作用
IFN-α	I	白细胞	稳定	稳定	较强	较强	较弱
IFN-β	I	成纤维细胞	稳定	稳定	较强	较强	较弱
IFN-γ	II	T 细胞	灭活	灭活	较弱	较弱	较强

从人体提取的天然干扰素量很少，临床使用的大多是采用基因工程技术生产的重组人干扰素。利用细菌细胞制造干扰素具有来源广泛、价格低廉等优势。长期使用重组人干扰素伴有发热、骨髓抑制、感冒样综合征、神经系统症状等不良反应，可能是部分患者体内产生的相应抗干扰素抗体竞争性抑制了干扰素的生物活性，使其抗病毒作用降低，如病毒性肝炎患者长期使用重组人干扰素治疗会引起不良反应。干扰素作用于宿主细胞的基因使其合成抗病毒蛋白，通过抗病毒蛋白抑制病毒增殖。干扰素抗病毒作用并非直接作用于病毒，而是通过抗病毒蛋白实现的，抗病毒蛋白只作用于病毒，对宿主细胞蛋白质合成没有影响，故不良反应率低。

干扰素产生受细胞内基因的调控，当病毒或干扰素诱生剂作用时，干扰素才会产生。凡能使细胞干扰素基因进行表达而诱生干扰素的物质都可称为干扰素诱生剂，如各种病毒、微生物代谢产物（真菌多糖、细菌 LPS）、低分子物质（梯洛龙及其衍生物、碱性染料、环乙亚胺等）、多聚物（多聚肌苷酸、聚丙烯酸、多核苷酸等）、人工合成 RNA、细胞丝裂原（刀豆蛋白 A、植物血凝素等）和草药（黄芪、板蓝根、大青叶等），等等。干扰素的抗病毒作用机制如图 5-8 所示。

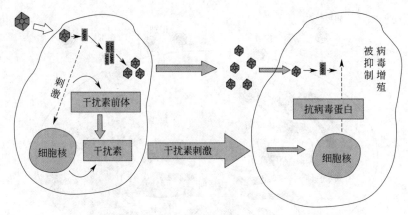

图 5-8　干扰素的抗病毒作用机制示意

※ 知识考点 ※　干扰素的分类及生物学作用、干扰素抗病毒机制

第三节　病毒感染的诊断与免疫防治

病毒感染从病毒侵入宿主开始,其致病作用主要是通过侵入易感细胞、损伤或改变细胞的功能而引起的。

一、病毒的感染与检查方法

(一)病毒的感染

病毒主要通过破损皮肤、黏膜(眼、呼吸道、消化道或泌尿生殖道)传播,在特定条件下(如输血、机械损伤和昆虫叮咬)可直接进入血液循环感染机体。大多数病毒以一种途径进入宿主机体,也可见多种途径感染的病毒,如人类免疫缺陷病毒。

1. 病毒感染的传播方式

病毒感染的传播方式有水平传播和垂直传播两种。出生后,个体主要通过皮肤、呼吸道、消化道、泌尿生殖道或血液进行病毒传播,大多数病毒感染是通过水平传播的。通过胎盘或产道、哺乳等方式将病毒由亲代传播给子代的传播方式称为垂直传播,如风疹病毒、巨细胞病毒、人类免疫缺陷病毒、乙型肝炎病毒等。

2. 病毒感染的致病机制

(1)感染细胞的损伤和死亡。病毒感染宿主细胞后可影响宿主细胞正常代谢,也会损伤细胞器,造成细胞病变与死亡。许多病毒感染细胞会造成细胞死亡,主要见于无包膜的裸露病毒,如脊髓灰质炎病毒、腺病毒等。

(2)细胞膜的改变。某些病毒的酶类或感染细胞释放的溶酶体酶能使细胞膜改变,导致感染细胞与邻近细胞融合,病毒借助于细胞融合扩散到未受感染的细胞。有些病毒在细胞内复制,导致宿主细胞膜组分改变,形成自身抗原,或者由病毒基因编码的抗原在宿主细胞膜上表达构成新的抗原。新抗原的出现诱发免疫应答,使宿主细胞受到损伤或破坏。

(3)细胞转化与细胞凋亡。某些病毒在感染中可将基因整合于宿主细胞基因组中,病毒整合可使细胞增殖加速,失去细胞间接触抑制,导致细胞转化。部分转化的细胞可变成肿瘤细胞,但并非所有转化细胞都发生癌变。如乙型肝炎病毒可引发肝癌,EB 病毒可引发鼻咽癌,单纯疱疹病毒 Ⅱ 可引起宫颈癌等。

(4)病毒感染中的炎症反应和免疫病理损伤。病毒的包膜蛋白和衣壳蛋白都是良好的抗原,能刺激机体产生相应抗体,阻止病毒扩散,导致病毒被清除。病毒感染使宿主细胞形成新的抗原，刺激机体产生特异性抗体，抗原抗体结合后激活补体，导致宿主细胞损伤或溶解死亡。抗原、抗体形成的免疫复合物随血液循环导致损伤，如慢性病毒性肝炎患者常出现关节症状，这些抗原还可激活 T 细胞，破坏宿主细胞。

3. 病毒感染的类型

病毒进入人体后根据有无临床症状将病毒感染分为隐性感染和显性感染 2 大类。

（1）隐性感染（inapparent infection）。是指病毒进入机体后不引起临床症状的感染方式，可能是病毒毒力弱或机体防御能力强，病毒不能在体内大量增殖，对组织损伤不明显。如脊髓灰质炎病毒在流行时隐性感染占 99%，但隐性感染者仍向周围环境散布病毒而传染他人。

（2）显性感染（apparent infection）。是指病毒在宿主细胞大量增殖引起细胞破坏死亡、组织损伤，表现出典型的临床症状的感染方式，根据病程急缓和持续时间可分为急性感染和持续性感染。急性感染是指病毒侵入机体后，在细胞内增殖，经数日或数周潜伏期后发病，导致细胞损伤和死亡，造成组织器官损伤和功能障碍，特点是潜伏期短、发病急，病程数日至数周，病后常获得特异性免疫。持续性感染是指病毒在机体持续存在数月至数年，甚至数十年，可出现症状，也可不表现症状而长期带毒，成为重要的传染源，如乙型肝炎病毒、HIV 病毒等。

持续性感染有以下几种类型。

① 潜伏感染。某些病毒在显性或隐性感染后，病毒潜伏在特定组织或细胞中不增殖，也无临床症状，但在某些条件刺激下，潜伏的病毒可被重新激活而引起感染的急性发作，如水痘 - 带状疱疹病毒。带状疱疹是因儿童时期感染了水痘病毒，病愈后病毒潜伏于脊髓后根神经节或脑神经节，可在数十年后的老年期复发。

② 慢性感染。病毒在显性或急性感染后未被完全清除，可持续存在于患者的血液或组织中并不断地排出体外，患者可表现轻微或无临床症状，但常反复发作，如乙型肝炎和丙型肝炎病程可长达数月至数十年。

③ 慢发感染。为慢性发展的进行性加重的病毒感染，感染后长期潜伏，可达数月、数年甚至数十年，症状出现后进行性加重并致死，如麻疹病毒引起的亚急性硬化性全脑炎（SSPE）。

三种持续性感染的比较如表 5-2 所列。

表 5-2　三种持续性感染的比较

感染类别	病毒存在方式	病毒检测	临床表现
慢性感染	长期存在于组织或细胞	全程可检出	反复发作，迁延不愈
潜伏感染	长期潜伏于组织或细胞	只在急性发作时可检出	只在急性发作时才出现临床症状
慢发感染	在组织或细胞中缓慢增殖	全程可检出	一旦出现症状，进行性加重直至死亡

📚 知识拓展

亚急性硬化性全脑炎

亚急性硬化性全脑炎（SSPE）又称为亚急性硬化性白质脑炎，是由麻疹病毒慢性持续感染所致的一种罕见的致命性中枢神经系统退变性疾病，根据病情演变大致可分为 4 期。第 1 期为行为与精神障碍期，以健忘或学习成绩下降，情绪不稳，人格改变及行为异常为主；第 2 期为运动障碍期，主要表现为严重的进行性智能减退，伴肌阵挛、癫痫发作；第 3 期为昏迷、角弓反张期，出现肢体强直，腱反射亢进，去皮质或去大脑强直，角弓反张，最后渐近昏迷；第 4 期为终末期，大脑皮质功能完全丧失，肌张力低下，患者最终死于合并感染或循环衰竭。

（二）病毒感染的检查方法

病毒标本采集与送检时应注意：根据临床诊断及病情采集合适标本，采集发病初期或急性期标本；根据不同病毒感染和病程，采取不同部位标本，如上呼吸道感染取鼻咽分泌物，神经系统感染取脑髓液，肠道感染取粪便，病毒血症期取血液等；标本采集需严格无菌操作，对本身携带有杂菌的标本应使用抗生素（如青霉素、链霉素或庆大霉素等）；标本应低温保存并尽快送检；血清学诊断标本应急性期和恢复期各取一血液，恢复期血液效价比急性期增高 4 倍以上才有诊断意义。

1. 病毒的培养与分离

病毒必须在活细胞内才能增殖，常用培养方法有细胞培养、鸡胚培养和动物接种。病毒接种于活细胞中进行培养称为细胞培养，是目前病毒分离鉴定最常用方法。除乙型肝炎病毒外，其他动物病毒都可用此法培养，常用细胞有原代细胞（如猴肾或人胚肾细胞、人羊膜细胞、人成纤维细胞等）、二倍体细胞和传代细胞系。鸡胚接种是因为鸡胚对多种病毒敏感，一般采用孵化 9～14 天的鸡胚，根据病毒种类不同（如流感病毒、腮腺炎病毒等），可接种于鸡胚绒毛尿囊膜、尿囊腔、羊膜腔、卵黄囊等不同部位（图 5-9）。动物接种是最原始的病毒培养方法，目前已很少应用。常用试验动物有小白鼠、大白鼠、豚鼠、家兔和猴等。根据不同种类病毒选用合适动物和接种途径（如鼻腔、皮内、皮下、脑内或腹腔静脉等），如乙型肝炎病毒常采用此法培养。

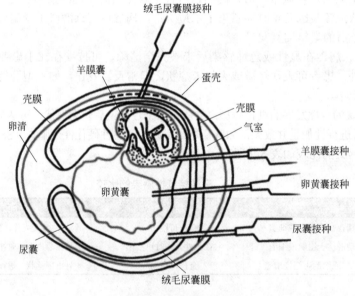

图 5-9　鸡胚接种部位示意

2. 病毒的鉴定

（1）病毒在细胞内增殖的指标。病毒在组织或细胞中培养后会引起细胞病变效应（cytopathic effect，CPE）和红细胞吸附效应（hemadsorption，HAD）及包涵体等现象。细胞病变效应会导致细胞边缘坏死、病变溶解和脱落等现象（图 5-10）。红细胞吸附是病毒在组织或细胞中培养后出现的另一个现象，如包膜病毒感染细胞后，细胞膜上的血凝素具有吸附脊椎动物红细胞的能力。有些病毒在细胞内增殖后，在光学显微镜下可见胞质或胞核内大小和数量不等的圆形或不规则小体，称为包涵体（图 5-11）。包涵体形态、大小、位置及染色性等有助于病毒鉴定。此外，还会出现干扰现象和细胞代谢改变。

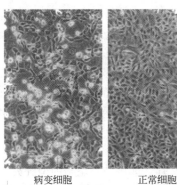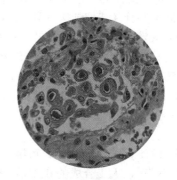

病变细胞　　　　　正常细胞

图 5-10　**病毒所致的细胞病变**　　　　　图 5-11　**巨细胞病毒包涵体**

（2）病毒数量与感染性评价。病毒数量与感染性评价可通过空斑形成单位和 50% 组织细胞感染量等指标进行评价。将适当浓度病毒血液接种于敏感的单层细胞中，经一定时间培养后，在细胞上覆盖一层熔化的半固体营养琼脂层，待凝固后继续培养，可见单个病毒增殖使感染单层细胞溶解脱落，形成空斑，一个空斑就是由单个病毒增殖所致的。因此，病毒血液的滴度可用每毫升空斑形成单位（plaque forming unit，PFU）来表示。将病毒悬液做 10 倍系列稀释并接种至鸡胚、动物或培养细胞后，计算能引起 50% 鸡胚、动物死亡或 50% 的培养细胞发生 CPE 的最小病毒量即为 50% 组织细胞感染量（50% tissue culture infectious dose，$TCID_{50}$）。

（3）血清学检验。中和试验和血凝试验常用于流感病毒和乙型脑炎病毒感染的辅助诊断及流行病学调查。

（4）病毒感染的快速诊断。可借助光学显微镜检查病变组织或脱落细胞中的病毒包涵体，也可用电子显微镜检查和观察病毒颗粒形态结构，还可采取免疫荧光法、酶联免疫法、放射免疫法等免疫标记技术或采用 PCR 等分子生物学试验技术进行快速诊断。

二、病毒感染的免疫防治原则

（一）免疫防治

病毒感染的免疫防治分为被动免疫和人工主动免疫。常用人工被动免疫制剂有免疫球蛋白（如血清丙种球蛋白、胎盘球蛋白、高效价的抗 -HBs 免疫球蛋白）和细胞免疫与细胞因子制剂（如细胞因子 IFN-α、IFN-β、IFN-γ；TNF、CSF；IL-2、IL-6、IL-12 等）；人工主动免疫可接种减毒活疫苗（如脊髓灰质炎和麻疹等减毒活疫苗）、灭活疫苗（如乙型脑炎、狂犬病和流感等灭活疫苗）、亚单位疫苗（如流感病毒血凝素 18 个氨基酸肽）、基因工程疫苗或核酸疫苗等。基因工程疫苗是应用重组 DNA 技术提取编码病毒特异性保护抗原的基因插入载体，并导入细菌、酵母菌或哺乳动物细胞中以表达相应的病毒抗原的疫苗制备技术。目前，我国正在使用的新冠疫苗包含一针、两针和三针 3 种类型。打一针的是腺病毒载体疫苗，通过腺病毒搭载新冠病毒核酸片段并将其高效地送到细胞内表达抗原来诱导免疫保护；打两针的是灭活疫苗，它将活病毒灭活后作为抗原接种到人体，疫苗成分和天然病毒结构最接近；打三针的是重组蛋白疫苗，是将最有效的抗原成分通过基因工程的方法制作的疫苗。

（二）病毒感染的治疗

目前常用于病毒感染治疗的药剂有抗病毒的化学治疗剂、干扰素、诱生剂及中药等。

1. 抗病毒的化学治疗剂

目前，用于抗病毒治疗的化学治疗剂主要有核苷类药物、非核苷类药物、病毒蛋白酶抑制剂及其他抗病毒药物。核苷类药物可与正常核酸前体竞争磷酸化酶和多聚酶，从而抑制病毒核酸生物合成，如 5- 碘脱氧尿嘧啶核苷（用于治疗疱疹、角膜炎）、阿昔洛韦（最有效的抗疱疹病毒药物之一）、阿糖腺苷（能抑制病毒 DNA 聚合酶和阻断病毒 DNA 合成，用于疱疹病毒和嗜肝病毒感染）、齐多夫定（属胸腺嘧啶核苷类药物，可抑制病毒反转录酶活性，阻断前病毒 DNA 合成，抑制病毒复制）及利巴韦林等；非核苷类药物如奈韦拉平和吡啶酮等（能抑制病毒 DNA 聚合酶或 RNA 逆转录酶活性）；病毒蛋白酶抑制剂可与各种蛋白酶结合而抑制病毒活性，阻止病毒复制（如用于 HIV 感染治疗的赛科纳瓦、英迪纳瓦和瑞托纳瓦等）；其他抗病毒药物，如用于流感病毒治疗的金刚烷胺、奥司他韦（达菲）。

2. 干扰素及诱生剂

干扰素具有广谱抗病毒作用，可用于病毒性疾病治疗（如慢性乙型与丙型肝炎、人乳头瘤病毒及鼻病毒感染），人工合成的 dsRNA/ 多聚腺苷酸等临床上用于带状疱疹、疱疹性角膜炎等病毒感染的治疗。

3. 中药与基因治疗

具有抗病毒作用的中药种类繁多，但抗病毒机制有待进一步研究，如板蓝根、黄芪、穿心莲、大青叶、金银花、大蒜提取物、黄芩等。

近年来，抗病毒基因治疗已成为热点，并表现出良好的前景，目前正在研制的抗病毒基因治疗药物有反义核酸、核酶和小干扰 RNA 等。

※ 知识考点 ※　病毒的防治原则

第四节　噬菌体

噬菌体（bacteriophage，phage）是感染细菌、真菌、放线菌或螺旋体等微生物的病毒的总称，因部分能引起宿主裂解，又称噬菌体，具有严格宿主特异性，只寄居于易感宿主体内。

一、生物学性状

噬菌体需用电子显微镜才能观察到，镜下有三种形态，即蝌蚪形、微球形和细杆形。大多数噬菌体呈蝌蚪形，由头部和尾部组成，头部呈六边形，二十面体对称，内含核酸和蛋白质，尾部呈管状，是螺旋对称的蛋白质外壳，由尾髓、尾鞘、基板、尾刺和尾丝组成（图 5-12）。尾髓具有收缩功能，可将头部核酸注入宿主菌。尾丝是噬菌体的吸附器官，能识别宿主菌体表面的特殊受体。

对理化因素抵抗力比一般细菌繁殖体强，能抵抗乙醚、氯仿和乙醇，一般经 70℃ 30min 或更久才能被灭活，能耐受低温和冰冻，对紫外线和 X 射线敏感，紫外线照射 10 ～ 15min 即可使其失去活性。

二、噬菌体的分型

根据噬菌体与宿主菌的相互关系，将噬菌体分为烈性噬菌体和温和噬菌体两种类型。

（一）烈性噬菌体

烈性噬菌体能在宿主菌细胞内以复制方式增殖，产生大量子代噬菌体，并最终裂解细菌。烈性噬菌体增殖时先通过基板上的尾刺或尾丝特异性地吸附于宿主菌表面相应受体上，随后尾髓收缩，将头部核酸注入宿主菌体内，蛋白质外壳则留在菌体外，这种生活周期称为裂解生活周期（图 5-13）。噬菌体 DNA 进入菌体细胞后，生物合成出子代噬菌体的蛋白质与 DNA，并在细菌体内按一定程序组装成完整的成熟噬菌体。当子代噬菌

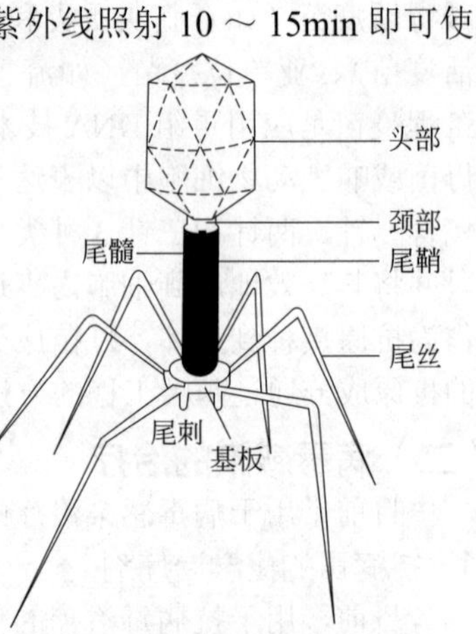

图 5-12　大肠埃希菌 T4 噬菌体结构示意

体达到一定数量时，细菌被裂解，噬菌体释放，释放出的噬菌体又可感染其他的敏感细胞。

（二）温和噬菌体

温和噬菌体感染细菌后，其基因与宿主菌染色体基因组整合，不产生子代噬菌体，不引起细菌裂解，但是噬菌体基因随细菌基因组的复制而复制，并随细菌的分裂而分配到子代的基因组中。温和噬菌体又称为溶原性噬菌体，其生活周期称为溶原性生活周期（图 5-14）。整合在细菌染色体上的噬菌体基因称为前噬菌体。带有前噬菌体基因的细菌称为溶原性细菌。整合的前噬菌体基因可偶尔自发地或在某些因素的诱导下脱离宿主菌染色体，进入溶菌期，导致细菌裂解。如果温和噬菌体的 DNA 整合到宿主菌的染色体上，导致宿主菌的基因型发生改变，获得新的性状，称为溶原性转换，如不产毒素的白喉棒状杆菌被 β - 棒状杆菌噬菌体感染后，变成溶原性白喉棒状杆菌，即可产生白喉毒素而使细菌的毒性增强。

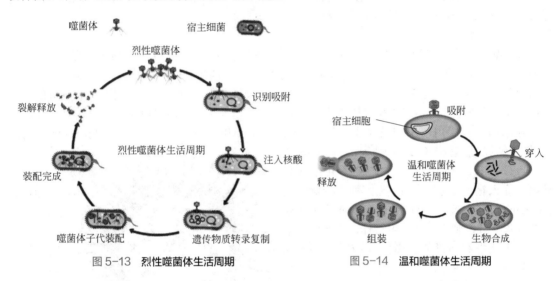

图 5-13 烈性噬菌体生活周期　　图 5-14 温和噬菌体生活周期

※ 知识考点 ※　噬菌体的类型

三、噬菌体的应用
（一）细菌的鉴定与分型

借助噬菌体严格的宿主特异性和只寄居在易感宿主菌体内的特性，可利用噬菌体进行细菌的流行病学鉴定分型。如用伤寒沙门菌 Vi 噬菌体可将具有 Vi 抗原的伤寒沙门菌分为 96 个噬菌体型，依据此可进行流行病学的调查。

（二）分子生物学研究的重要工具

噬菌体的基因数量少，结构简单，容易获得大量突变体，因此成为目前研究基因复制、转录、重组、表达调控机制等的重要工具，也是分子生物学与基因工程的良好实验系统。

在发酵工业中要严防噬菌体的污染，做好消毒灭菌工作，不随意排放或丢弃活的菌液，如果环境中有活菌就意味着存在噬菌体生存的宿主。

第五节　引起人类疾病的常见病毒

人类病毒性疾病有 50 多种，如天花、小儿麻痹症、麻疹、狂犬病、流行性感冒、病毒性肝炎等。近年来出现的艾滋病、SARS、新型冠状病毒肺炎、禽流感等病毒性疾病使人们更加关注病毒的致病性及传播途径。

一、呼吸道病毒

呼吸道病毒是一大类以呼吸道为侵入门或引起呼吸道和呼吸道以外器官病变的病毒。90%以上呼吸道感染是由病毒引起的，可造成大流行甚至爆发流行。大多数呼吸道病毒具有感染力强、传播快、潜伏期短、发病急等特点。常见呼吸道病毒有流感病毒、麻疹病毒、冠状病毒、新型冠状病毒、腮腺炎病毒、风疹病毒、呼吸道合胞病毒、鼻病毒和腺病毒等。

（一）流行性感冒病毒

流行性感冒病毒简称流感病毒，有甲、乙、丙三型，是引起人类流行性感冒的病原体。甲型流感病毒除引起人类流感外，还可引起多种动物感染，且易发生变异，曾多次引起世界性大流行，最严重的是1918～1919年西班牙流感，世界人口有50%被感染，死亡人数超过2000万；乙型流感病毒仅感染人，致病性低；丙型流感病毒散发，可引起人类不明显或者轻微的上呼吸道感染。三型流感病毒的生物学形状基本相同。

1. 生物学性状

流感病毒为有包膜的RNA球形病毒。核衣壳呈螺旋对称，直径80～120nm，可分为核心和包膜（图5-15）。位于病毒核心的核衣壳含病毒核酸、核蛋白和RNA多聚酶，呈螺旋对称。其核酸为分节段的RNA，有7～8个节段，每节段为一个基因组，能编码一种结构蛋白或功能蛋白，该特点使病毒在复制时容易发生基因重组，导致蛋白抗原发生变异而出现新亚型。

流感病毒包膜由内层的基质蛋白（marix protein，MP）和外层的脂蛋白（lipoprotein，LP）组成，包膜上镶嵌有2种刺突，即血凝素（hemagglutinin，HA）（糖蛋白，主要介导病毒吸附、穿入宿主细胞，呈柱状）和神经氨酸酶（neuraminidase，NA）（糖蛋白，有利于成熟病毒释放和扩散，刺激机体产生抗体，抑制酶水解作用，不能中和病毒的感染性）。HA和NA是流感病毒的表面抗原，抗原性不稳定，易发生变异，是划分流感病毒亚型的重要依据。根据HA和NA抗原性不同，可将流感病毒分为甲、乙和丙等三型，甲型流感病毒根据其抗原性不同又可分为若干亚型，甲型流感病毒很容易发生变异。流感病毒变异分为抗原漂移和抗原转变2种。其中，抗原漂移变异幅度小，属量变，一般2～5

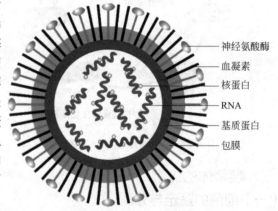

图5-15　流感病毒结构模式

神经氨酸酶
血凝素
核蛋白
RNA
基质蛋白
包膜

年发生一次，只造成中小规模流行。而抗原转变变异幅度大，可形成新的亚型，属质变，一般10～15年发生一次，会引起大规模甚至世界范围的大流行。甲型流感病毒曾引起多次世界性大流行，如表5-3所列。

表5-3　甲型流感病毒引起的主要世界性流行

流行时间/年	分型	病毒亚型	流行时间/年	分型	病毒亚型
1918	原甲型	H0N1	1968	香港甲型	H3N2
1934	原甲型	H0N1	1977	香港甲型、亚甲型	H3N2、H1N1
1947	亚甲型	H1N1	1997	香港甲型、亚甲型	H3N2、H1N1
1957	亚洲甲型	H2N2	2009	北美甲型	H1N1

流感病毒可在鸡胚及细胞中培养增殖，不会引起明显病变，但需用红细胞凝集试验或者红细胞吸附试验等检测是否有病毒存在。流感病毒最敏感的动物是雪貂，甲、乙型流感病毒在原

代人胚肾和猴肾等组织细胞中也能生长。流感病毒抵抗力较弱，不耐热，56℃ 30min 即被灭活，–70℃或冷冻干燥可长期保存，对干燥、紫外线、甲醛、乙醚、乳酸等敏感。

2. 致病性与免疫性

　　流感为冬春季常见呼吸道传染病，传染源主要是患者，其次为隐性感染者，主要经飞沫、气溶胶传播，传染性很强。病毒随飞沫或气溶胶侵入呼吸道黏膜上皮细胞，在细胞内增殖，引起细胞变性、坏死脱落，以及黏膜充血水肿，人群普遍易感。潜伏期通常为 1 ～ 3 天，起病急，患者有畏寒、头痛、发热、肌痛、乏力、鼻塞、流涕、咽痛及咳嗽等症状。在症状出现的 1 ～ 2 日内，随着分泌物排出，病毒量较多，以后迅速减少，很少入血，但释放的内毒素样物质可进入血液，引起全身中毒症状。无并发症患者通常 5 ～ 7 日即可恢复，并发症多发生于婴幼儿、老年人和慢性病肺功能不全等患者，严重者可危及生命，并发症多为继发性细菌感染，常见的有肺炎链球菌、金黄色葡萄球菌、流感嗜血杆菌感染等，感染后可引起细菌性支气管炎、肺炎，病死率较高。病后对同型流感病毒有 1 ～ 2 年免疫力。人体在感染流感病毒后，可产生特异性的细胞免疫和体液免疫，抗 HA 为中和抗体，包括 IgG、IgM 和 sIgA。

3. 微生物学检查

　　（1）病毒的分离与鉴定：采集急性期患者鼻咽拭子，经抗生素处理后接种丁鸡胚羊膜腔或者尿囊腔中，35℃孵育 3 ～ 4 天，取羊水和尿囊液做血凝试验，检查有无病毒增殖。

　　（2）血清学试验：取急性期和恢复期患者双份血清进行血凝抑制试验，恢复期抗体效价比急性期增高 4 倍以上才具有诊断价值。

　　（3）快速诊断：主要采用间接或直接免疫荧光法或 ELISA 法检测患者鼻黏膜或者咽拭子细胞中病毒抗原。

4. 防治原则

　　流行期间尽量避免人群聚集，公共场所应通风换气，必要时用乳酸溶于水，加热熏蒸进行空气消毒。接种流感病毒灭活疫苗或减毒活疫苗是预防流感的有效措施，但由于病毒抗原易变异，使用疫苗时需与流行株的亚型相符。及时监测流感病毒的疫情变化、病毒变异情况，以便研制新疫苗进行预防接种。早发现、早隔离、早治疗，治疗以对症治疗和预防继发性细菌感染为主。可采用金刚烷胺、达菲等治疗甲型流感，干扰素、中药（如板蓝根、双黄连、连翘等）也有一定的疗效。

　　※ 知识考点 ※ 流感病毒的生物学性状和致病性

知识拓展

禽流感

　　禽流感是由甲型流感病毒引起的禽类传染性疾病，可以在多种动物中传播，特别容易在禽类尤其是鸡之间传播，民间俗称鸡瘟。自 2003 年 2 月开始，该病毒通过变异形成新型的病毒，不仅造成大量家禽死亡，也感染人类。禽流感病毒可分为高致病性、低致病性和非致病性三大类。其中，高致病性禽流感是由 H5 和 H7 亚病毒（H5N1 和 H7N7）引起的疾病。高致病性禽流感病毒可直接感染人类。2013 年 3 月底，在上海和安徽两地率先发现 H7N9 型禽流感。人感染高致病性禽流感，按甲类传染病进行预防，控制措施按乙类传染病执行。

　　案例 5-1 患者，男性，发热 6 天，体温最高达 38℃，咳嗽 4 天，可见少量铁锈色痰，呼吸困难，胸部隐痛，无口唇发绀和腹痛腹泻，胸片显示肺炎并两下肺感染。入院查体：39.3℃，高热面容，咽红，充血明显，两侧扁桃体Ⅱ度肿大，但无化脓，左下肺闻及少许湿啰音，腹部查体未见异常。患者所在地近期有 H1N1 流感的流行。

请思考：（1）流感的病原体和感染途径是什么？

（2）如何控制感染、阻止新病例发生？

（二）麻疹病毒

麻疹病毒是引起麻疹的病原体。麻疹是儿童时期最为常见的急性呼吸道传染病，可感染任何年龄段的易感人群，主要临床表现有发热、上呼吸道炎症、结膜炎、口腔黏膜斑及全身丘疹等。自 20 世纪 60 年代开始，我国普遍接种麻疹减毒活疫苗，发病率已大幅下降。

1. 生物学性状

麻疹病毒呈球形、丝状等，有包膜，核心为单链 RNA，核衣壳呈螺旋对称，包膜表面有两种刺突，即血凝素（HA）和血溶素（HL）（图 5-16）。除灵长类动物外，一般动物对麻疹病毒不易感。麻疹病毒在人胚肾、人羊膜细胞等多种传代细胞中可增殖，出现细胞病变，形成多核巨细胞，对理化因素抵抗力较弱，不耐热，56℃加热 30min 即被灭活，对脂溶剂、一般消毒剂、日光及紫外线敏感。

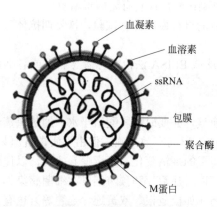

图 5-16　麻疹病毒结构示意

（血凝素、血溶素、ssRNA、包膜、聚合酶、M蛋白）

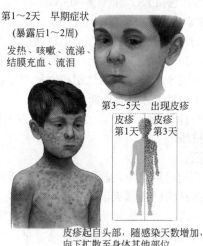

第1～2天　早期症状

（暴露后1～2周）

发热、咳嗽、流涕、结膜充血、流泪

第3～5天　出现皮疹

皮疹第1天　皮疹第3天

皮疹起自头部，随感染天数增加，向下扩散至身体其他部位

图 5-17　麻疹病毒感染的临床症状

2. 致病性与免疫性

人是麻疹病毒唯一自然宿主，传染源是急性期患者，出疹前后 4 ～ 5 天传染性最强，通过飞沫传播或鼻咽腔分泌物污染物接触传染，潜伏期为 9 ～ 12 天，易感者接触后几乎全部发病，冬春季发病率最高。病程可分为潜伏期、疹前期、出疹期和恢复期 4 个时期。

① 潜伏期。麻疹病毒在呼吸道上皮细胞内增殖并进入血液。

② 疹前期。病毒入血形成病毒血症。出现第 1 次病毒血症患者表现有高热、咳嗽、畏光、鼻炎、流泪及眼结膜充血等。大多数患儿口颊黏膜可出现中心灰白色、周围有红晕的黏膜斑（Koplik 斑），有很好的早期诊断意义，此时传染性最强。

③ 出疹期。多在发热后 3 ～ 4 天，病毒再次入血并导致体温升高至 40℃以上，患者全身皮肤相继出现红色斑丘疹，从头面部至躯干，最后到四肢，病程约为一周（图 5-17）。

④ 恢复期。出疹 3 ～ 4 天后，疹块消退，脱屑。

麻疹一般可自愈。约有百万分之一的患者在其恢复期后多年出现亚急性硬化性全脑炎（SSPE），这时患者大脑功能发生渐进性衰退，表现为反应迟钝、精神异常、运动障碍等，多于发病后 1 ～ 2 年内死亡。麻疹病毒抗原性强，只有一个血清型，病愈后可获得牢固的免疫力，6 个月内的婴儿体内有来自母体的抗体，可免受感染。

3. 微生物学检查

典型麻疹病例直接根据临床症状即可诊断，轻症和不典型的病例需进行微生物学检查，包括以下方法。

（1）病毒的分离：取患者发病初期的鼻咽洗液、鼻咽拭子标本或血液、痰液，经抗生素处理后接种于细胞中培养，以荧光检测法检测麻疹病毒抗原。

（2）血清学检查：取患者急性期和恢复期双份血清，检测血清中的特异性抗体。

（3）快速诊断：用荧光标记抗体检查患者咽漱液中黏膜细胞有无麻疹病毒抗原。

4. 防治原则

接种麻疹减毒活疫苗是当前有效的预防措施之一。按照计划免疫规程接种，我国初次免疫为8月龄，婴儿90%以上可获得免疫力，7岁时加强免疫，免疫力可持续10～15年。对接触麻疹的易感儿童紧急采用被动免疫，5天内给予肌内注射丙种球蛋白或胎盘球蛋白。

※ 知识考点 ※ 麻疹病毒的致病性和防治原则

案例5-2 患儿，女，2岁，急起发热、咳嗽、流涕、打喷嚏、鼻塞等症状，并有两眼畏光4天，结膜充血，皮肤出现红斑丘疹1天。查体：体温39℃，急性病容，口腔处有麻疹黏膜斑，耳后、头面部及躯干有红色斑丘疹。血清中查到麻疹IgM抗体。未接种过麻疹疫苗且有麻疹患者接触史。

请思考：（1）患者感染了何种病毒？该病原体是如何传播的？

（2）该病毒所致疾病怎样进行特异性预防？

（三）冠状病毒

冠状病毒是引起呼吸道疾病的一个大型病毒家族，在系统分类上属冠状病毒科冠状病毒属。目前，引起严重疾病的主要有3种冠状病毒，即SARS-CoV、MERS-CoV、SARS-CoV-2，它们分别引起严重急性呼吸综合征（SARS）、中东呼吸综合征（MERS）和新型冠状病毒肺炎（COVID-19）。冠状病毒自然宿主为蝙蝠，可借助其他动物传染至人，如SARS-CoV从果子狸传播至人，MERS-CoV从单峰骆驼传播至人，SARS-CoV-2目前尚未查明动物源。

1. 生物学性状

冠状病毒呈球形，是有包膜的RNA病毒，直径120～160nm，包膜表面有花瓣状呈放射排列的刺突，整个病毒颗粒如同冠状（图5-18）。在体外环境中存活时间较长，对理化因素抵抗力较弱，37℃数小时即丧失感染性，对乙醇、乙醚、过氧乙酸、氯仿和紫外线均敏感。

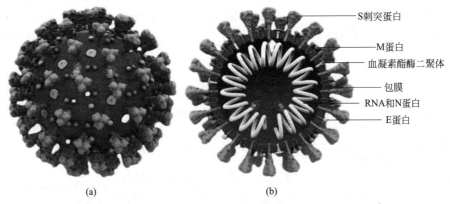

(a)   (b)

图5-18 **新型冠状病毒结构示意图**

2. 致病性与免疫性

冠状病毒传染源主要是无症状带毒患者，可通过咳嗽或呼气时口鼻产生的飞沫在人际间传播，主要引起人类呼吸系统感染疾病。临床表现以发热、乏力、呼吸道症状及干咳为主，并逐渐出现呼吸困难，严重者表现为急性呼吸窘迫综合征，如 MERS、SARS、COVID-19 重症患者可出现呼吸衰竭甚至死亡。机体感染冠状病毒后可产生抗体 IgG 和 IgM，病后免疫力不强，不能抵抗同型病毒再次感染。

3. 防治原则

冠状病毒传染性强，危害极大，采用甲类传染病预防和控制措施。目前，针对 MERS、SARS、COVID-19 尚无特效药物。应加强 SARS 疫情检测，养成良好个人卫生习惯，注意居室和工作场所通风换气。SARS 治疗主要采用支持疗法、早期氧疗及适量激素疗法，给予抗病毒类药物的治疗。针对 COVID-19 要做到隔离患者，防止传播；养成良好的个人卫生习惯，注意饮食卫生，注意居室和工作场所的通风换气；切断传播途径，勤洗手，出门戴口罩，保持社交距离，避免密切接触患者；对疑似患者做到早发现、早隔离、早诊断、早报告、早治疗；接种疫苗（减毒疫苗或灭活疫苗）。

（四）其他常见呼吸道病毒

其他常见呼吸道病毒生物学特性、致病性与免疫性、防治原则见表 5-4。

表 5-4　其他常见呼吸道病毒

常见呼吸道病毒	生物学特性	致病性与免疫性	防治原则
腮腺炎病毒	球形，有包膜，RNA 病毒，直径 100～200nm，抵抗力不强，56℃ 30min 可被灭活，对甲醛、紫外线及有机溶剂、去污剂等敏感	引起流行性腮腺炎，表现为发热、腮部肿大疼痛。人是该病毒唯一宿主，通过飞沫或鼻咽分泌物传播，传染源是急性期患者，病后可获得稳固的终身免疫	隔离患者，防止传播；接种麻疹、腮腺炎和风疹三联减毒活疫苗
风疹病毒	球形，直径 50～70nm，RNA 包膜病毒，不耐热，56℃ 30min 即可被灭活，对脂溶剂、紫外线敏感	引起风疹，传染源包括患者和隐性感染者，通过呼吸道传播，也可进行垂直传播病后可获得稳固的免疫力	接种麻疹、腮腺炎和风疹三联减毒活疫苗，孕妇感染风疹病毒应立即注射抗风疹人血清免疫球蛋白。发现胎儿发育异常即终止妊娠
腺病毒	球形，无包膜，DNA 病毒，直径 60～90nm，对理化因素抵抗力较强，耐酸类、乙醚等脂溶剂，经 UV 照射 30min 或 56℃ 30min 可被灭活	引起急性咽炎 / 咽喉炎、病毒性肺炎，经呼吸道、消化道、眼结膜或密切接触传播，病后对同型病毒有持久免疫力	勤洗手，避免用不洁净的手触摸眼、鼻和口，避免与患者密切接触。外出戴口罩，甲醛灭活疫苗已被用于某些人群的预防，目前国内还没有针对腺病毒感染者的特异性抗病毒治疗药物
鼻病毒	球形，无包膜，小 RNA 病毒	引起成年人普通感冒，婴幼儿可引起支气管炎和支气管肺炎	可早晚用盐水来洗鼻，冲洗掉鼻腔内大部分病毒；出现症状时增加洗鼻次数，用干扰素防治有一定作用
呼吸道合胞病毒	球形，包膜 RNA 病毒，直径 120～200nm，抵抗力不强，pH 3.0 被灭活，pH 5.5 最稳定，55℃ 加热 5min 可被灭活，迅速冻存于 –80℃ 以下可保持病毒感染活性	经飞沫传播，引起婴幼儿细支气管炎、肺炎、儿童和成人上呼吸道感染。感染后免疫力不强	尚无有效疫苗，治疗以吸氧、吸痰等支持疗法为主

案例 5-3　患者，女，25 岁，妊娠 8 周，轻度发热 1 天后，面颈部出现皮疹并扩散至躯干、四肢，出现粟粒大小红色丘疹，伴耳后、枕部、颈部淋巴结肿大，肿大淋巴结有轻度压痛，不融

合，不化脓。风疹病毒抗体 IgM 效价增高。

　　请思考：（1）引起本病最可能的病原体是什么？

　　（2）该病最严重的危害是什么？

　　（3）该病原体是如何传播的？所致疾病怎样进行特异性预防？

二、肠道病毒

　　肠道病毒是一群经消化道传播引起人类疾病的病毒，在病毒学分类上属于小 RNA 病毒科，包括脊髓灰质炎病毒、柯萨奇病毒、埃可病毒和新型肠道病毒等，通常呈球形，衣壳呈二十面体立体对称，无包膜，基因组为单股正链 RNA。宿主细胞质内增殖，有较强杀细胞作用，耐乙醚、酸和去垢剂，56℃ 30min 可被灭活，对紫外线、干燥敏感，在污水或粪便中可存活数月，可经粪—口途径传播。临床表现多样化，所致疾病都在肠道外，包括麻痹症、无菌性脑炎、心肌炎和皮疹等。

（一）脊髓灰质炎病毒

　　脊髓灰质炎病毒是脊髓灰质炎的病原体，主要侵犯脊髓前角运动神经细胞，引起弛缓性肢体麻痹症。脊髓灰质炎多见于儿童，故称小儿麻痹症，是一种儿童急性传染性疾病，在世界范围流行，病情轻重不一，轻者无瘫痪出现，严重者累及生命中枢而死亡，大部分病例可治愈，小部分留下后遗症。自 1962 年开始大规模接种脊髓灰质炎减毒活疫苗后，已有效预防了该病发生。

1. 生物学性状

　　脊髓灰质炎病毒呈球形，无包膜，直径约 27 ～ 30nm，衣壳为二十面体立体对称（图 5-19）。脊髓灰质炎病毒含 Ⅰ、Ⅱ、Ⅲ 三种血清型，三型之间无交叉免疫现象。在外界环境中生存能力较强，对理化因素抵抗力较强，在污水和粪便中可存活数月，在 pH 3.0 ～ 9.0 环境稳定，对胃酸和胆汁有抵抗力，可通过胃和十二指肠到达肠道组织增殖，对热、紫外线及干燥敏感，56℃加热30min 可被灭活，对各种氧化剂（如高锰酸钾、过氧化氢、漂白粉等）很敏感。

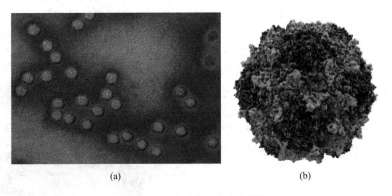

(a)　　　　　　　　　　　　(b)

图 5-19　脊髓灰质炎病毒结构

2. 致病性与免疫性

　　患者或无症状的病毒携带者均为脊髓灰质炎病毒的主要传染源，主要存在于粪便和鼻咽分泌物中，通过粪—口途径传播。易感者多为 15 岁以下，尤其是 5 岁以下儿童，可通过污水、食物、手及玩具传播，经口侵入，先在咽喉部、扁桃体、肠黏膜及肠道集合淋巴结中增殖，少数人感染后病毒经淋巴释放入血形成第一次病毒血症，并表现发热、头痛、恶心等全身症状。随后病毒扩散至淋巴组织中，增殖到一定程度时，大量病毒再次侵入血流，形成第二次病毒血症，患者可出现头痛、乏力、咽痛和呕吐等症状。0.1% ～ 2% 抵抗力较低的感染者，病毒侵入后可突破血脑屏障，到达有病毒受体的中枢神经系统细胞（如脊髓前角细胞、背根神经节细胞）和脑膜等处增殖并产生临床症状，表现为非麻痹型脊髓灰质炎、无菌性脑膜炎。轻者引起暂时性肢体麻痹，以四肢多见，下肢尤甚，重者造成肢体弛缓性麻痹后遗症，少数发展为延髓麻痹，导致呼吸和循环衰竭而死亡。病后和隐性感染均可使机体获得对同型病毒的牢固免疫力，以体液免疫为主，6 个月以内的婴儿可从母体获得被动免疫，较少感染。

3. 微生物学检查

（1）病毒分离与鉴定：粪便标本加抗生素处理后，接种至原代猴肾细胞培养，病毒在细胞质中增殖，产生典型细胞病变。

（2）血清学试验：在患者发病早期和恢复期取双份血清进行中和试验，抗体效价有 4 倍以上才有诊断意义。

（3）快速诊断：采用 PCR 等分子生物学技术检验患者咽拭子、粪便等标本中是否存在病毒基因组，实现快速诊断。

4. 防治原则

及时隔离患者，消毒处理排泄物，加强饮食卫生，保护水源，易感人群进行特异性防治是最有效的措施，常用的疫苗有灭活脊髓灰质炎疫苗（inactivated polio vaccine，IPV）和口服脊髓灰质炎减毒活疫苗（live oral polio vaccine，OPV），主动免疫后可获得对脊髓灰质炎病毒三个血清型的免疫力。

※ 知识考点 ※　脊髓灰质炎病毒的致病性和防治原则

（二）轮状病毒

轮状病毒于 1973 年由澳大利亚学者 Bishop 等在婴幼儿粪便中首次发现，属呼肠病毒科，是人类、哺乳动物和鸟类腹泻的重要病原体。A 组轮状病毒是婴幼儿重症腹泻最重要的病原体，是引起婴幼儿死亡的主要原因之一；B 组轮状病毒引起成人腹泻。

1. 生物学性状

轮状病毒呈球形，直径为 60 ～ 80nm，双层衣壳，内衣壳粒子沿病毒核心边缘呈放射状排列，病毒外形呈车轮状，故名轮状病毒（图 5-20）。外层衣壳在电子显微镜下可见有一层半透明的光滑薄膜，这是典型的形态特征，有诊断价值，只有具有双层衣壳结构的完整病毒颗粒才有感染性。根据内衣壳抗原不同，轮状病毒可分为 A ～ G 7 个组。A 组轮状病毒是引起婴幼儿急性胃肠炎的主要病原体，B 组仅在我国成人中爆发流行，C 组病毒引起的腹泻很少见，D ～ G 组只引起动物腹泻。对理化因素及外界环境有较强的抵抗力，在粪便中可存活数天至数周，耐酸、碱和反复冻融，在 pH 3 ～ 10 环境中存活，对热较敏感，56℃加热30min 可被灭活。

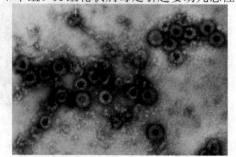

图 5-20　轮状病毒形态（电镜）

2. 致病性与免疫性

患者和无症状带毒者是主要传染源，可引起急性胃肠炎，主要通过粪—口传播。病毒侵入人体后，在小肠黏膜绒毛膜细胞内增殖，造成细胞溶解死亡，分泌物增多，使肠道对水分的正常吸收能力下降，从而引起水样腹泻，并造成水和电解质丧失。患者出现发热、水样腹泻和呕吐等临床症状，严重者可出现脱水、酸中毒而导致死亡。感染后只对同型病毒有免疫力。

3. 微生物学检查

（1）检测病毒或病毒抗原：运用电镜或免疫电镜可直接检测腹泻粪便的病毒体。

（2）检测病毒核酸：从粪便标本中提取病毒 RNA，用电泳方法根据基因片段进行分析判断。

（3）细胞培养分离病毒：轮状病毒可在原代猴肾细胞传代增殖。

4. 防治原则

口服轮状病毒减毒活疫苗是重要的预防措施，另外还要控制传染源，切断传播途径。治疗应及时补充液体，维持水电解质平衡，防止脱水和酸中毒，以降低死亡率。

案例 5-4 患儿，男，11 月龄。突然发病，出现发热、呕吐等症状，随后发生大量腹泻，粪便呈蛋花汤样，急诊入院。患者为早产儿，人工喂养，体检有轻微脱水症，体温 38.2℃，无神经系统的阳性体征，且发育正常。实验室检查：大便轮状病毒检测阳性，肠道细胞培养阴性，血电解质检查均正常，脑脊液常规及生化检查正常，肠道柯萨奇病毒 IgM、IgG 检测均为阴性。

请思考：（1）患儿可能患的是什么病？

（2）该病应采取哪些防治措施？

（三）其他肠道病毒

其他肠道病毒如表 5-5 所列。

表 5-5　**其他肠道病毒**

病毒名称	生物学性状	致病性免疫性	防治原则
柯萨奇病毒	球形，无包膜，单链 RNA	可引起无菌性脑膜炎、疱疹性咽峡炎、手足口病、流行性胸痛、心肌炎、心包炎、眼病等	无特效预防方法，采取隔离、对症治疗、预防继发感染等措施
埃可病毒	球形，无包膜，单链 RNA	可致无菌性脑膜炎、疱疹性咽峡炎、手足口病、流行性胸痛、心肌炎、心包炎、眼病等	同柯萨奇病毒
肠道腺病毒	球形，无包膜，双链 DNA	经粪口传播，也可经呼吸道传播，主要侵犯 5 岁以下儿童，引起水样腹泻，伴有咽炎、咳嗽等呼吸道症状	目前尚无有效疫苗和抗病毒治疗方法，主要采取对症治疗
杯状病毒	球形，直径为 27～38nm，单股正链 RNA 病毒，无包膜，主要有诺如病毒和沙坡病毒	引起人类急性病毒性胃肠炎，对热、乙醚和酸稳定，60℃ 30min 仍有感染性	尚无有效疫苗

案例 5-5 患儿，男，5 岁。发热伴皮疹，肢体抖动，有呕吐 2 天就诊。入院查体：体温 38.0℃，脉搏 130 次 /min，精神欠佳，双手、足、肘关节见红色斑丘疹，口腔见溃疡，口腔黏膜有多个疱疹。双肺听诊呼吸音粗，未闻及湿啰音，心律齐，各瓣膜听诊区未闻及病理性杂音。当日下午患儿精神明显变差，对外界刺激反应不灵敏。病原学检查：经 PCR 检测病毒核酸，肠道病毒通用引物及大便标本 EV71 病毒核酸均为阳性，CoxA16 为阴性。

请思考：（1）为何种病原体感染？考虑为何种疾病？

（2）引起该病最常见的病原体有哪些？

三、肝炎病毒

肝炎病毒（hepatitis virus）是一大类引起病毒性肝炎的病原体，是严重危害人类健康的全身性传染病，主要累及肝脏。人类肝炎病毒有 5 种，即甲型肝炎病毒（hepatitis A virus，HAV）、乙型肝炎病毒（hepatitis B virus，HBV）、丙型肝炎病毒（hepatitis C virus，HCV）、丁型肝炎病毒（hepatitis D virus，HDV）和戊型肝炎病毒（hepatitis E virus，HEV）。各型肝炎病毒的比较如表 5-6

所列。

表 5-6　各型肝炎病毒的比较

项目	HAV	HBV	HCV	HDV	HEV
病毒大小	27nm	42nm	30～60nm	35～37nm	32～34nm
病毒结构	+ssRNA	dsDNA	+ssRNA	-ssRNA	+ssRNA
培养	有	无	无	无	无
传播途径	粪—口	血液、性、垂直传播	血液、性、垂直传播	血液、性、垂直传播	粪—口
感染率	高	高	中	低，区域性	区域性
病情	轻	偶尔严重	亚临床，慢性多见	需 HBV 协助	孕妇重
转为慢性化	无	有	有		无
致癌性	无	有	有	不明确	无
实验室检查	HAV IgM	HBsAg-Ab、HBc Ab、HBeAg- Ab	抗 HCV，HCR-RNA	抗 HDV IgM	抗 HEV IgM
预防	疫苗	疫苗	无	同 HBV	无

（一）甲型肝炎病毒

　　1973 年，Feinstone 采用免疫电镜技术从急性肝炎患者粪便中发现甲型肝炎病毒（HAV）。HAV 是甲型肝炎的病原体，通过粪—口途径传播，潜伏期短，发病急，一般不会转变为慢性。

1. 生物学性状

　　HAV 呈球形，无包膜，直径约为 27nm，单链 RNA，衣壳呈二十面体立体对称（图 5-21）。可在猴原代肝细胞、恒河猴胚肾传代细胞株中培养。HAV 抵抗力较强，耐酸，对乙醚、氯仿、酸处理有抵抗力。紫外线、煮沸 5min、过氧乙酸、甲醛等可灭活该病毒。25℃干燥下可存活一个月，60℃可存活 4h。

2. 致病性与免疫性

　　主要传染源是患者，尤其是无黄疸型肝炎患者和隐性感染者，主要经粪—口传播，传染性极强。病毒随患者粪便排出体外，通过污染水源、食物、海产品和食具等传播，造成散发性流行或大流行。潜伏期 5～50 天，平均 30 天。经口进入人体后，首先在口咽部或唾液腺中增殖，然后在肠黏膜与局部淋巴结中

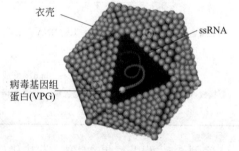

图 5-21　HAV 病毒示意图

大量增殖，并侵入血流形成病毒血症，最终侵犯靶器官肝。甲型肝炎好发于儿童和青壮年，发病较轻，临床表现有发热、疲乏、食欲缺乏、肝大腹痛、肝功能损害或黄疸等，一般不转为慢性和携带者。HAV 感染后，机体可产生抗 HAV IgM 和 IgG 抗体，IgG 抗体有终身免疫力，对 HAV 再感染有免疫防御作用。

3. 微生物学检查

　　（1）病毒颗粒及组分检查：免疫电镜技术从患者粪便检出 HAV 颗粒。

　　（2）血清学检查：用 ELISA 检测抗 HAV IgM 阳性是甲肝早期诊断的指标，抗 HAV IgG 提示 HAV 既往感染。

4. 防治原则

　　搞好饮食卫生，保护水源，加强粪便管理，切断传播途径及管理传染源。注射甲肝减毒活疫苗和灭活甲肝疫苗可获得持久免疫力，是预防甲肝最有效措施。紧急预防甲肝时可紧急注射丙种

球蛋白及胎盘球蛋白。尚无可靠满意的抗病毒治疗药物，一般采用综合疗法，以适当休息和合理营养为主，适当药物辅助治疗，主要是休息和支持疗法。

案例 5-6 患者，男，21 岁，突然出现发热、呕吐、厌食、乏力和黄疸等症状，尿黄，呈浓茶色。近日有不洁饮食史。医院检查结果如下：体温 38.2℃，全身皮肤黏膜中度黄染，巩膜中度黄染，心肺无异常，腹平软，肝肋下 2cm 可触及，实验室检查抗 HAV IgM 阳性，肝功能 ALT 1564U/L，AST 1312U/L，TBIL 360μmol/L。

请思考：（1）本病例初步诊断为何种疾病？有何依据？

（2）该病的病原体是什么？如何预防？

（二）乙型肝炎病毒

HBV 是乙型肝炎病原体（图 5-22），全世界感染者约有 3.5 亿，我国是乙型肝炎高流行区，人群 HBV 携带率为 10%，感染此病毒后表现为重症肝炎、急性肝炎、慢性肝炎或无症状病毒携带者，部分慢性肝炎可演变成肝硬化或肝癌，危害性较大。

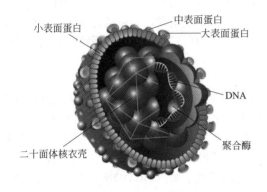

图 5-22　乙型肝炎病毒结构

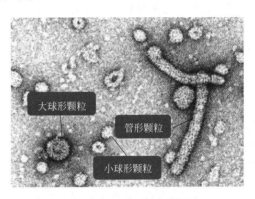

图 5-23　乙型肝炎病毒颗粒形态

1. 生物学性状

电镜观察乙型肝炎患者血清，可看到大球形、小球形和管形三种不同形态的颗粒（图 5-23）。大球形颗粒也称 Dane 颗粒，是具有感染性的完整乙型肝炎病毒颗粒，直径 42nm，有双层衣壳。外衣壳由脂质双层与蛋白质组成，类似一般病毒包膜，表面抗原（HBsAg）镶嵌其中；内衣壳是直径为 27nm 的二十面体对称的核衣壳，内衣壳蛋白为 HBV 核心抗原（HBcAg）。HBcAg 经酶或去垢剂作用可暴露出 e 抗原（HBeAg），只存在于感染的肝细胞核内，血清中不易检测到。HBeAg 可自肝细胞分泌而存在于血清中。大球形颗粒内部含 DNA 和 DNA 多聚酶。小球形颗粒直径为 22nm，是患者血清中最常见的颗粒，不含病毒 DNA 及 DNA 聚合酶，只含 HBsAg，在患者血流中大量存在，无感染性。管形颗粒由小球形颗粒串联而成，成分与小球形颗粒相同，长 100 ～ 700nm，直径 22nm，无核酸，含有 HBsAg，无感染性，亦存在于血液中。

HBV 包含 HBsAg、HBcAg 和 HBeAg 三种抗原。HBsAg 是糖脂蛋白，在三种类型病毒颗粒中存在，大量存在于患者血清中，是 HBV 感染的主要标志，具有免疫原性，是制备疫苗的主要成分，可刺激机体产生抗 -HBs（HBsAb）。HBsAb 是有特异性保护作用的综合抗体，血清中出现 HBsAb 表示曾感染过乙肝病毒，是乙型肝炎恢复的重要标志并具有相对免疫力。HBcAg 是蛋白质，存在于大球形颗粒（Dane 颗粒）核心表面结构，在外周血中很难检测出，可刺激机体产生抗 -HBc（HBcAb）。HBcAb 在血清中维持时间较长，为非保护性抗体，高效价的 HBcAb IgM 提示 HBV 正在肝内复制增殖。HBeAg 为可溶性蛋白质，存在于大球形颗粒（Dane 颗粒）核心结构表面，游离于血清中，是体内 HBV 复制及具有强传染性的指标之一，可刺激机体产生 HBeAb，对清除病毒感染有一定的作用。

　　HBV 外界抵抗力较强，对低温、干燥、紫外线和一般消毒剂均有耐受性。高压蒸汽灭菌或100℃ 10min 可将其灭活，75% 乙醇不能将其灭活。环氧乙烷、0.5% 过氧乙酸、5% 次氯酸钠及2% 戊二醛等可消除其传染性，但可保留其抗原性。

2. 致病性与免疫性

　　（1）传染源。患者和无症状的病毒携带者是主要的传染源，潜伏期较长（30～160 天），在潜伏期、急性期、慢性活动期，患者血清中均有 HBV，具有传染性。无症状携带者数量巨大且被忽略，血液中长期有 HBV 存在，是更危险的传染源。

　　（2）传播途径。可通过血液、母婴及密切接触传播。极少量污染血进入人体即可引起感染，可经输血（液）、注射、手术、针刺、牙刷、医学检查、公用剃刀等传播，接触患者血液等标本或被污染物品也可导致感染，还可经胎盘致胎儿宫内感染，分娩时可经产道感染新生儿，长期与婴儿密切接触，如哺乳期也可感染婴儿；密切接触，尤其是性接触是最常见的传播方式，可通过精液、阴道分泌物等传播。

　　（3）致病性与免疫性。乙肝病毒感染后患者临床表现多样，有无症状带毒者、慢性肝炎、急性肝炎、重症肝炎、肝硬化和肝细胞癌变等。致病机制尚未完全清楚，一般认为病毒对肝细胞的直接损害并不明显，其抗原成分诱发机体的免疫病理损害导致肝细胞破坏。病后痊愈可获得免疫力，起保护作用的主要是抗 -HBs（HBsAb）。

3. 微生物学检查

　　采用血清学、酶联免疫吸附试验（ELISA）、放射免疫测定法等检测 HBV 的抗原 - 抗体系统，主要包括 HBsAg、抗 -HBs、HBeAg、抗 -HBe、抗 -HBc 乙肝五项检测（俗称乙肝"两对半"），HBcAg 一般外周血不易检出。利用抗原 - 抗体系统之间的关系（图 5-24）可对乙肝 5 项进行临床分析（表 5-7、表 5-8），用于乙肝的特异性诊断，判断乙肝的病程、病情转归、预后，筛选献血员，判断疫苗的接种效果，以及进行流行病学调查。还可进行血清 HBV-DNA 测定：应用 PCR扩增技术、荧光定量技术、核酸杂交技术检测血清中有无 HBV-DNA，可检出极微量的 HBV，可用于疾病的诊断，亦可作为药物治疗疗效的考核指标。

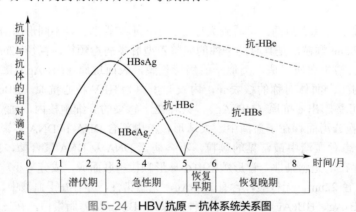

图 5-24　HBV 抗原－抗体系统关系图

表 5-7　HBV 抗原－抗体的临床意义

项目	临床意义
HBsAg	HBV 感染的标志，见于急慢性乙型肝炎或病毒携带者，血液具有传染性
HBcAg	HBV 病毒在复制，血液具有传染性（大球形颗粒脱壳或干细胞穿刺可查到）
HBeAg	HBV 病毒在复制，血液具有强传染性
抗 - HBs	保护性抗体，提示 HBV 既往感染或疫苗接种后
抗 - HBc	无保护性，抗 -HBc IgM 见于早期，有传染性，见于现症感染（高价）或既往感染（低价）
抗 - HBe	有一定保护性，血液传染性减弱，是预后良好的表现

表 5-8　HBV 抗原 – 抗体检测结果的临床分析

HBsAg	HBeAg	抗 -HBs	抗 -HBe	抗 -HBc	结果分析
–	–	–	–	–	无感染或接种疫苗还未产生抗体
+	–	–	–	–	HBV 感染早期或携带者，有传染性
+	+	–	–	–	急性乙型肝炎或无症状携带者，有传染性
+	+	–	–	+	急性或慢性乙肝（大三阳），传染性强
+	–	–	+	+	急性或慢性乙肝（小三阳），有传染性
–	–	+	+	+	既往感染恢复期，传染性弱
–	–	–	+	+	既往感染恢复期，传染性弱
–	–	–	–	+	既往感染恢复期，传染性弱
–	–	+	–	–	既往感染或接种疫苗产生抗体，无传染性

知识拓展

HBV 与原发性肝癌

HBV 与原发性肝癌密切相关，其依据是 HBV 携带率高的地区，原发性肝癌的发生率也高。HBV 携带者发生肝癌的危险性比正常人群高，某些原发性肝癌患者的肝细胞内整合有 HBV-DNA，可反式激活细胞内癌基因。

4. 防治原则

严格筛选献血人员，严格管理血液制品，降低输血后乙型肝炎发生率。严格消毒医疗器械，防止医源性感染。加强对育龄妇女表面抗原检测，阻断母婴传播。高危人群采取特异性预防、注射乙型肝炎基因工程疫苗进行主动免疫。被动免疫采用高效价的乙型肝炎免疫球蛋白进行。目前治疗乙型肝炎尚无特效药，用广谱抗病毒药物进行综合治疗效果较好，如拉米夫定、利巴韦林、干扰素及某些中药等。

※ 知识考点 ※　乙型肝炎病毒的生物学性状、致病性和防治原则

案例 5-7　患者，男，36 岁，5 年前开始出现腹泻、面黄、厌食、厌油腻等症状，实验室检查结果如下：HBsAg（+）、HBeAg（+）、抗 -HBc（+）。近日肝区疼痛，来院复查，B 超显示肝脾肿大，肝内光点反射增粗，腹水；肝功能受损 AST 75U/L，ALT 86U/L。

请思考：（1）根据以上资料，本病例初步诊断为何种疾病？有何依据？

（2）该疾病如何预防和治疗？

（三）其他肝炎病毒

其他肝炎病毒见表 5-9。

表 5-9　**其他肝炎病毒**

病毒名称	生物学性状	致病性与免疫性	防治原则
丙型肝炎病毒（HCV）	球形，有包膜，RNA 病毒，直径 30 ~ 60nm，人类是天然宿主，对氯仿、乙醚等脂溶剂敏感，100℃加热 5min、UV 可灭活病毒	丙肝，主要通过输血或性接触、垂直传播，易转为慢性；与肝癌密切相关。感染患者体内先后出现 IgM 和 IgG 抗体，有低度免疫力	加强血液和血制品检测。抗 HCV 是预防输血引起丙肝发生的主要措施，尚无有效疫苗，抗病毒治疗可应用 α 干扰素联合利巴韦林

续表

病毒名称	生物学性状	致病性与免疫性	防治原则
丁型肝炎病毒（HDV）	球形，有包膜，RNA病毒，直径35～37nm，是已知动物病毒中基因组最小的	丁肝，可通过输血或母婴垂直传播。感染有2种：联合感染（同时发生急性HBV和HDV感染）和重叠感染（HBV或其他嗜肝病毒先感染后，HDV才能进行增殖）	此病毒为缺陷病毒，必须有HBV或其他肝炎病毒存在时才能进行复制，防治措施与乙肝病毒相似，控制血源是有效的途径，接种乙肝疫苗也可预防HDV感染
戊型肝炎病毒（HEV）	无包膜，球形，平均直径为32～34nm，有锯齿状刻缺和突起，形似杯状，对高盐、氯仿敏感，容易裂解，液氮中保存稳定	戊肝，粪-口传播，临床表现为急性肝炎、重症肝炎及胆汁瘀滞性肝炎，不发展为慢性肝炎。但孕妇感染HEV后，妊娠6～9个月最为严重，可发生流产或死胎	切断传播途径，保护水源，管理粪便，加强食品卫生管理。戊型肝炎病毒基因工程疫苗有望成为继乙肝疫苗之后世界上第2个基因工程病毒疫苗

案例 5-8　患者，女，43 岁，近日因腹胀、双下肢水肿就诊，B 超提示肝硬化、脾大、大量腹水。实验室检查显示，ALT 为 90U/L，总胆红素为 30μmol/L，白蛋白球蛋白比值为 30g/34g，抗 -HCV（+），HCV-RNA（+）。20 年前因剖宫产有输血史。

请思考：（1）根据以上资料，本病例初步诊断为何种疾病？有何依据？

（2）该疾病如何预防治疗？

四、人类免疫缺陷病毒

人类免疫缺陷病毒（human immunodeficiency virus，HIV）是获得性免疫缺陷综合征（acquired immunodeficiency syndrome，AIDS）即艾滋病的病原体。HIV 有 HIV-1 和 HIV-2 两型，世界上流行的艾滋病大多由 HIV-1 引起，HIV-2 仅在西非地区流行。

1. 生物学性状

HIV 呈球形，直径为 100～120nm，核心呈子弹头状，含两条相同的单股正链 RNA，衣壳呈二十面体对称，由衣壳蛋白 p24 组成。病毒体外层为脂蛋白包膜，镶嵌有 gp120 及 gp41 两种糖蛋白刺突。包膜与衣壳之间由内膜蛋白 p17 构成一层内膜，gp120 易发生变异，这就决定了 HIV 的高度变异性（图 5-25）。恒河猴及黑猩猩可作为 HIV 感染动物模型，其感染过程产生的症状与人类不同。体外条件下 HIV 只感染 CD4⁺T 细胞和巨噬细胞，实验室中常用新鲜分离的正常人体细胞或用患者自身分离的 T 细胞来培养 HIV，抵抗力较弱，56℃ 30min 即被灭活，HIV 离开人体后，在干净环境中 24h 内 99% 病毒均可失活。对脂溶剂敏感，经 0.2% 次

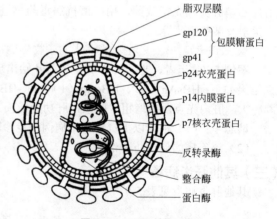

图 5-25　HIV 结构示意

脂双层膜
gp120 ｜包膜糖蛋白
gp41
p24衣壳蛋白
p14内膜蛋白
p7核衣壳蛋白
反转录酶
整合酶
蛋白酶

氯酸钠、0.1% 次氯酸钙、0.2% 戊二醛、0.5% 来苏尔、70% 乙醇处理 5～10min 即可被灭活，但对紫外线有较强的抵抗力。

2. 致病性与免疫性

无症状携带者和艾滋病患者是主要传染源。感染者血液、精液、阴道分泌物、乳汁、唾液、脑脊髓液、骨髓、皮肤及中枢神经组织等均可分离到病毒，可通过性行为（同性或异性）、血液（如输入含 HIV 血液或血制品、器官或骨髓移植、人工授精、静脉药瘾者、共用污染的注射器及针头等）和母婴（包括经胎盘、产道或哺乳等方式）等方式传播。HIV 进入人体后可选择性侵犯

CD4$^+$细胞，主要是 CD4$^+$T 细胞。CD4$^+$T 细胞大量破坏致使 T 细胞数量减少，功能障碍，机体免疫功能紊乱，甚至为严重的免疫缺陷。

艾滋病潜伏期长，从感染到发病约 10 年时间，临床上可分为 4 期。

（1）急性感染期。HIV 进入人体后开始大量增殖和释放，形成病毒血症，患者感染 2～4 周后出现发热、头痛、咽炎、淋巴结增大、皮肤斑、丘疹和黏膜溃疡等症状，数周后疾病转入无症状潜伏期。

（2）无症状潜伏期。此期间感染者没有任何临床症状，血清中可检出 HIV 抗体。此期可持续 6～10 年或更久。

（3）艾滋病相关综合征期。病毒在体内大量增殖，机体免疫功能被严重破坏，患者进入艾滋病相关综合征期，表现为持续性发热、疲乏、体重下降及慢性腹泻等全身症状，全身淋巴结增大亦是此期重要特征。

（4）典型艾滋病期。HIV 大量复制，导致细胞免疫严重缺陷，诱发致死性机会感染和恶性肿瘤。HIV 感染之后可以产生高滴度的 HIV 抗体，终身无法清除。

3. 微生物学检查

采集感染者血液用于病毒分离，采集其血清进行血清学诊断。病毒抗体检测，常用 ELISA 筛检 HIV 抗体阳性感染者，用免疫印迹法及免疫荧光检测法检测 p24 和 gp120 用于确认 HIV 感染者。病毒抗原检测，在急性感染期，通过 ELISA 检测血浆中 HIV 的 p24 抗原，用于早期辅助诊断。

4. 防治原则

由于 HIV 病毒毒株的多样性和变异性，目前 AIDS 特异性预防尚缺乏理想疫苗，主要以综合性预防措施为主。广泛开展宣传教育，普及防治知识，认识传染源及其严重危害；杜绝吸毒和性滥交；建立 HIV 感染和 AIDS 监测系统，对高危人群实行监测，严格管理 AIDS 患者及 HIV 感染者；对血液及血液制品严格检测，确保安全；加强国境检疫，严防外源输入。临床上用于治疗 HIV 感染的抗病毒药物主要有核苷类反转录酶抑制剂（如叠氮胸苷酸、脱氧胞苷酸、脱氧肌苷和拉米夫定等）、非核苷类反转录酶抑制剂（如地拉夫定、奈韦拉平等）和蛋白酶抑制剂（如赛科纳瓦、瑞托纳瓦、英迪纳瓦和纳菲纳瓦等）等 3 类。也可以采用核苷类反转录酶抑制剂、非核苷类反转录酶抑制剂和蛋白酶抑制剂组合二联或三联疗法，以延缓 HIV 病情发展。

案例 5-9　患者，男，35 岁，有不洁性交史。近 1 年来常感觉乏力、低热、消瘦。近 1 周咳嗽、咳痰、胸痛伴不规则发热。查体见患者体温 38.8℃，口腔呈鹅口疮，淋巴结肿大。CD4/CD8 比值下降。胸片显示右肺上叶大片阴影。结核菌素（OT）试验阴性，结核抗酸染色阳性。

请思考：（1）可初步诊断为何种疾病？病原体是什么？

（2）该疾病应如何预防？

五、狂犬病毒

狂犬病毒属弹状病毒科，是引起狂犬病的病原体，在野生动物及家畜中传播，人被病畜或带毒的动物咬伤而感染。

1. 生物学性状

狂犬病毒外形似子弹，有包膜，单负链 RNA，大小约 75nm×180nm。病毒核心的核蛋白、多聚酶、基质蛋白呈螺旋对称排列。包膜表面有许多糖蛋白刺突，与病毒的感染性、血凝性和毒力相关（图 5-26）。狂犬病毒对神经组织有较强亲嗜性，在易感动物或人的中枢神经细胞（主要是大脑海马回的锥体细胞）中增殖时，在细胞质内形成圆形或椭圆形的嗜酸性包涵体，称内基小体（图 5-27），可作为诊断狂犬病的重要依据。病毒对外界抵抗力不强，易被强酸、强碱、甲醛、碘、乙醇等灭活，对蛋白酶、紫外线和 X 射线敏感。

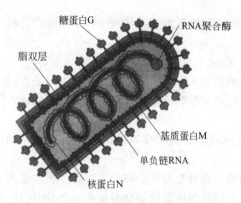

图 5-26　**狂犬病毒结构模式**

糖蛋白G
脂双层
RNA聚合酶
基质蛋白M
单负链RNA
核蛋白N

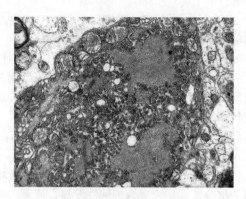

图 5-27　**狂犬病毒的内基小体**

2. 致病性与免疫性

狂犬病主要是被患病动物咬伤所致，致死率 100%。被咬伤后，病毒通过伤口进入体内，潜伏期一般为 1～3 个月，也有短至一周或长达数年才出现症状者，临床表现为神经兴奋性增高、吞咽或饮水时喉头肌肉痉挛，甚至闻水声或其他轻微刺激均可引起痉挛发作，故称"恐水病"。症状经 3～5 天后转入麻痹期，最后因昏迷、呼吸循环衰竭而亡。

3. 微生物学检查

人被犬和其他动物咬伤后，检查动物是否患有狂犬病，若观察期间发病，将其杀死，取脑海马回部位组织涂片，用免疫荧光抗体法检查病毒抗原，同时做组织切片检查内基小体。对狂犬病患者的生前诊断可取唾液沉渣涂片、睑及颊皮肤活检。用免疫荧光抗体法检查病毒抗原，也可应用 PCR 法检测标本中的狂犬病毒 RNA。

4. 防治原则

加强犬只管理，捕杀野犬，严格进行伤口处理，及时接种灭活病毒疫苗可预防发病。伤口严重者可联合应用抗狂犬病免疫球蛋白。被咬伤后，立即用 20% 肥皂水、0.1% 苯扎溴铵或清水反复冲洗伤口，再用碘酊及 70% 乙醇涂擦；也可用高效价抗狂犬病毒血清于伤口周围与底部行浸润注射或肌内注射，剂量为 40IU/kg。由于狂犬病潜伏期一般较长，人被咬伤后应及早接种疫苗可预防发病。我国目前用地鼠肾原代细胞和二倍体细胞培养制备的灭活病毒疫苗在第 1、3、7、14 和 28 天各肌注 1mL，免疫效果良好。对伤口严重者应联合使用人抗狂犬病免疫球蛋白或者马狂犬病免疫球蛋白，必要时再联合干扰素，以增强保护效果，并加强注射疫苗 2～3 次。

案例 5-10　患者，男，7 岁。1 个月前左小腿被小区一犬咬伤，只有少量出血，其奶奶自行给其消毒包扎，数日后伤口愈合。入院 2 天前患儿出现发热，咬伤处皮肤有蚁走感；入院当天上午患儿出现抽搐而就诊入院。查体发现患儿每隔 2h 左右抽搐一次，每次持续 20s 左右，伴口吐白沫，次日出现狂躁、流涎、失语、畏光等症状，听见水滴声可诱发抽搐，伴发咽肌痉挛。入院 6 天后，因呼吸循环衰竭而死亡。

请思考：（1）该患儿死于何种疾病？

（2）被犬类咬伤后正确的处理方法是什么？如何预防？

六、人乳头瘤病毒

乳头瘤病毒属包括多种动物乳头瘤病毒和人乳头瘤病毒（human papillomavirus，HPV）。

1. 生物学性状

HPV 呈球形（图 5-28），直径 52～55nm，二十面体对称，无包膜，DNA 病毒，核心为双链 DNA，现已发现 HPV 有 100 多个型，各型之间的同源性少于 50%。HPV 尚不能在组织细胞中培养。

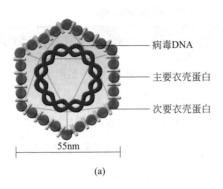
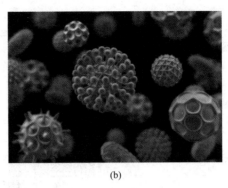

— 病毒DNA

— 主要衣壳蛋白

— 次要衣壳蛋白

55nm

(a)　　　　　　　　　(b)

图5-28　人乳头瘤病毒结构模式（a）及模拟结构（b）

2. 致病性

　　HPV 对皮肤和黏膜上皮细胞有高度侵蚀性。病毒复制能诱导上皮增生，表皮变厚，伴随棘层增生和某些程度表皮角化，在颗粒层常出现嗜碱性核内包涵体。上皮增生，形成乳头状瘤，也称为疣。主要通过直接接触感染者的病损部位或间接接触被病毒污染物品传播。生殖器感染主要由性交传播，新生儿可经产道感染，病毒感染仅停留于局部皮肤和黏膜中，不产生病毒血症。不同型 HPV 侵犯的部位和所致疾病也不尽相同，如尖锐湿疣主要由 HPV6、HPV11 引起；跖疣和寻常疣都由 HPV 的 1 型、2 型、4 型引起；扁平疣主要由 HPV 的 3 型、10 型所致；宫颈癌发生与 HPV 的 16 型、18 型、33 型密切相关。

3. 防治原则

　　HPV 引起的生殖器疣是常见性传播疾病之一，应加强性安全教育，切断传播途径，对防止 HPV 感染、减少生殖器疣和宫颈癌发生具有重要意义，对疣可以采用局部涂药、激光、冷冻、电灼或手术等方法去除。HPV 的持续性感染与宫颈癌的发生有关，目前预防 HPV 感染可以接种的预防性疫苗有 3 种，分别是二价疫苗（HPV16、HPV18）、四价疫苗（HPV6、HPV11、HPV16、HPV18）、九价疫苗（HPV6、HPV11、HPV16、HPV18、HPV31、HPV33、HPV45、HPV52、HPV58）。

📚 知识拓展

人乳头瘤病毒与宫颈癌

　　人乳头瘤病毒（即 HPV）与宫颈癌关系密切，进行宫颈癌癌前筛查中，经常用的就是宫颈 HPV 的筛查。HPV 感染分为高危型病毒感染及低危型病毒感染。低危型病毒感染与疣状疾病有一定关系，与宫颈癌没有直接关系，但高危型的病毒感染就与宫颈癌有密切关系，尤其是 16 型和 18 型如果阳性，则与宫颈癌关系就更为密切。若上述两者是阳性，不管 TCT 检查结果如何，都建议要在阴道镜下行宫颈活检术，如果宫颈活检有问题要行后续的宫颈锥形切除术。

七、其他常见病毒

（一）疱疹病毒

　　疱疹病毒是一群中等大小有包膜的 DNA 病毒，现已发现 100 多种，与人类疾病有关的疱疹病毒称人疱疹病毒，有 8 种。各型人疱疹病毒主要传播途径及所致主要疾病见表 5-10。

表 5-10　人类疱疹病毒的种类及所致的主要疾病

正式命名	常用名	传播途径	引起疾病
人类疱疹病毒 1 型	单纯疱疹病毒 1 型（HSV-1）	直接密切接触、黏膜和破损皮肤	齿龈炎、咽炎、唇疱疹、角膜结膜炎、疱疹性脑炎、脑膜炎等
人类疱疹病毒 2 型	单纯疱疹病毒 2 型（HSV-2）	性接触、垂直传播	生殖器疱疹、新生儿疱疹等
人类疱疹病毒 3 型	水痘 - 带状疱疹病毒	呼吸道传播、垂直传播	水痘、带状疱疹
人类疱疹病毒 4 型	EB 病毒（EBV）	唾液感染，接触或输血传播	传染性单核细胞增多症、Burkitt 淋巴瘤、鼻咽癌
人类疱疹病毒 5 型	巨细胞病毒	垂直传播、接触传播、消化道传播、出血传播	巨细胞病毒感染、先天性畸形、输血后传染性单核细胞增多症、肝炎间质性肺炎
人类疱疹病毒 6 型	人类疱疹病毒 6 型	唾液感染	婴儿急疹、幼儿急性发热病
人类疱疹病毒 7 型	人类疱疹病毒 7 型	唾液感染	未确定
人类疱疹病毒 8 型	人类疱疹病毒 8 型	呼吸道传播	Kaposi 肉瘤

　　疱疹病毒病毒体呈球形，大小约 150～200nm，核心为双股线形 DNA，衣壳呈二十面体，有包膜，包膜表面有刺突（图 5-29）。大多数疱疹病毒能在人二倍体细胞内增殖并引起细胞病变，核内形成嗜酸性包涵体病毒，可以使受染细胞融合，形成多核巨细胞。病毒感染后，可引起多种类型感染，如增殖感染、潜伏感染、整合感染和先天性感染。所致疾病多种多样，非常复杂，因型别不同、感染种类及个体免疫状态而异。

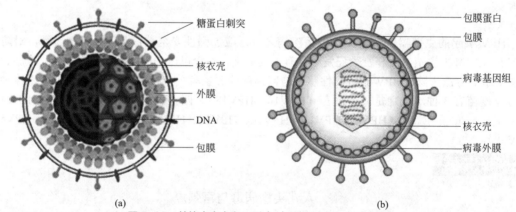

图 5-29　单纯疱疹病毒 2 型（a）和 EB 病毒（b）结构

　　案例 5-11　女，44 岁，每年冬季唇缘、口角、鼻孔周围等处出现多簇水疱群，10 天后干燥结痂。患者反复发作，已持续 10 年以上。实验室检测 HSV 特异性 IgM 抗体阳性，HSV DNA 阳性。

　　请思考：（1）根据以上资料，本病例初步诊断为何种疾病？有何依据？
　　（2）该疾病如何预防和治疗？

（二）虫媒病毒

　　虫媒病毒是一大群通过吸血的节肢动物叮咬人、家畜及野生动物而传播的病毒，常见节肢动

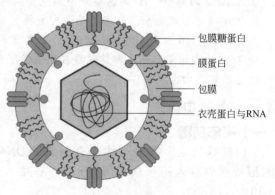

图 5-30　登革病毒结构示意

物有蚊、白蛉和蠓等。节肢动物为病毒的传播媒介和储存宿主，节肢动物吸食病毒血症期的脊椎动物血液被终生感染，病毒甚至可在节肢动物体内经卵传代，有明显地方性和季节性。自然界存在的节肢动物、鸟类或哺乳动物是病毒重要储存宿主和传染源，因此虫媒病毒具有自然疫源性和人畜共患性。虫媒病毒致病力强，所致疾病潜伏期短，发病急，病情严重。虫媒病毒分别归属于披膜病毒科、黄病毒科、布尼亚病毒科，引起人类疾病的有 100 多种以上，我国流行的主要有黄病毒科的流行性乙型脑炎病毒（JEV）、登革病毒（图 5-30）和森林脑炎病毒等（表 5-11）。

表 5-11　重要的虫媒病毒及所致疾病

病毒名称	传播媒介	储存宿主	主要分布区域	所致疾病
流行性乙型脑炎病毒	蚊（三带喙蚊、致乏库蚊、白纹伊蚊）	家畜和家禽，猪是重要传染源	亚洲	流行性乙型脑炎（简称乙脑）
登革病毒	伊蚊	灵长类动物	热带、亚热带，特别是东南亚、西太平洋及中南美洲	登革热和登革出血热
森林脑炎病毒	蜱	鸟类和啮齿类动物	俄罗斯和中国	森林脑炎

案例 5-12　患者，女，4 岁，5 天前有蚊虫叮咬史。头痛，高热不退，嗜睡，呕吐，颈部发硬。体温 40℃。脑脊液澄清，压力轻度增高，白细胞计数增加，抗 JEV IgM 阳性。2h 后患儿强烈抽搐，之后呼吸骤停，抢救无效死亡。

请思考：（1）根据以上资料，本病例初步诊断为何种疾病？有何依据？

（2）该疾病如何预防和治疗？

（三）出血热病毒

病毒性出血热是以发热、不同脏器损害和出血，以及低血压和休克等为特征的疾病。引起病毒性出血热的病原体通称为出血热病毒，种类较多，分属于不同病毒科。我国已发现的有布尼亚病毒科的汉坦病毒、新疆出血热病毒及黄病毒科的登革病毒。常见出血热病毒如表 5-12 所列。

表 5-12　常见出血热病毒

病毒名称	储存宿主	传播途径	所致疾病
汉坦病毒	黑线姬鼠和褐家鼠	啮齿动物	肾综合征出血热
新疆出血热病毒	野生动物和家畜	蜱（亚洲璃眼蜱）	新疆出血热
登革病毒	灵长类动物	伊蚊	登革出血热
埃博拉病毒（图 5-31）	带毒灵长类动物和患者	直接接触患者体液	埃博拉出血热

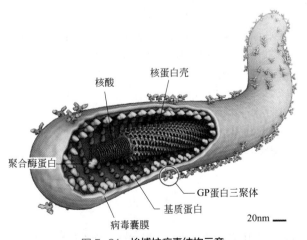

图 5-31　埃博拉病毒结构示意

知识拓展

埃博拉病毒

　　埃博拉病毒由比利时科学家彼得·皮奥特与同事在1976年首先发现，并根据疫情发生地刚果的埃博拉河命名了该病毒。2014年，西非埃博拉病毒疫情致多人死亡，埃博拉病毒是引起出血热迄今世界上死亡率最高的一种恶性传染病。感染时患者高热，肌肉酸痛，全身无力，上吐下泻，随时出现内外出血不止，器官衰竭甚至溶解，死亡率可高达90%以上。病毒通过受感染的人和灵长类动物，经破损的皮肤黏膜、性接触、呼吸道传播。

知识框架

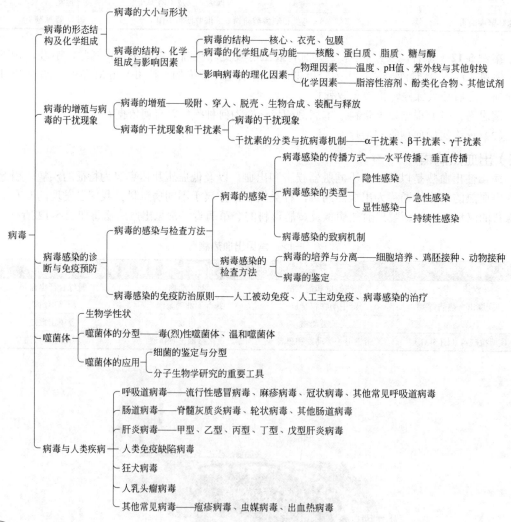

目标检测

一、名词解释

　　病毒、复制、复制周期、干扰素、噬菌体、抗原漂移、垂直传播、水平传播

二、填空题

1. 病毒体的结构由_____和_____构成，称_____。

2. 病毒的复制周期包括_____、_____、_____、_____和_____。

3. 病毒对温度的抵抗力表现为耐_____不耐_____；加热____℃____min，可使病毒失去感染性，称为_____。

4. 病毒的传播途径有_____传播和_____传播。

5. 在肝炎病毒中，由粪—口途径传播的有_____和_____；由血液和垂直传播的有_____、_____、_____；属于 DNA 病毒的是_____；属于缺陷病毒的是_____。

6. 乙型肝炎病毒的"大三阳"指标指的是_____、_____、_____。

7. 人类免疫缺陷病毒简称_____，所引起的疾病是_____，简称_____。

8. 常用的人工培养病毒的方法有_____、_____和_____。

9. 干扰素抗病毒的作用并非直接作用于病毒，而是通过_____来实现的。

10. 流感病原体是_____，麻疹病原体是_____，婴幼儿急性胃肠炎的病原体是_____，狂犬病的病原体是_____。

三、选择题（A 型题）

1. 流行性乙型脑炎病毒的传染源是（   ）。

A. 家畜和家禽　　B. 蚊　　　　　　C. 虱　　　　　D. 蜱　　　　　E. 螨

2. 通过神经播散感染中枢神经系统的病毒是（   ）。

A. 麻疹病毒　　　B. 狂犬病毒　　　C. 人类免疫缺陷病毒

D. 乙型脑炎病毒　E. 脊髓灰质炎病毒

3. 灭蚊可预防感染的病毒是（   ）。

A. 脊髓灰质炎病毒　　　　　B. 狂犬病毒　　　　　C. 人类免疫缺陷病毒

D. 流行性乙型脑炎病毒　　　E. 肾综合征出血热病毒

4. 甲型肝炎病毒的主要传播途径是（   ）。

A. 呼吸道传播　　B. 粪—口传播　　C. 血液传播　　D. 蚊虫叮咬　　E. 性接触

5. 对甲型流感病毒抗原转变的错误叙述是（   ）。

A. HA 和 NA 变异幅度大　　　　B. 属于质变　　　C. 产生流感内病毒新亚型

D. 由病毒基因点突变造成　　　　E. 由不同型别的流感病毒基因重组造成

6. 大多数病毒的形态为（   ）。

A. 球形　　　　　B. 蝌蚪形　　　　C. 弹头状　　　D. 砖形　　　　E. 丝状

7. 可灭活肠道病毒的物质是（   ）。

A.75% 乙醇　　　B. 胃酸　　　　　C. 胆盐　　　　D. 蛋白酶　　　E. 氧化剂

8. 具有高度传染性的 HBV 感染者血液中可检测到（   ）。

A. HBsAg HBcAg HBeAg　　　B. HBsAg 抗 -HBe 抗 -HBc　　　C.HBsAg 抗 -HBc HBeAg

D. 抗 -HBe 抗 -HBc HBsAg　　　E. HBsAg 抗 -HBc HBcAg

9. 通过性接触可传播的，（   ）病毒除外。

A. 人乳头瘤病毒　　　B. 单纯疱疹病毒　　　　C. 乙型肝炎病毒

D. 流感病毒　　　　　E. 人类免疫缺陷病毒

10. 肝炎病毒的传播途径不包括（   ）。

A. 粪—口途径　　B. 血液传播　　C. 密切接触传播　　D. 呼吸道传播　　E. 垂直传播

11. 下列属缺陷病毒的是（   ）。

A. 甲型肝炎病毒　B. 乙型肝炎病毒　C. 丙型肝炎病毒　D. 丁型肝炎病毒　E. 戊型肝炎病毒

12. 乙型肝炎五项检查中仅抗 -HBs 阳性则表示（   ）。

A. 乙型肝炎恢复或疫苗接种后获得免疫力　　　　　B. 乙型肝炎病毒携带者

C. HBV 正在肝细胞内复制　　　　D. 已转变为慢性肝炎　　　　E. 血清具有传染性

13. HIV 致病的关键因素是（   ）。

A. HIV 基因组的活化　　　　　　B. 因各种类型的机会感染而致死

C. gp120 易变异，逃避免疫攻击　　　　　　D. 发生各种肿瘤而死

E. 侵犯免疫细胞，造成严重免疫缺陷

14. 用于测量病毒大小的单位是（　　　）。

A. 微米（μm）　　B. 纳米（nm）　　　C. 皮米（pm）　　D. 飞米（fm）　　　E. 阿米（am）

15. 下列何种药物不是抗病毒药物？（　　　）

A. 干扰素　　　　B. 无环鸟苷　　　　C. 病毒唑　　　　D. 叠氮胸苷　　E. 头孢菌素

16. 可通过病毒血症引起全身感染的呼吸道病毒是（　　　）。

A. 麻疹病毒　　　　B. 流感病毒　　　　C. 鼻病毒　　　　D. 副流感病毒　E. 冠状病毒

17. 关于干扰素的下列描述，错误的是（　　　）。

A. 可直接作用于病毒　　　　　　　　　　B. 抗病毒作用有相对的种属特异性

C. 有广谱抗病毒活性　　　　　　　　　　D. 有调节免疫的功能

E. 有抑制肿瘤细胞生长的作用

18. Dane 颗粒是（　　　）。

A. 乙肝病毒小球形颗粒　　　　　　B. 乙肝病毒大球形颗粒　　　　　　C. 乙肝病毒管形颗粒

D. 流感病毒体　　　　　　　　　　E. EB 病毒体

19. 病毒的增殖方式为（　　　）。

A. 复制　　　　　　B. 配子生殖　　　　C. 无性二分裂　　D. 有丝分裂　　E. 芽孢形成

20. HIV 的传播途径不包括（　　　）。

A. 同性或异性间性行为　　　　　　　　　B. 药物依赖者共同使用 HIV 污染的注射器

C. 输血和器官移植　　　D. 母婴垂直传播和围生期传播　　E. 日常生活的一般接触

21. 下列哪种病毒感染人体后可引起"恐水症"？（　　　）

A. 乙脑病毒　　　　B. 狂犬病毒　　　　C. 出血热病毒　　D. 黄热病毒　　E. 登革病毒

22. 不能经虫媒传播感染的病毒是（　　　）。

A. 乙型脑炎病毒　　B. 森林脑炎病毒　　C. 登革病毒　　　D. 狂犬病毒　　E. 黄热病病毒

23. 下列方法中不能灭活 HBV 的是（　　　）。

A. 煮沸 100℃，30min　B. 紫外线　　　C. 0.5% 过氧乙酸　　D. 121℃，20min　E. 干热 160℃，1h

24. 划分流感病毒亚型的依据是（　　　）。

A. 核蛋白抗原　　　　　B. M 蛋白　　　　　　　　　　C. 血凝素和神经氨酸酶

D. 核酸类型　　　　　　E. 培养特性

25. 脊髓灰质炎病毒的传播途径是（　　　）。

A. 空气传播　　　　B. 经血液传播　　　C. 虫媒传播　　　D. 粪—口传播　　E. 垂直传播

26. 婴幼儿急性胃肠炎最重要的病原体为（　　　）。

A. 柯萨奇病毒　　B. 埃可病毒　　　　C. 肠道腺病毒　　D. 轮状病毒　　　E.Norwall 病毒

27. 血液中检测不到的是（　　　）。

A.HBsAg　　　　　B. HBeAg　　　　　C.HBcAg　　　　D. 抗 -HBs　　　E. 抗 -HBe

28. 下列病毒感染机体可获得终生免疫除哪种病毒外？（　　　）

A. 腮腺炎病毒　　　B. 脊髓灰质炎病毒　C. 甲型流感病毒　D. 麻疹病毒　　E. 流行性乙型脑炎病毒

29. 噬菌体是指（　　　）。

A. 具有 DNA 和 RNA 核酸的微生物　　　　B. 无生命的游离体

C. 一种具有简单细胞结构的微生物　　　　D. 寄生于细菌、真菌等微生物体内的病毒

E. 能营自主独立生活的微生物

30. 单纯疱疹病毒 2 型可引起（　　　）。

A. 子宫颈癌　　　　B. Kaposi 肉瘤　　　C. 原发性肝癌　　　D. B 细胞淋巴瘤　　　E. 鼻咽癌

四、简答题

1. 病毒有哪些特点？

2. 试述病毒的基本结构、化学组成及功能。

3. 试述干扰素的分类及生物学作用。

4. 试述乙型肝炎病毒抗原抗体的组成及临床意义。

第六章
微生物的分布与控制

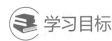 学习目标

了解微生物的分布，了解微生态平衡；掌握灭菌、消毒、防腐、无菌的概念；熟悉物理灭菌法、化学灭菌剂、消毒剂的种类与应用。

情景导学

从2019年年底开始，新型冠状病毒在全球陆续引发新冠肺炎并大面积流行。2020年1月12日世界卫生组织将这种以前从未在人体中发现的冠状病毒新毒株命名为"2019-nCoV"。截至2021年8月30日，全球感染新型冠状病毒患者为18734493人，累计死亡4514852人，平均病死率为2.75%。2021年，因国外疫情防控不力，陆续有境外病例输入，累计至2021年8月30日，境外输入新型冠状病毒肺炎患者共计8284例。2020年10月在印度发现变异的新冠病毒，2021年5月世卫组织将最早在印度发现的新冠病毒变异株B.1.617.2命名为"德尔塔（Delta）变体"，国内第二波疫情病原体主要为新冠病毒变异株德尔塔毒株。

? 请思考：

（1）新型冠状病毒如何传播？

（2）公众如何有效预防新型冠状病毒的感染？

微生物在自然界分布广泛，无论是在土壤、水体、空气、人体的表面，还是在人体与外界相通的腔道中，甚至在一些极端环境中都有微生物的存在。绝大多数微生物对人类及动植物无害，甚至是有益的，但一些致病性微生物会引起人类及动植物疾病。了解各种微生物，尤其是病原微生物的分布与控制技术，将为消毒灭菌以及疾病防控等工作提供重要理论依据。

第一节　微生物的分布

一、微生物在自然界的分布

（一）空气中的微生物

空气中缺乏微生物生长繁殖所需的营养物质和足够水分，加上光、电、射线等作用，空气并不是微生物生命活动的理想场所，空气中微生物种类和数量随地区、海拔高度、季节、气候等环境条件不同而有所不同。尘埃粒子数量多的空气微生物含量也高。畜舍、公共场所、医院、宿舍、城市街道空气中微生物含量最高，大洋、高山、高空、森林、草地、田野、终年积雪的山脉或极地上空空气中微生物含量就极少。一般夏季空气中微生物含量比冬季多，雨、雪之后空气中微生物减少。温度不太高、湿度大，微生物存活量大。室内空气中微生物数量与室内活动人数密

切相关，但在空气流通情况下，微生物数量会大大减少，因此，房间要经常通风，尤其在秋冬季节呼吸道疾病高发期。空气中常见病原微生物有结核分枝杆菌、白喉棒状杆菌、脑膜炎奈瑟菌、百日咳杆菌、流感病毒、流行性腮腺炎病毒、麻疹病毒、风疹病毒、冠状病毒等，常引起呼吸道感染，空气中微生物也是实验室、医药制剂室、手术室等主要污染源。

（二）水中的微生物

水是细菌生存的天然环境，天然水体分为海水和淡水两大类型。根据微生物所在水体的不同，可将水中微生物分为海洋微生物和淡水微生物。海洋微生物主要包括真菌、藻类和原虫等真核微生物，海洋细菌、海洋放线菌和海洋蓝细菌等原核微生物，以及病毒。淡水微生物主要来源于土壤、空气、污水或腐败动植物尸体，水体有机物含量越高微生物越多。在污染的江河及下水道中，以腐生型细菌、真菌和原生生物等微生物为主，如变形杆菌、大肠埃希菌、粪链球菌、伤寒沙门菌、痢疾志贺菌、霍乱弧菌及肝炎病毒等病原微生物。水污染常引起消化道传染病流行，《生活饮用水卫生标准》中规定大肠埃希菌、耐热大肠菌群不得检出，菌落总数（CFU/mL）限值为 100，贾第鞭毛虫、隐孢子虫（个 /10L）限值为小于 1。

（三）土壤中的微生物

土壤中含各类有机物和无机物，pH 接近中性，温度相对稳定，是微生物生长繁殖的良好环境，1g 肥沃土壤中通常含有几亿到几十亿个微生物。土壤中微生物主要分布于地面以下 10 ~ 30cm 处，深层土壤和地表则较少，以细菌最多（占 70% ~ 90%），其次是放线菌和真菌，藻类和原生生物较少。土壤中病原微生物主要有痢疾杆菌、伤寒杆菌、产气荚膜梭菌、破伤风梭菌等。破伤风梭菌、炭疽芽孢杆菌等芽孢菌能在土壤中长期存在，可经伤口引起感染。

（四）极端环境中的微生物

能在高温、低温、高盐、高碱、高酸、高压、高辐射等极端环境生长的微生物称为极端微生物，常具有特殊基因类型、生理机制及代谢产物，是一群新型潜在微生物资源，可分为以下几类。

1. 嗜热和嗜冷微生物

嗜热微生物（thermophilic microorganism）是指最适生长温度在 45℃以上的微生物，不仅能耐受高温，还能在高温下生长繁殖，如火山口及周围区域（岩浆温度高达 1000℃）、温泉（93 ~ 101℃）和工厂高温废水排放区等区域的微生物，包括嗜热蓝细菌、细菌、放线菌和真菌等。嗜热微生物根据耐热程度不同可分为：耐热菌（最适温度 45 ~ 55℃，室温也能生长）、兼性嗜热菌（最适温度 50 ~ 65℃，室温也有繁殖力）、专性嗜热菌（最适温度 65 ~ 70℃，最低温度 42℃）、极端嗜热菌（最高温度＞ 70℃，最低温度＞ 40℃）和超嗜热菌（最高温度 113℃，最适温度 80 ~ 110℃，最低温度＞ 55℃）。嗜热微生物脂膜、核酸、蛋白质和酶类等与常温微生物有差异。

案例 6-1　普通芽孢杆菌具有一定耐热性。

请思考：（1）芽孢杆菌属于嗜热微生物吗？

（2）嗜热微生物与普通芽孢杆菌的耐热机制与耐热程度是什么？

嗜冷微生物（psychrophilic microorganism）是指生活在地球两极地区、高山、冰川、海洋深处等地的微生物，分为嗜冷菌和耐冷菌两类。嗜冷菌（＜ 20℃，最适温度 15℃，0℃下可生长繁殖）必须生活在低温条件下，20℃以上很快死亡，适温范围窄。已发现的嗜冷菌有细菌、蓝细菌、酵母菌、真菌和藻类及嗜冷古细菌；耐冷菌（最高温度 20℃，最适温度＞ 15℃，0 ~ 5℃可生长繁殖）在冷水、土壤、冰箱中变质腐败的食物中存在，适温范围较宽，在低温环境中可分离到。

2. 嗜酸和嗜碱微生物

嗜酸微生物（acidophilic microorganisms）是指最适 pH 3 ～ 4 以下，中性 pH 条件下不能生长的微生物。能在高酸条件下生长，但最适 pH 接近中性的微生物称为耐酸微生物（aciduric microorganisms）。温和酸性（pH 3 ～ 5.5）自然环境较为普遍，如某些湖泊、泥炭土和酸性的沼泽。极端酸性环境包括各种酸矿水、酸热泉、火山湖、地热泉等。嗜酸菌被广泛用于微生物冶金、生物脱硫。

碱湖及其他碱性环境中可分离出嗜碱微生物（alkalophilic microorganism），其可在 pH 11 ～ 12 条件下生长，中性 pH 条件下不能生长，如巴氏芽孢杆菌（*Bacillus pasturii*）、嗜碱芽孢杆菌（*Bacillus alcalophilus*）等。高 pH 碱水泉中分离出一种黄杆菌（*Flavobacterium*），其在 pH 11.4 条件下生长良好。石灰湖富营养化水体中的蓝细菌最适 pH 在 9 ～ 10 之间，部分甚至可在 pH 13 强碱条件下生长。嗜碱微生物能产生大量碱性酶，如蛋白酶（pH 10.5 ～ 12）、淀粉酶（pH 4.5 ～ 11）、果胶酶（pH 10.0）、支链淀粉酶（pH 9.0）、木聚糖酶（pH 5.5 ～ 10）等。嗜碱菌可作为碱性酶的生产菌。

3. 嗜盐和嗜压微生物

嗜盐微生物（halophilic microorganism）是指需要较高盐浓度才能生存的微生物，多生长于盐湖、死海、盐场、盐矿及腌鱼、海鱼和咸肉等高盐食品上，可分为轻度嗜盐微生物（最适生长盐浓度 0.2 ～ 0.5mol/L，多为海洋微生物）、中度嗜盐微生物（最适生长盐浓度 0.5 ～ 2.5mol/L）和极端嗜盐微生物（最适盐浓度 > 3mol/L）。部分极端嗜盐菌为嗜盐古细菌，如盐生盐古杆菌（*Halobacterium*）是一种极端嗜盐菌，革兰氏染色阴性，在 12% 以上 NaCl 溶液中均能生长且保持杆状，NaCl 浓度不足则呈多形态。已报道能在咸鱼中生长的嗜盐菌有盐沼盐杆菌和鲟鱼盐球菌。近年来，我国陆续从进口咸鱼、海鱼中分离出嗜盐性弧菌，有关咸鱼中毒事件也时有发生。高盐发酵环境中嗜盐菌活动十分重要，如酱油高盐稀态发酵阶段起主要作用的是嗜盐性乳酸菌和嗜盐酵母，其代谢产物是酱油风味主要来源，嗜盐菌的酶也是工业上耐盐酶的重要来源。

海洋深处及深油井中分布着一些嗜压微生物（barophilic microorganism），常压下不能生存。在太平洋靠近菲律宾的 10897m 深的海底分离到嗜压细菌以及嗜压酵母菌。嗜压菌多为古细菌。约 56% 以上海洋环境处在 100 ～ 1100atm（1atm=101325Pa）中，如假单胞菌属的 *Pseudomonas bathyetes* 能在静水压约 1000atm 的深海处生长，而不能在常压环境下生长，称为专性耐压微生物。

知识拓展

嗜热微生物

嗜热微生物不仅能耐受高温，而且能在高温下生长繁殖，其生存环境需要较高的温度。这与普通芽孢细菌的耐热性不同，普通芽孢细菌在高温下形成芽孢抵抗逆境，待环境条件恢复，芽孢萌发成营养体，而芽孢不具有繁殖能力，只是抗逆性休眠体。

二、微生物在人体的分布

人体皮肤及与外界相通的口腔、鼻咽腔、胃肠道、泌尿生殖道等腔道中均有微生物生长繁殖，正常情况下微生物对宿主无害且有益于宿主健康，称正常菌群。正常菌群与宿主及体外环境之间构成一个动态平衡的生态系统。若此生态系统平衡失调，会导致宿主发生病态。人体器官内部及血液和淋巴系统内是绝对无菌的，若在这些部位发现有相当数量微生物，则表明人体处于疾病状态。人体不同部位正常菌群的分布如表 6-1 所列。

表 6-1　正常菌群在人体的分布

部位	常见的微生物
皮肤	葡萄球菌、类白喉杆菌、铜绿假单胞菌、大肠埃希菌、非致病性分枝杆菌、真菌
口腔	葡萄球菌、肺炎链球菌、奈瑟菌、放线菌、乳酸杆菌、螺旋体、真菌
眼结膜	葡萄球菌、结膜干燥杆菌、奈瑟菌
鼻咽腔	葡萄球菌、肺炎链球菌、奈瑟菌、变形杆菌、大肠埃希菌、类杆菌、真菌
外耳道	葡萄球菌、类白喉棒状杆菌、铜绿假单胞菌、抗酸杆菌
胃	一般无菌
肠道	大肠杆菌、变形杆菌、铜绿假单胞菌、拟杆菌、乳酸杆菌、双歧杆菌、产气肠杆菌、破伤风梭菌、类杆菌、葡萄球菌、粪链球菌、白假丝酵母菌、真菌、腺病毒
尿道	大肠埃希菌、类白喉棒状杆菌、拟杆菌、变形杆菌、葡萄球菌
阴道	大肠埃希菌、葡萄球菌、乳酸杆菌、双歧杆菌、支原体

第二节　微生态平衡与失调

正常情况下，正常菌群与人体和环境间保持动态平衡，称微生态平衡（eubiosis）。当这种平衡被打破，正常菌群成为条件致病菌即造成微生态失调（dysbiosis），微生态平衡与微生态失调是可逆的。

一、微生态平衡的标准

微生态平衡的标准包括正常微生物群、宿主与环境三方面。微生态平衡与否对人体的健康与疾病起重要作用。

（一）微生物方面

微生物方面包括定位、定性、定量三个维度。定位（location）是指微生物群存在的生态空间。同一种群在原位是原籍菌，对人体有益，在异位就是外籍菌，对人体有可能有害。对正常微生物群的检查首先要确定检查位置。定性标准（qualitative criteria）是指通过对微生物群落中各种群的分离鉴定来确定微生物群落中的菌群种类，在某一生态环境中正常菌群的种类相对稳定。定量标准（quantitative standard）是指某生态环境中正常菌群的总菌数和各菌群的活菌数的测定。优势菌（predominant bacteria）常常是决定一个微生物群生态平衡的核心因素。定量检查具有重要意义，如泌尿生殖道检查到少量大肠埃希菌是正常情况，但大肠埃希菌若在泌尿生殖道成为优势菌就会引起疾病。又如肠道专性厌氧菌占绝对优势，若优势下降或消失就意味着微生态平衡遭到破坏。了解健康人体各部位主要菌群含量有助于疾病诊断。

（二）宿主

正常菌群随人体发育阶段及生理功能改变而有所变化，如唾液链球菌（*S.salivarius*）与轻链球菌（*S.Mitis*）是新生儿及婴儿口腔优势细菌，韦荣氏球菌（*Veillonella*）是最早、最常检出的厌氧菌，龋齿放线菌（*A.odontolyticus*）是最早检出的放线菌，随着婴儿月龄增加，口腔中检出细菌种类和数量均明显增加。宿主生理和病理状态对正常菌群也有明显影响，如免疫、感染、手术、外伤、营养、精神、药物、衰老、癌症和遗传因素等均可导致微生态失衡。

（三）环境

外袭菌、水质污染、食物变质、空气污浊、气候变化、辐射、化学物质、刺激等外界环境因素均可导致宿主机能失调和代谢紊乱，进而导致微生物菌群失调和定植状态异变。

二、微生态失调

（一）正常菌群的生理作用

微生态学认为，正常情况下分布在消化道、呼吸道、泌尿生殖道及皮肤等特定部位的正常菌群形成机体的生物屏障，对外源性病原微生物起拮抗作用。正常菌群生理作用主要表现在以下几方面。

① 通过微生物菌群之间的拮抗作用使病原菌不能定居和致病。

② 合成人体所需的营养物质，如氨基酸、维生素等。

③ 促进免疫器官发育，刺激免疫系统产生有保护效应的免疫应答。

④ 合成免疫调节物质，激活免疫细胞发挥抗癌作用。

⑤ 肠道中正常菌群可互相配合降解未被人体消化的食物残渣，维持肠道正常蠕动，促进人体消化、吸收。儿童时期双歧杆菌在肠道正常菌群的比例为 98%，随着年龄增长，双歧杆菌在肠道正常菌群的比例逐渐减少。

肠道正常菌群（如双歧杆菌）可通过磷壁酸与肠上皮细胞表面受体结合，黏附并占据肠上皮细胞表面空间，形成菌膜屏障，从而抑制肠道内源性及外源性潜在致病菌的定植与生长；肠道呈碱性环境，肠道内双歧杆菌和乳酸杆菌等有益菌具有多种生物拮抗功能，如通过营养争夺、产生有机酸降低肠道局部 pH，产生广谱抗菌物质（如防御素、细菌素、过氧化氢、抗菌肽以及亲脂分子等），刺激干扰素产生，促进肠道内 sIgA 分泌，增加肠道局部免疫力等。

（二）微生态平衡与微生态失调相互转化

引起感染的微生物不一定是病原微生物。正常菌群与人体的平衡关系及正常菌群之间的平衡关系被打破，正常菌群就会对人体产生致病性，称为条件致病菌（conditioned pathogen）或机会致病菌（opportunistic pathogen）。

（三）微生态失调的评价

微生态失调的评价方式主要有菌群比例失调、定位转移和血行感染 3 种。

菌群比例失调主要表现在菌群量上的变化。环境因素、宿主患病或医治措施等会造成暂时性的正常微生物群种类和数量的失调，失调因素除去后可恢复正常，如抗生素造成的消化道菌群紊乱。若失调诱因除去后失调状态仍不能恢复，临床上多表现为慢性疾病，如慢性肠炎、慢性口腔炎、牙周炎、阴道炎等。长期或大量使用抗菌药物可能发展为菌群交替症或二重感染，即正常菌群被抑制，而代之以条件致病菌或外籍致病菌大量繁殖，如金黄色葡萄球菌、变形杆菌、铜绿假单胞菌、白色念珠菌、肺炎杆菌及大肠杆菌等可导致严重口腔溃疡、鹅口疮、肺炎、伪膜性肠炎、尿路感染、菌血症、败血症等。

定位转移又称易位，主要表现在正常微生物群离开了原有生存环境而寄居到其他部位，有横向转移与纵向转移之分。下消化道菌向上消化道转移、上呼吸道菌向下呼吸道转移和泌尿生殖道菌转移到肾盂等称横向转移。口腔黏膜表层是需氧菌，中层是兼性厌氧菌，下层是厌氧菌，若上层细菌转移到深层，虽然没有比例失调也会引起疾病。又如条件致病菌仅在体表时无症状与体征，但进入上皮细胞就会表现出水肿与炎症，侵入到淋巴组织、胸腺、骨髓、肝、脾时则表现为胸腺、淋巴腺、脾、肝肿大或细胞增多，一旦侵入关节、胸膜、心包膜、腹膜、脑膜、血管内皮系统将出现关节炎、胸膜炎、心包炎、脑膜炎等。肠道易位细菌主要为兼性厌氧革兰氏阴性杆菌，易位主要原因包括肠道内菌群失调、肠黏膜屏障通透性增加和宿主免疫功能下降等，如出血性休克、烧伤、外伤、肠壁缺血、急性胰腺炎、严重感染、急性肝衰竭以及肝硬化等均可导致细菌易位。在抗生素治疗期间引起的肠道菌群失调，更容易导致细菌易位扩散。

　　血行感染就是致病菌随循环血液运行而传播，有菌血症与败血症之分，菌血症较常见，健康人群中大约 4% ～ 10% 有过一次菌血症。导尿管或体表手术创伤易发生菌血症，患者往往发生急性多器官转移性感染并出现各种急性感染症状，应立即采血检验并采取针对感染菌治疗。临床上，应用大量皮质激素、抗肿瘤药物或进行放射治疗及发生某些病毒感染时可致机体免疫力下降，促使正常菌群在寄居部位引发感染，有的从寄居部位穿透黏膜等屏障进入组织或血流导致扩散，严重者可因败血症而死亡。

（四）机会性感染

　　一些致病力较弱的病原体在人体免疫功能正常时不能致病，但当人体免疫功能降低时，可侵入人体内导致各种疾病，此过程称为机会性感染，常表现为条件致病性感染。大肠埃希菌和肠球菌在正常情况下对宿主不仅无害而且有益，但在菌群失调时（如数量增加或消失）会导致宿主发病，大肠埃希菌和肠球菌在大肠的数量一般控制在 10^8CFU/g 肠内容物，若超过此数量即有可能引起易位而引发内源性感染。大肠埃希菌不在呼吸道定植，若大量使用抗生素消灭了呼吸道原籍菌，大肠埃希菌则可定植并引起呼吸道感染。

　　感染来源有内源性和外源性两类。内源性感染指自身存在的微生物群引起的感染，既有易位也有易主。大量使用抗生素导致菌群失调或其他原因引起免疫功能低下时常诱发感染。婴幼儿、老年人、晚期癌症患者和器官移植患者等均易发生内源性感染。外源性感染是指由病原微生物引起的感染，如伤寒、霍乱、麻疹等，这些病原微生物来源于宿主体外。

三、微生态制剂及其在肠道健康中的应用

（一）肠道微生物生态与健康

　　肠道是人体最大的微生态系统，肠道微生物编码基因总数超过 330 万，约为人类编码基因总数的 100 倍，被认为是人体第二基因组。人体肠道菌群分为原籍菌群和外籍菌群。原籍菌群多为肠道正常菌群，具有很好的稳定性，对人类抵抗肠道病原菌引起的感染性疾病及维持正常人体代谢极为重要。

　　肠道正常菌群的生理作用主要有：①维护肠道上皮系统的增殖与代谢；②促进 B 族维生素、维生素 K、泛酸、叶酸、氨基酸、脂质和糖类的合成或分解；③增进肠道蠕动及营养物质消化吸收率；④具有预防性屏障和治疗性屏障作用；⑤维持机体的代谢平衡；⑥参与机体的免疫调节，激活免疫细胞。

　　人体许多疾病（包括糖尿病、代谢综合征、紧张和焦虑等）与肠道微生物失调相关或存在因果关系，常见肠道细菌分为有益细菌和有害细菌（图 6-1）。

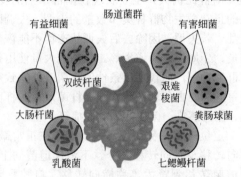

图 6-1　肠道中的常见有益细菌与有害细菌

　　肠道微生物菌群改变可引起代谢失调、肥胖、糖尿病、心血管疾病、克罗恩病、结肠癌、肝硬化、肝性脑病等疾病。肠道微生物可通过肠 - 脑轴（gut-brain axis）（图 6-2）调控宿主系列行为。如自闭症儿童常表现严重的胃肠道疾病。肠道微生态改变还可引起人体免疫功能紊乱，导致炎症、自身免疫疾病（如食物过敏、哮喘和湿疹），甚至肿瘤。类风湿关节炎患者粪便微生物测序分析结果表明，类风湿关节炎与普氏菌（Prevotella copri）密切相关，患者普氏菌的丰度与一些有益菌的减少或者消失有关。

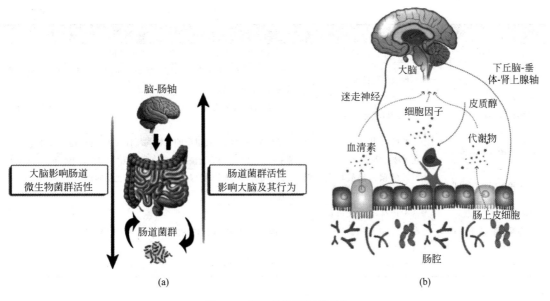

图 6-2　**肠－脑轴及作用机制**

※ 知识考点 ※　肠道正常菌群的作用

案例 6-2　张三，20 岁，经常以饮料代替喝水，不注意饮食卫生，饮食不规律，吃了生、冷、麻、辣食物经常腹痛腹泻。医生在肠镜检查中发现肠道多处炎症，建议吃益生菌、益生元。如不能缓解就要做粪移植。张三的妈妈问道："我们平常多喝酸奶补充益生菌不就解决了？"

请思考：（1）肠炎患者为什么要补充益生菌和益生元？

（2）酸奶和益生菌的功效一样吗？

（3）"粪移植"是移植他人的粪便吗？这么"重口味"的治疗能解决什么问题呢？

（二）微生态制剂的应用

目前微生态制剂主要有益生菌和益生元。

1. 益生菌

益生菌（表 6-2）具有恢复肠道微生态平衡、修复肠道菌膜屏障、提高肠道定植抗力、抑制潜在病原菌过度生长、促进肠上皮细胞分泌黏蛋白及 sIgA、调节全身免疫功能等功能。如双歧杆菌对沙门菌、李斯特菌、弯曲菌、志贺菌和霍乱弧菌等有抑制作用。

表 6-2　**对人体健康有益的常见益生菌**

药品名称	主要成分	适应证
双歧杆菌活菌	双歧杆菌	肠道菌群失调引起的肠功能紊乱，如急性与慢性腹泻、便秘等
双歧杆菌三联活菌	双歧杆菌、嗜酸乳杆菌、粪链球菌	肠道菌群失调引起的轻中型急性腹泻、慢性腹泻、便秘、消化不良及腹胀
双歧杆菌乳杆菌三联活菌	长型双歧杆菌、乳杆菌、嗜热链球菌	肠道菌群失调引起的轻中型急性腹泻、慢性腹泻、便秘、消化不良及腹胀
双歧杆菌四联活菌	婴儿双歧杆菌、嗜酸乳杆菌、粪肠球菌、蜡样芽孢杆菌	与肠道菌群失调相关的腹泻、便秘、功能性消化不良。（蜡样芽孢杆菌不属于人体肠道正常菌群，在肠道中定植 48 h 后随粪便排出体外）
枯草杆菌二联活菌	屎肠球菌、枯草杆菌	肠道菌群失调（如抗菌药物、化疗药）引起的腹泻、便秘、肠炎、腹胀、消化不良、食欲缺乏

续表

药品名称	主要成分	适应证
布拉氏酵母菌	冻干布拉氏酵母菌	成人和儿童腹泻，及肠道菌群失调所引起的腹泻
地衣芽孢杆菌活菌	地衣芽孢杆菌	细菌或真菌引起的急性与慢性肠炎、腹泻，其他原因引起的胃肠道菌群失调的防治
酪酸梭菌活菌	酪酸梭状芽孢杆菌	肠道菌群紊乱引起的急性与慢性腹泻、消化不良和多种消化道症状
酪酸梭菌二联活菌	酪酸梭状芽孢杆菌、婴儿双歧杆菌	急性非特异性感染引起的急性与慢性腹泻；抗菌药物、慢性肝病等多种原因引起的肠道菌群失调及相关急性与慢性腹泻和消化不良
酪酸梭菌肠球菌三联活菌	乳酸菌、酪酸梭菌、糖化菌	改善肠内菌群失调引起的各种症状，包括腹泻、便秘、腹泻便秘交替症及胃肠炎
复方嗜酸乳杆菌	中国株嗜酸乳杆菌、日本株嗜酸乳杆菌、粪链球菌、枯草杆菌	肠道菌群失调引起的肠功能紊乱（如轻型急性腹泻）
乳酶生	乳酶生	消化不良、腹胀及小儿饮食失调所引起的腹泻、绿便等

2. 益生元

益生元是指一些不被宿主消化吸收却能够选择性地促进体内有益菌代谢和增殖，从而改善宿主健康的非消化性低聚糖。益生元能选择性促进一种或多种有益菌生长，并能促进宿主肠道健康，主要是一些低聚糖，如低聚果糖、低聚半乳糖、低聚木糖、低聚异麦芽糖、大豆低聚糖等，有些微藻类也可作为益生元，如螺旋藻、节旋藻等。多糖（如云芝多糖、胡萝卜含氮多糖）、蛋白质水解物（如酪蛋白水解物、α-乳清蛋白、乳铁蛋白等）及天然植物中的蔬菜、中药、野生植物等也能作为益生元使用。

3. 合理使用抗生素以及抗生素与微生态调节剂的联合应用

抗生素滥用是引起菌群失调症的重要原因。抗生素与活菌制剂联合应用对感染性疾病治疗效果优于单用抗生素。一般情况下，宜先用抗生素治疗原发感染，再以微生态活菌制剂调整微生态。有人认为抗生素与微生态制剂应分开使用，间隔若干小时以避开抗生素药物浓度高峰，在抗菌谱不覆盖微生态活菌制剂情况下，可同时合用。对严重微生态失调患者，原则上需要停用抗生素，给予微生态疗法，以扶持恢复微生态平衡。此外，有学者提出应用抗生素灭活分子（antibiotic-inactivating-molecules，AIMs）来灭活肠道内的抗生素，其目的在于应用抗生素有效治疗肠道以外部位感染的同时，减少其对肠道微生态的干扰作用，抑制肠道内革兰氏阴性条件致病菌过度生长及易位，降低内源性感染的发生。

第三节　消毒与灭菌

通过消毒与灭菌可控制有害微生物。灭菌是利用理化方法杀死物体或介质中所有的微生物，包括致病和非致病微生物营养体、芽孢和孢子，灭菌后的物品即为无菌状态。

消毒是利用理化方法杀死物体或介质中的病原微生物和有害微生物，但不一定杀死芽孢或孢子，可达到防止病原微生物传播的目的，用于消毒的化学药品称为消毒剂。

抑菌是指用物理或化学方法杀死或抑制微生物的生长和繁殖。抑菌剂可能无法杀死细菌，但它可以抑制细菌生长，许多抑菌剂在低浓度时只有抑菌作用，浓度增高或延长作用时间则有杀菌作用。

防腐是利用理化方法防止或抑制微生物生长繁殖的方法，用于防腐的化学药物称为防腐剂，如硫柳汞、叠氮钠等。

无菌指物体中或物体表面不含活的微生物，防止微生物进入机体或物体的方法称为无菌操作。无菌操作所用的器具和材料都要进行灭菌处理。

案例 6-3　新型冠状病毒疫情期间，消毒产品需求大增，而市面上有很多产品，为了强调杀灭微生物的功效，常常声称达到抗菌、抑菌、消毒甚至灭菌的标准，这让很多人不知如何选择。

请思考：（1）什么是抗菌、抑菌、消毒和灭菌？

（2）新型冠状病毒常用抗菌消毒剂有哪些？日常居家应该采用哪些消毒杀菌的措施？

（3）药品生产的车间、设备、原辅材料、制剂应该采用哪些措施以保证药品无菌？

※ 知识考点 ※　消毒与灭菌的概念

一、物理方法

（一）热力灭菌法

热力灭菌法利用高温使微生物蛋白质和核酸等重要生物大分子变性、破坏，从而导致微生物死亡，分为干热灭菌法和湿热灭菌法两类。

1. 干热灭菌法

干热灭菌法包括焚烧法、烧灼法、干（烘）烤法和红外线灭菌法等。焚烧法利用火力烧毁病原体，适用于衣物及尸体灭菌，是一种简单、迅速、彻底的灭菌方法，但破坏性大，应用范围有限。烧灼法是用火焰直接烧灼的灭菌方法，灭菌迅速、可靠、简便，适合于耐火焰材料［如接种环（针）、涂菌棒、玻璃等］的灭菌，不适合药品灭菌。干（烘）烤法是指将物品置于干热灭菌柜、隧道灭菌器等设备中，利用干热空气达到灭菌或消除热原的方法，适用于耐高温但不宜用湿热灭菌的物品，如玻璃器具、金属制容器、纤维制品、陶瓷制品、固体试药、液状石蜡等。由于干热穿透力差，微生物耐热性较强，需长时间高温作用才能达到灭菌目的，所需温度一般比湿热灭菌法高，一般 160 ～ 170℃维持 2h 可杀死所有微生物（包括芽孢）。红外线是波长为 770 ～ 1000nm 的电磁波，以 1 ～ 10μm 波长热效应最强，其热效应只能照射到表面，不能均匀加热物体，常用于耐高温器具表面快速灭菌。

使用烤（烘）箱灭菌时应注意：①器械和玻璃器皿应洗净并完全干燥后再干烤，以防附着在表面的污物炭化；②温度降至 40℃以下再打开烤箱，防止炸裂；③物品包装不宜过大，安放的物品不超过烤箱高度的 2/3，并留有空隙以利于热空气的对流；④灭菌过程中不得中途打开烤箱；⑤灭菌时间从烤箱内温度达到要求温度时开始计算。

2. 湿热灭菌法

湿热灭菌法是指将物品置于灭菌设备内利用饱和蒸汽、蒸汽-空气混合物、蒸汽-空气-水混合物或过热水等使菌体蛋白质、核酸发生变性而杀灭微生物的方法，为热力灭菌法中最有效且应用最广泛的方法。湿热灭菌效果比干热强，主要缘于：①湿热蒸汽穿透能力强，在有水环境中菌体蛋白更易变性；②水蒸气与物品表面接触后，凝固成水并放出潜热使被灭菌物体温度迅速升高，加速菌体死亡。药品、容器、培养基、无菌衣、胶塞及其他遇高温和潮湿性能稳定的物品均可采用本法灭菌。常用湿热灭菌方法有煮沸法、巴氏消毒法、流通蒸汽消毒法、间歇蒸汽灭菌法和高压蒸汽灭菌法等。

煮沸法是在常压下于 100℃保持约 5min 杀死菌体的方法，此法不能杀灭芽孢，煮沸 1 ～ 2h 可杀死细菌芽孢，适用于消毒食具、注射器、刀、剪等。巴氏消毒法适用于酒类、牛奶、干酪、糖浆等食品的消毒。巴氏消毒法有两种，一种是 63℃维持 30min，可杀死食品中生长型致病菌，灭菌效率可达 97.3% ～ 99.9%，无法杀灭部分嗜热菌、耐热菌及芽孢；另一种是 72℃维持 15s，可杀死致病菌，但有一定程度营养损失。巴氏消毒食品要在 4℃左右的温度下保存，一般保存 3 ～ 10 天，最多 16 天。流通蒸汽消毒法适用于食品（具）及不耐高温物品消毒，100℃维持

15～30min 可杀死绝大多数病原性微生物营养体，不能杀灭孢子，可作为不耐热无菌产品的辅助处理手段。间歇蒸汽灭菌法是指利用反复多次的100℃、30min 水蒸气进行消毒的方法，操作方法与流通蒸汽消毒法一致，但要重复 3 次以上，每次消毒间歇时将要消毒物体置于37℃恒温箱过夜使芽孢萌发，次日重复上述操作，连续 3 次可杀尽物品中的芽孢，主要适用于一些可能被细菌芽孢污染的但不耐高温的含糖、血清或牛奶等培养基的消毒灭菌。高压蒸汽灭菌法是在 103.4kPa（1.05kgf/cm^2）蒸气压下，用 121.3℃饱和蒸汽灭菌 15～30min 的灭菌方法。湿热空气穿透能力强，不仅可杀死一般细菌、真菌等微生物，对芽孢和孢子也有杀灭效果，是最可靠且应用最普遍的物理灭菌法，可用于培养基、金属器械、玻璃、搪瓷、敷料、橡胶及一些药物灭菌。

📚 知识拓展

手提式高压灭菌锅

高压蒸汽灭菌器种类很多，可根据不同需要选用合适灭菌器。实验室常用手提式高压灭菌锅，使用时应注意：①在压力锅内加入适量的水；②物品摆放要疏松，若物品摆放过多或过紧密，会影响蒸汽的流通和灭菌效果；③使锅盖密闭后打开排气阀加热，排气约数分钟，器内冷空气被排尽后关闭排气阀，若锅内有冷空气，虽然压力表上显示的压力已达到标准，但器内并非饱和蒸汽，所以温度没有达到预定值，因而可能影响灭菌效果；④维持时间是从达到要求的温度时开始计时的；⑤灭菌完毕后等压力自然降至零时打开灭菌器，不可过早放气开盖，以防培养基冲出容器。

※ 知识考点 ※   常用的消毒与灭菌的方法

（二）辐射灭菌法

辐射灭菌法是利用电磁辐射产生的电磁波杀死大多数物质上微生物的一种有效方法，有紫外线灭菌法和电离辐射灭菌法。紫外线灭菌法是指用紫外线照射杀灭微生物的方法。波长200～300nm 的紫外线有杀菌作用，以 265～266nm 杀菌力最强。紫外线作用于核酸、蛋白质促使其变性，同时空气受紫外线照射后产生微量臭氧并起共同杀菌作用。紫外线穿透力弱，易穿透清洁空气及纯净水，普通玻璃、纸张、尘埃等均能阻挡紫外线，适用于手术室、传染病房、制剂室、实验室空气消毒，或不耐热物品表面消毒。紫外线对眼睛和皮肤有损伤，要注意防护。电离辐射灭菌法是指利用电离辐射杀灭微生物的方法。常用辐射线有 ^{60}Co 或 ^{137}Cs 衰变产生的 γ 射线和 X 射线装置产生的 X 射线等，适用于耐辐射的医疗器械、生产辅助用品、药品包装材料、原料药及成品等的灭菌。

（三）过滤除菌

过滤除菌通过致密的过滤材料机械滤除液体或空气中的微生物，以达到无菌目的，适用于不耐热也不能以化学方法处理的液体和气体，如抗生素、血清、维生素、酶、抗毒素等。细菌过滤器利用孔径为 0.22～0.45μm 的微孔滤膜进行过滤。常用滤菌器有薄膜滤菌器、蔡氏滤菌器和玻璃滤菌器等。凡在送风口装有高效过滤器的房间均称为生物洁净室，主要用作手术室、血液透析室、保护性隔离病室和无菌制药室等。

（四）其他物理方法

低温条件能抑制微生物生长和繁殖，多数微生物低温下（4℃左右）不能生长，该方法不能起到灭菌作用。超声波是指频率大于 20kHz 的声波，其频率高、波长短，具有方向性好、功率大、穿透力强等特点，能引起空化作用和一系列的特殊效应（如机械效应、热效应、化学效应等），从而可杀死细菌和（或）病毒，只适用于处理液体或浸泡在液体里的物体，且处理量不能太大，不是理想的灭菌方法。干燥法可引起微生物细胞脱水和胞内盐类浓度增高而导致死亡，将药材、食品等用自然干燥、烤干、晒干等方法除去水分可抑制微生物的生长。

二、化学方法

（一）常用消毒剂

化学消毒剂大多仅能杀死微生物繁殖体而不能杀死芽孢，能控制一定范围的无菌状态。可将消毒剂配成适宜浓度，采用喷淋、涂擦或浸泡等方法对物料、环境、器具等进行消毒。按杀菌能力不同，消毒剂可分为高效、中效和低效消毒剂；按化学成分不同，可分为醇类消毒剂、酚类消毒剂、醛类消毒剂等。常用化学消毒剂介绍如下。

1. 醇类消毒剂

乙醇是一种应用广泛、效果可靠的消毒剂。70%（质量分数）乙醇杀菌力最强，是外科皮肤消毒常规浓度。70%（质量分数）乙醇相当于77%体积百分比浓度，为配制方便，多采用80%（体积分数）或75%（体积分数）浓度。乙醇对芽孢的作用不大。

苯氧乙醇为无色油状液体，微溶于水，对铜绿假单胞菌有较强杀灭作用，对其他革兰氏阳性菌和革兰氏阴性菌作用较差，用2%溶液可治疗铜绿假单胞菌感染的脓肿。

2. 醛类消毒剂

甲醛是具有强烈刺激性气味的液体，市售浓度为37%～40%，对芽孢、繁殖体、病毒、真菌等均有杀灭作用。常用10%甲醛加热熏蒸对密闭容器或房间（车间、洁净室等）内物品、空气消毒，但不适合于药品、食品存放地空气消毒。34%～38%甲醛可用于尸体的保存。

戊二醛是继甲醛（第一代）和环氧乙烷（第二代）之后的第三代化学消毒剂，对细菌繁殖体、芽孢、分枝杆菌、真菌和病毒都有杀灭作用。通常2%溶液经10min可杀死细菌和病毒。以0.3%碳酸氢钠调pH值至7.8～8.5配成的戊二醛水溶液有较强杀菌作用，可杀灭芽孢、病毒和真菌，具有广谱、高效、快速和腐蚀性小等优点，在医疗器械、精密仪器、实验室消毒等方面应用广泛。

3. 酚类消毒剂

苯酚是酚类化合物中最古老的消毒剂，对组织有腐蚀性和刺激性，蒸气对人有毒且为低效消毒剂，已很少使用，但仍用苯酚系数来表示杀菌强度以评价其他消毒剂杀菌强度。

煤酚皂溶液也称来苏尔，是甲酚和肥皂水混合液，能杀死细菌繁殖体，但对芽孢作用不大，可用于无生命物品的卫生防疫消毒处理，一般用浓度为1%～5%的溶液浸泡、喷洒或擦抹污染物表面，如实验室器皿、家具、地板等的消毒，30～60min可达到消毒要求。

4. 卤素类消毒剂

氯气为黄绿色气体，一般经压缩和冷却后储存于钢瓶中，故称液氯。液氯通入水中能很快与水发生反应生成杀菌力很强的次氯酸，常用于自来水和污水消毒。

含氯石灰也称漂白粉，主要成分为次氯酸钙，对细菌、真菌、病毒等有较好的杀灭效果，但不能杀死芽孢，5%～10%溶液可用于消毒手及排泄物。

碘微溶于水，易溶于有机溶剂，目前常用剂型包括碘酊和碘伏，其中游离碘是主要的杀菌成分，可杀灭细菌繁殖体、真菌和部分病毒。碘酊和碘伏是广谱高效杀菌剂，可用于皮肤、黏膜、创面消毒，医院常用于外科洗手消毒，也可用于不耐热物品消毒，如外科器械中的倒液管、橡胶塑料制品等。

5. 氧化剂类消毒剂

过氧化氢又称双氧水，是一种强氧化剂，可杀灭细菌（包括芽孢）、真菌、病毒等微生物。临床上，3%过氧化氢用于伤口和口腔黏膜消毒，用1%～1.5%过氧化氢液漱口可治疗和预防口腔炎、咽炎等疾病。

过氧乙酸是无色透明、弱酸性的液体，易溶于水和有机溶剂，是一种广谱高效且廉价的消毒剂，广泛应用于医疗器械、环境、物体表面及纤维制品的消毒。

　　高锰酸钾是强氧化剂，能释放出新生态氧使微生物体内的活性基团被氧化而发挥杀菌作用，0.1%高锰酸钾溶液可用于皮肤、口腔以及蔬菜、瓜果的消毒。

　　臭氧（O_3）是一种强氧化剂，分解生成的单线态氧对细菌有极强氧化作用，不但对多种细菌（包括大肠杆菌、铜绿假单胞菌及杂菌等）有极强杀灭能力，对霉菌、病毒也很有效。臭氧对人体呼吸道黏膜有刺激，臭氧消毒空气需在无人条件下进行，消毒后至少30min后才能进入。

　　环氧乙烷是一种小分子气体消毒剂，能与核酸和蛋白质中氨基（—NH_2）、羟基（—OH）、羧基（—COOH）和巯基（—SH）起反应而改变其性质，造成不可逆破坏，对细菌（包括芽孢）、病毒及真菌有较强杀灭作用，在医学上用于生物制品、医药制剂、染菌设备等灭菌。

　　季铵盐类消毒剂均属阳离子表面活性剂，因细菌带负电，故有较强杀菌作用，主要通过改变细胞渗透性使菌体破裂，同时使酶蛋白变性。

　　苯扎溴铵（又称新洁尔灭）是常用消毒剂，对化脓性病原菌、肠道菌和一些病毒有良好杀灭能力，对乙肝病毒、结核杆菌效果不佳，可用于皮肤、黏膜、感染伤口等的消毒。

6. 其他消毒剂

　　甲基紫所带阳离子易与细菌带负电荷的蛋白质羧基结合而抑制或杀灭微生物。2%～4%甲基紫溶液可用于伤口感染消毒。因动物全身性（或系统性）吸收甲基紫可致癌，故本品只能用于局部未破损皮肤消毒，严禁内服。

　　20%石灰水可进行地面和排泄物的消毒，因为环境pH值高达12以上时，常见霉菌、细菌可因代谢障碍而死亡。

　　醋酸具有很好的抑菌和杀菌作用，对甲型链球菌、流感病毒等常见的病原体有较好杀灭作用，用醋酸熏蒸方法对房间空气消毒可防止呼吸道传染病传播。

　　硼酸主要作为外用杀菌剂、消毒剂、收敛剂和防腐剂，对多种细菌、霉菌有抑制作用，能与细菌蛋白质中的氨基结合而发挥作用。3%的硼酸溶液可用于皮肤、黏膜、伤口、口腔、阴道、膀胱等冲洗消毒，也可用于耳炎、烧伤、烫伤、湿疹等，硼酸极易被吸收，故大面积创伤慎用。

　　常用的化学消毒剂种类和用途如表6-3所列。

表6-3　常用化学消毒剂的种类和用途

种类	消毒剂名称	常用浓度	用途	备注
醇类	乙醇	70%～75%	皮肤、体温计消毒	
	苯氧乙醇	2%	铜绿假单胞菌引起的感染	
酚类	苯酚	3%～5%	地面、器具表面及皮肤消毒	有特殊气味
	来苏尔	1%～5%	地面、器具表面及皮肤消毒	皮肤消毒浓度 <2%
醛类	甲醛	10%	密闭容器、金属器皿、体温计等的消毒，空气消毒	
	戊二醛	2%	不耐热物品、精密仪器消毒	
氧化剂类	高锰酸钾	0.1%	皮肤、尿道、蔬菜及水果消毒	随用随配
	过氧化氢	3%	皮肤、黏膜、创口消毒	
	过氧乙酸	0.2%～0.3%	塑料、玻璃器材消毒	
	臭氧		水、泳池、空气、物品表面、医疗器械设备消毒	
卤素类	氯气		自来水、泳池消毒	
	含氯石灰	5%～10%	手、家具及排泄物消毒	
	含碘消毒剂：碘酒（碘酊）、碘伏	2%	皮肤消毒	不能与红汞合用

续表

种类	消毒剂名称	常用浓度	用途	备注
重金属	红汞	2%	皮肤、黏膜及小创口消毒	
	硫柳汞	0.1%	皮肤、黏膜及创口消毒	
	硝酸银	1%	新生儿滴眼，预防淋病奈瑟菌感染	
表面活性剂	苯扎溴铵（新洁尔灭）	0.05%～0.1%	术前洗手，皮肤、黏膜消毒，浸泡手术器械等	
烷基化气体	环氧乙烷		生物制品、医药制剂、染菌设备等	
其他消毒剂	染料类如甲基紫	2%～4%	浅表创伤消毒	
	酸碱类如醋酸、生石灰等		环境、房间空气消毒	

※ 知识考点 ※　各种消毒剂的适用范围

（二）消毒剂的作用机制

常用消毒剂的作用机制主要有 3 种。

（1）造成微生物蛋白质变性。如重金属类与蛋白质的巯基结合而使之失活，醇类使蛋白质变性凝固，醛类与蛋白质的氨基反应使蛋白质变性等。

（2）破坏细胞的表面结构。如酚类、醇类、表面活性剂等能破坏细胞壁或细胞膜表面结构，使细胞内容物外渗，影响物质和能量代谢，引起细胞破裂而造成细菌死亡。

（3）干扰和破坏微生物酶的活性。许多消毒剂能破坏微生物酶系统而影响其代谢，从而起到抑菌和杀菌作用，如某些氧化剂和重金属盐类能与细菌的巯基结合并使之失去活性。

（三）影响消毒效果的因素

1. 消毒剂的性质、浓度与作用时间

要根据消毒对象和消毒需要合理选择消毒剂和正确的消毒剂配方，如表面活性剂对革兰氏阳性菌灭菌效果更好，甲基紫对葡萄球菌效果特别强，又如流感病毒对乙醇、碘酊、碘伏等常用消毒剂都很敏感。大多数消毒剂高浓度有杀菌作用，低浓度只有抑菌作用。一定浓度下作用时间越长，抑菌效果也越好。如 40% 酒精有抑菌作用，70%～75% 酒精消毒效果最好，而 95% 酒精会使细菌表面蛋白质迅速变性形成保护膜，阻止酒精进入胞内，效果反而下降。

2. 微生物的种类、生理状况与数量

不同细菌对消毒剂抵抗力不同，芽孢抵抗力最强，幼龄菌比老龄菌敏感。微生物种类越多，数量越大，污染程度越严重，消毒就越困难。在处理污染严重的物品时，需加大消毒剂浓度或延长消毒时间。环境微生物抵抗力由强到弱为芽孢＞无包膜病毒＞包膜病毒＞细菌，选择消毒剂时应根据现场微生物情况选择合适消毒剂或消毒剂组合。

3. 消毒剂的使用条件

消毒速度一般随温度升高而加快，温度越高消毒效果越好。如甲醛熏蒸进行房间消毒时，需要加热才会使甲醛气体对空气中的细菌、噬菌体、霉菌及其孢子有效杀灭。使用 15% 过氧乙酸进行房间空气消毒时也需要加热熏蒸。冬季气温较低，消毒时尽可能提高温度 2～3℃，以增强消毒效果。

湿度对熏蒸消毒的影响较大，湿度过高、过低都会影响消毒效果。房间清洁后，湿度较大时，不要立即熏蒸，需干燥一段时间，待地面上无明显积水但潮湿时进行。如用甲醛或过氧乙酸气体熏蒸消毒时，相对湿度以 60%～80% 为宜。

酸碱度变化可影响消毒剂的杀灭作用。如次氯酸盐溶液当 pH 值由 3 升至 8 时，杀菌作用被削弱。酸性条件下含氯消毒剂和碘消毒剂以及醛类、酚类消毒剂消毒效果增强；碱性条件下新洁

尔灭等阳离子消毒剂，以及火碱、生石灰等碱性消毒剂消毒效果增强。

4. 有机物

当微生物和有机物特别是蛋白质混在一起时，有机物对微生物有机械阻挡作用、蛋白质保护作用，某些消毒剂的杀菌效果可受到明显影响，因此此在消毒皮肤及器械前应先清洁再消毒。房间在消毒前一定要进行机械清除（物理消毒可将环境中70%以上的微生物除去），清洁后再进行消毒，否则会影响消毒效果。

📚 知识拓展

洁净室甲醛熏蒸灭菌

（1）计算房间体积，按 $10g/m^3$ 的比例称出甲醛。

（2）将甲醛倒入甲醛发生器、加热盘或烧杯中，并放好加湿用水，必要时还需加入高锰酸钾（ $2 \sim 3\ g/m^3$ ），然后加热（甲醛发生器用蒸汽加热，加热盘或烧杯用热水盛入其中加热）使其蒸发成气体。

（3）灭菌流程：空调器停止运转→启动甲醛气体发生器或在加热盘中加热甲醛→让甲醛气体扩散约30min→启动空调器让甲醛气体循环约30min→停止空调器，房间熏蒸消毒，时间不少于8h→房间排气，用新鲜空气置换约2h→恢复正常运行。

当相对湿度在65%以上，温度在 $24 \sim 40℃$ 时，甲醛气体的消毒效果最好。

🗂 知识框架

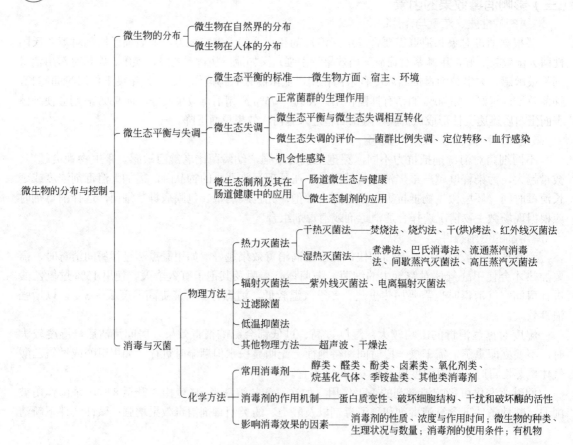

目标检测

一、名词解释

正常菌群、条件致病菌、内源性感染、外源性感染、灭菌、消毒、抑菌、防腐、无菌

二、填空题

1. 微生态平衡的标准包括_____、_____、_____三方面。

2. 在长期进化过程中，通过_____之间，_____与_____之间，_____、_____与_____之间相互作用所形成的动态平衡称为"微生态平衡"。

3. 正常菌群与宿主间的生态平衡是相对的，在某些条件下这种平衡被打破，使正常菌群成为条件致病菌而造成_____。

三、选择题（A 型题）和（X 型题）

（一）A 型题

1. 高压蒸汽灭菌的条件（ ）。
A. 1atm、121.3℃、15～30min
B. 1atm、100℃、15～30min
C. 1atm、63℃、30min
D. 1atm、160～190℃、30min

2. 对于热不稳定溶液的除菌方式为（ ）。
A. 干热灭菌　　B. 湿热灭菌　　C. 过滤除菌　　D. 化学灭菌

3. （ ）乙醇（质量分数）杀菌力最强。
A. 40%　　　　B. 70%　　　　C. 95%　　　　D. 100%

4. 干烤灭菌的条件是（ ）。
A. 100℃、60min
B. 160～170℃、2h
C. 150℃、2h
D. 150℃、2h
E. 180℃、90min

5. 关于紫外线，下列不正确的是（ ）。
A. 能干扰 DNA 合成
B. 消毒效果与作用时间有关
C. 常用于空气、物品表面消毒
D. 对眼和皮肤有刺激作用
E. 穿透力强

6. 紫外线杀菌法适用于（ ）。
A. 牛奶　　B. 培养基　　C. 手术室空气　　D. 皮肤　　E. 注射器

7. 果汁、牛奶常用的灭菌方法为（ ）。
A. 巴氏消毒　　B. 干热灭菌　　C. 间歇灭菌　　D. 高压蒸汽灭菌

8. 一次性注射器、敷料、内镜插管应选用何方法灭菌？（ ）
A. 煮沸法　　B. 巴氏消毒法　　C. 电离辐射　　D. 间歇灭菌法　　E. 高压蒸汽灭菌法

9. 滤菌除菌器不能除去（ ）。
A. 细菌　　B. 真菌　　C. 放线菌　　D. 支原体　　E. 螺旋体

10. 血清、抗毒素等可用下列哪种方法除菌？（ ）
A. 56℃加热 30min
B. 紫外线照射
C. 滤菌器过滤
D. 高压蒸汽灭菌
E. 巴氏消毒法

11. 湿热灭菌法中杀菌效果最好的是（ ）。
A. 煮沸法　　B. 巴氏消毒法　　C. 间歇灭菌法　　D. 高压蒸汽灭菌法　　E. 流通蒸汽法

12. 属于氧化剂类的消毒剂是（ ）。
A. 来苏尔　　B. 戊二醛　　C. 龙胆紫　　D. 新洁尔灭　　E. 高锰酸钾

13. 杀灭芽孢最有效的方法是（ ）。
A. 煮沸法　　B. 流通蒸汽法　　C. 巴氏消毒法　　D. 高压蒸汽灭菌法　　E. 煮沸法

（二）X 型题

14. 微生物可在自然界哪些区域分布？（ ）
A. 空气　　B. 海洋　　C. 土壤　　D. 温泉　　E. 池塘

15. 极端微生物是指（ ）。
A. 嗜热微生物　B. 嗜冷微生物　C. 嗜压微生物　D. 嗜酸微生物　E. 嗜盐微生物　F. 嗜碱微生物

16. 正常菌群对人体有着非常重要的生理作用，主要表现为（　　）。

A. 通过微生物菌群之间的拮抗作用使病原菌不能定居和致病

B. 合成人体所需的营养物质，如氨基酸、维生素等

C. 促进免疫器官的发育，刺激免疫系统产生有保护效应的免疫应答

D. 合成免疫调节物质，激活免疫细胞发挥抗癌作用

E. 肠道中正常菌群可互相配合，降解未被人体消化的食物残渣，维持肠道正常蠕动，促进人体的消化、吸收，具有抗衰老作用

17. 微生态失调主要为（　　）。

A. 菌群比例失调　　　　　　B. 菌群易位　　C. 病菌随循环血液运行而传播　　D. 菌群移植

18. 常见益生菌有（　　）。

A. 大肠杆菌　　B. 金黄色葡萄球菌　　　C. 双歧杆菌　　　D. 枯草芽孢杆菌　　E. 粪球菌

19. 热力灭菌法包括（　　）。

A. 干热灭菌　　　　　　　　　　　B. 湿热灭菌

C. 红外线加热灭菌　　　　　　　　D. 甲醛加热熏蒸

20. 消毒剂的作用机制有（　　）。

A. 使微生物蛋白质变性　　　　　　B. 破坏微生物细胞的表面结构

C. 干扰和破坏微生物酶　　　　　　D. 以上一种或几种兼有

四、简答题

1. 微生态失调的评价方式是什么？

2. 在同一温度下，为什么湿热灭菌法比干热灭菌法效果要好？

3. 衡量微生态平衡的标准有哪些？

4. 简述肠道微生物与人类健康的关系。

5. 影响消毒效果的因素有哪些？

第七章
微生物的遗传和变异

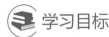 学习目标

掌握微生物遗传的物质基础；熟悉微生物变异现象以及机制；掌握质粒的基本特征和重要类型；了解菌种选育以及保藏的原理和方法。

情景导学

俗语1：龙生龙，凤生凤，老鼠生来会打洞。 俗语2：种瓜得瓜，种豆得豆。

俗语3：龙生九子各不同。 俗语4：一母生九子，连母十个样。

俗语5：橘生淮南为橘，生淮北则为枳。 俗语6：一树之果有苦，一母之子有愚有贤。

? 请思考：

（1）俗语1～2说明了什么生物现象？

（2）俗语3～6说明了什么生物现象？

（3）这样的现象会不会发生在细菌等微生物中？

遗传与变异是生物的基本特征之一，微生物与其他生物一样，也具有遗传与变异的生命特征。遗传（heredity）是指亲代将其生物学特性稳定传给子代的现象。变异（variation）是指亲代的生物学性状出现差异，变异是微生物自然进化的基础。学习微生物遗传与变异有助于更好地了解微生物的致病机制、耐药机制及促进对感染性疾病的诊断和防治的研究。

第一节　微生物遗传的物质基础

微生物遗传的物质基础是蛋白质还是核酸曾是困扰生物界的重大难题之一。1944年美国细菌学家 Avery 和其同事经过一系列实验，最终证明了遗传物质基础是核酸而不是蛋白质。

一、证明核酸是遗传物质的三个经典实验

（一）肺炎双球菌转化实验

1928年，英国细菌学家 F. Griffith 利用肺炎双球菌 R 型和 S 型菌株进行实验，初步发现细菌含有转化因子，但不能确定转化因子是什么。他将少量活的 S 型（有荚膜、光滑型菌落、有毒）细菌注射到小白鼠体内，结果小白鼠患病死亡。再将大量活的 R 型（无荚膜、粗糙型菌落、无毒）细菌或者加热杀死的 S 型细菌注射到小白鼠体内，小白鼠安然无恙。但是将活的 R 型细菌和加热杀死的 S 型细菌一起注射到小白鼠体内，小白鼠发生了死亡，并且从其体内分离出活的 S 型细菌（图 7-1）。那么这些分离出的活的 S 型细菌是怎么来的呢？只能解释为在小白鼠体内活的 R 型细菌从死的 S 型细菌里获得了某些物质，并转化为了带有毒性的 S 型细菌，从而引起小鼠死亡。

Griffith 将这种现象称为转化，但对于转化物质是什么没有给出答案，不过他的发现为后来的科学家证实 DNA 为遗传物质奠定了坚实的基础。

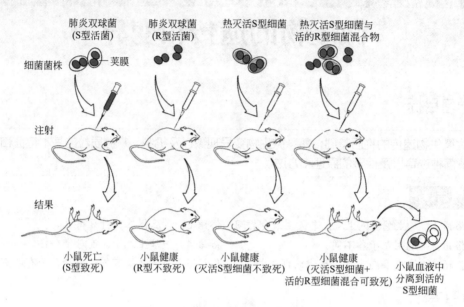

图 7-1　Griffith 的肺炎双球菌转化实验

在此之后，科学家们一直想研究出转化物质究竟是何物。直到 1944 年，美国微生物学家 Oswald T. Avery 和其同事们通过在试管中进行的一系列针对死的 S 型细菌中的分离提取物质的纯化培养实验，证实了具有活性的遗传物质就是 DNA（图 7-2）。

Avery 等人的这个发现被认为是 20 世纪最重要的生物学实验，虽然没有获得诺贝尔奖，但对人类认识遗传的物质基础的贡献意义深远。

（二）噬菌体感染实验

Avery 等人虽然实验证实了遗传物质为 DNA，但人们还是倾向结构复杂多样的蛋白质为遗传物质。1952 年，Alfred D. Hershey 和其学生 Martha Chase 通过同位素标记的 T2 噬菌体感染实验证实了 DNA 是遗传物质，并得到普遍认同。他们用 ^{32}P 标记噬菌体 DNA，将

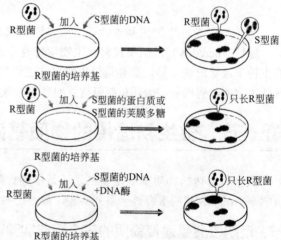

图 7-2　Avery 等人做的有关证明 DNA 是遗传物质的实验

标记的噬菌体与细菌混合培养，经过短时间保温，确保噬菌体完成吸附与侵入过程后，再将噬菌体蛋白质外壳进行脱离，离心后分别测定上清液和沉淀物中同位素标记含量，发现在沉淀物中检测到了大量放射性元素，上清液中却几乎没有。同时，用 ^{32}S 标记噬菌体蛋白质外壳，再进行同样实验操作，离心后上清液发现大量放射性元素，沉淀物中却几乎没有，实验操作示意如图 7-3 所示。噬菌体会将自身遗传物质放入细菌体内，这一系列噬菌体感染实验足以证明遗传物质为 DNA，而非蛋白质。

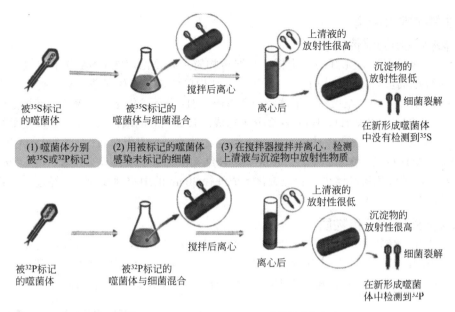

图 7-3　通过同位素标记的 T2 噬菌体感染实验

（三）TMV 病毒粒子的重建实验

烟草花叶病毒（tobacoo mosaic virus，TMV）是单链 RNA 病毒（ssRNA），主要由蛋白质外壳和 RNA 组成。TMV 病毒重建实验是证明核酸为遗传物质的经典实验。1956 年，Fraenkel-Conrat 等人将两种不同株系的 TMV 病毒（S 株系和 HR 株系）分别放于苯酚溶液中振荡，将其蛋白质外壳与 RNA 分离，然后进行对换重组，这样就得到了 S 株系的蛋白质外壳和 HR 株系的 RNA 以及 HR 株系的蛋白质外壳和 S 株系的 RNA 两种杂种病毒。把这两种杂种病毒去做植物感染实验，发现感染后的叶片病斑是与病毒重组后的 RNA 相关联的，第二代病毒颗粒与杂种病毒中提供 RNA 的病毒株系完全相同（图 7-4）。实验证明了在 TMV 病毒颗粒中携带遗传信息的是 RNA，而不是蛋白质。

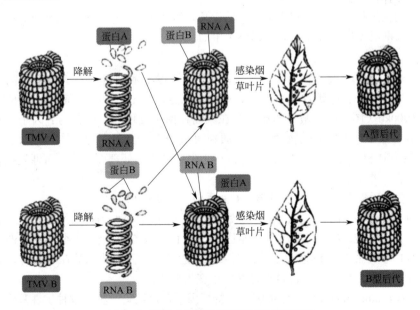

图 7-4　TMV 病毒粒子的重建实验过程示意

二、微生物的遗传物质

（一）真核微生物的遗传物质

真核微生物具有发育完好的细胞核，其遗传物质主要是由双链 DNA 分子与组蛋白和非组蛋白组合缠绕成的多条染色体构成。染色体基本结构单位是核小体（图 7-5）。每个核小体包括 200bp 的 DNA 分子、一个组蛋白八聚体及一个组蛋白 H1 分子。组蛋白八聚体是其核心颗粒，由四种组蛋白（H2A、H2B、H3、H4）各 2 分子构成。长 200bp 的双链 DNA 分子以左手螺旋的方式共 1.75 圈缠绕在核心颗粒上，相邻两个核心颗粒之间由一个组蛋白 H1 分子和 DNA 连接而成。许多核小体重复连接到一起形成直径 11nm 的串珠结构，称染色质纤丝或核丝。在组蛋白 H1 存在下，密集成串的染色质纤丝进一步螺旋化形成外径 30nm 的中空螺线管，再经过一系列高度结构化形成染色体。

（二）原核微生物的遗传物质

原核微生物遗传物质是一条不与组蛋白结合的环状双链 DNA 分子，也称染色体，存在于细胞中相对集中的区域（即拟核）。染色体附着在中介体或细胞膜上，其 DNA 按碱基配对原则进行复制，复制过程中 DNA 碱基若发生变化，便会使细菌发生变异而出现新的性状。

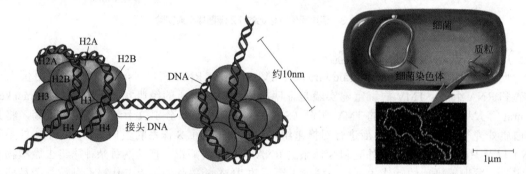

图 7-5　核小体结构示意　　　　　　图 7-6　电镜下的质粒

（三）非细胞结构微生物的遗传物质

非细胞结构微生物包括病毒和亚病毒，后者又分为类病毒、拟病毒和朊病毒。除了朊病毒以外，其他种类病毒遗传物质只含 DNA 或 RNA 中的一种。

（四）质粒

质粒存在于细菌、真菌等微生物细胞中，是独立于染色体外能进行自我复制的一种遗传因子，通常是共价、闭合、环状双链 DNA（covalent closed circular DNA，简称 cccDNA），分子大小范围 1～1000kb（图 7-6）。最早的质粒是在大肠杆菌中发现的，命名为 F 因子。质粒的发现对细菌遗传学具有非常重要的生物学意义。质粒可赋予细菌特定生物学性状，如耐药性、致育性、致病性等；质粒具有自我复制能力，可自行丢失或经人工处理而消除，可通过接合、转化等方式携带生物学性状进行转移。

医学上重要的质粒有 F 质粒、R 质粒、Col 质粒、V 质粒和 Ti 质粒。

F 质粒（Fertility factor）又名 F 因子或致育因子，是在某些大肠杆菌细胞中发现的具有代表性的单拷贝接合型质粒。F 因子是雄性决定因子，含 F 质粒的菌株称 F⁺ 细菌或雄性菌，有性菌毛；否则称为 F⁻ 菌，相当于雌性菌，无性菌毛。合适条件下两类菌株放在一起可通过性菌毛配对，在细胞间接合作用下 F⁻ 受体菌可获得 F 因子变为 F⁺ 菌。

R 质粒（Resistance factor）又名 R 因子、抗性因子，可编码一种或数种抗性基因，使菌株产生耐药性，主要包括抗药性和抗重金属两大类。具有 R 质粒的菌株可将抗性转移到缺乏这种质粒的适宜受体菌中，能过自主复制传给后代或通过性菌毛传递给敏感菌，实现耐药性菌际传播和蔓延。

Col 质粒（Col plasmid）又名大肠菌素质粒，含有能够编码大肠杆菌素（colicin）的基因。colicin 是一种细菌蛋白，可消灭近缘且不含 Col 质粒的菌株，宿主不会受其自身细菌素的影响。

V 质粒（Virulence plasmid）又名毒性质粒，大多数致病菌的致病性都是由其自身所携带的 V 质粒引起的。V 质粒含有能够编码毒素的基因，如产肠毒素菌株产生的两种毒素均由质粒所编码，而且有时候它们甚至存在于同一质粒上。

Ti 质粒（Tumor–inducing–plasmid）又名诱癌质粒，存在于根瘤土壤杆菌细胞中，可以控制植物根瘤的形成，是当前植物基因工程研究中的重要载体。

※ 知识考点 ※ 质粒的特征、医学上重要的质粒

第二节 微生物的变异现象

微生物变异现象可见于微生物各种性状，如形态、结构、菌落、毒力、酶活性、耐药性、空斑、宿主范围等的变异，分为遗传性变异和非遗传性变异两类。

一、细菌的变异现象

（一）形态与结构变异

1. 形态结构变异与细胞壁缺陷型变异

鼠疫杆菌在含有 3% ～ 6% 的 NaCl 培养基中可由两端钝圆的杆形变成球形、逗点形、哑铃形等多种形态。由于药物使用不当可使病人体内细菌出现 L 型变异，部分有致病性，可引起肾炎、骨髓炎、心内膜炎等疾病。葡萄球菌在溶菌酶、青霉素等影响下，由于细胞壁肽聚糖合成受阻而变成 L 型细菌，可呈现球形、杆形和丝形等多种形状。

2. 荚膜变异

从病人标本中分离出来的肺炎球菌菌株表面有一层较厚的荚膜，致病性强，在普通培养基中（无血清）传代几次后，荚膜越变越薄，甚至会消失，致病性也随之越来越弱。

3. 鞭毛变异

将有鞭毛的变形杆菌接种在普通固体培养基表面，整个菌落呈现弥散生长现象；若接种在含有 1% 石炭酸的固体培养基表面，鞭毛运动受到抑制，菌落只会出现在接种处，细菌会失去鞭毛。鞭毛从有到无的变异称为 H—O 变异。

4. 芽孢变异

将能产生芽孢、致病性强的炭疽杆菌放置于 40℃ 的环境下培养 10 ～ 20 天左右，发现该菌株丧失了形成芽孢的能力，并且致病性也随之减弱。

（二）菌落变异

细菌菌落形态可分为光滑型（smooth，S）和粗糙型（rough，R）两种。新被分离出来的菌落通常为 S 型，表面光滑、湿润且边缘整齐，经过几次人工传代后，菌落变异为 R 型，表面粗糙、干皱且边缘不整齐。菌落从 S 型变为 R 型，称为 S—R 变异。当细菌发生 S—R 变异时，其致病性、生化反应和抗原性都会发生改变。

（三）毒力变异

细菌毒力变异可表现为减弱与增加。细菌经过数代人工培养或在其培养基中加入对其有害的化学物质（如抗生素或免疫血清等），其毒力会慢慢减弱甚至消失。法国科学家 Calmette 与 Guerin 将有毒性的牛型结核杆菌置于含甘油、胆汁、马铃薯的培养基中，历时 13 年终于在第 230 次移种时得到了毒力减弱而抗原性完整的变异菌株（即卡介苗），卡介苗可用于人工接种预防结

核病。又如不产生白喉外毒素的白喉棒状杆菌被 β- 棒状杆菌噬菌体（该噬菌体携带编码白喉毒素的基因）感染后发生溶原性转换，噬菌体基因整合到细菌染色体上使其毒力增强。

（四）耐药性变异

某些细菌菌株对某种抗菌药物敏感性逐渐降低的变异现象称为耐药性变异。金黄色葡萄球菌对青霉素耐药菌株现高达 95%，常见耐药菌还有结核杆菌、痢疾杆菌等。

（五）酶活性变异

在外界环境影响下有些细菌酶活性会发生变异，导致一些异常生化反应。如大肠杆菌原本具有发酵乳糖的酶活性，但环境中乳糖的缺失会导致这种酶类慢慢消失。

📖 知识拓展

超级细菌

"超级细菌"是一类多重耐药菌，因其超级抗药性而得名，其真正威胁在于其"耐药性"的传播，而非其"致病力"的强弱。所有的"超级细菌"都是由普通细菌变异而成的，促成原因则是抗生素滥用。全世界每年有 50% 抗生素被滥用，在我国甚至接近 80%。正是由于抗生素的滥用促使变异细菌进行自然选择，从而产生了"超级细菌"。除了吃药、打针，人们吃的鸡肉、鸭肉、鱼肉之中也有许多抗生素，因为它们被喂了抗生素，侵袭它们的细菌可能变异。等到变异细菌再侵袭人类时，人类就无法抵御了。结果是，研究出来的新药越来越"短命"。因此"超级细菌"的相继出现一次次为抗生素的滥用现象敲响了警钟。如果不制止药物滥用，WHO 警告"人类将回到抗生素发现前的时代"。

※ 知识考点 ※　细菌的变异现象

二、病毒的变异现象

（一）抗原性变异

病毒"型"实质是病毒抗原性差别的表现，具有许多"型"的病毒大部分是易于变异的病毒，流感病毒和口蹄疫病毒是最典型代表，但某些病毒（如猪瘟病毒和牛瘟病毒）至今还未发现有明显的抗原性差异。人类甲型流感病毒曾发生三次大变异，即抗原转变，并形成不同种类的亚型。在每次大变异之间，又随时间或地点不同会出现各种各样的小变异，即抗原漂移。引人注意的是，病毒各型间是不能相互免疫的，或者缺乏有效交叉保护。如新型冠状病毒变异毒株已发现的有 α 型（英国出现，传染力强）、β 型（南非出现，规避疫苗能力强）、γ 型（巴西出现，毒力强，传播力弱）、δ 型（印度出现，传染力更强）、λ 型（秘鲁出现）。新型冠状病毒关切变异株（VOC）毒株分类与命名见表 7-1。

表 7-1　新型冠状病毒关切变异株（VOC）的分类与命名汇总

WHO 命名	Pango 名称	GISAID 名称	Nextstrain 名称	最早报告地点和日期	定义 VOC 日期
Alpha（α）	B.1.1.7	GR/501Y.V2	201（V1）	英国，2020 年 09 月	2020 年 12 月 18 日
Beta（β）	B.1.351	GH/501Y.V2	20H（V2）	南非，2020 年 05 月	2020 年 12 月 18 日
Gamma（γ）	P.1	GR/501Y.V3	20J（V3）	巴西，2020 年 11 月	2021 年 01 月 11 日
Delta（δ）	Delta	G/478K.V1	21A	印度，2020 年 10 月	2021 年 05 月 11 日
Lambda（λ）	C.37	GR/452Q.V1	20D	秘鲁，2020 年 08 月	2021 年 06 月 16 日

（二）毒力变异

"毒力"表现为病毒毒株间病原性差异，体现在所能感染的动物、组织和细胞范围及其引起的症状、死亡率和病变的差异。某些自然分离出的病毒毒株经过选育常可用作疫苗毒株，如新城疫、鸡传染性喉气管炎和脊髓灰质炎等都曾应用或试用这些自然弱毒株作为疫苗接种。自然弱毒株中还包括那些由异种动物引用过来的毒株，如将牛痘病毒接种于人用于预防天花，用火鸡疱疹病毒预防鸡的马立克氏病等。

三、细菌变异在医药学中的意义
1. 在诊断疾病中的应用
细菌在形态、结构、染色性等方面的变异给临床实验室细菌检查和诊断带来一定困难，了解细菌变异规律对临床分离菌鉴定及疾病诊断有重要意义。如临床分离的金黄色葡萄球菌随着耐药菌株增多，绝大多数细菌产生的色素由金黄色变为灰白色，再以金黄色色素作为致病性指标已不再适用。
2. 在治疗疾病中的应用
抗菌药滥用给临床耐药性致病菌的治疗带来麻烦，甚至导致出现超级细菌。因此，在选用抗菌药物进行治疗时需根据药物敏感试验结果合理和有效选择抗菌药物，减少耐药性细菌出现。
3. 在预防疾病中的应用
通过人工方法诱导细菌发生变异，可选出减毒或弱毒的变异菌株制成疫苗用于传染病预防，如用于预防结核病的卡介苗（BCG）、预防麻疹的麻疹疫苗等。
4. 在基因工程中的应用
基因工程将不同来源基因在体外构建成目的基因并插入载体中，然后导入宿主细胞以改变生物原有遗传特性，获得新的性状。目前通过这一技术获得了多种用于治疗疾病的生物制剂，如胰岛素、干扰素、生长激素、凝血因子等。此技术还用于制备新型疫苗，如乙肝表面抗原等。

案例 7-1 我国新型冠状病毒感染的肺炎病例于 2019 年在湖北省武汉市首先被发现。新型冠状病毒属于巢病毒目冠状病毒科正冠状病毒亚科，基因组为单股正链 RNA。该病毒的传染源主要为新型冠状病毒感染的患者，传播途径主要为呼吸道飞沫和密切接触传播。人群普遍易感。疫情暴发后我国党和政府高度重视，在较短时间内完成了疫情监测与控制，并积极进行疫苗的研究，到目前我国绝大多数人已经完成新冠疫苗的接种，目前病毒已出现的毒株有 α、β、γ、δ、λ 等几种。

请思考：（1）新型冠状病毒毒株 α、β、γ、δ、λ 等的出现属于微生物的变异现象吗？
（2）微生物的遗传变异对疫苗的接种有何影响？

第三节　微生物变异机制及在医药学中的应用

一、基因突变
基因突变是指生物基因组 DNA 在分子结构或数量上发生的突然的、可遗传的变异现象，简称突变。狭义突变是点突变，即一个或少数几个碱基对发生的可稳定遗传的结构改变；广义突变包括点突变和染色体畸变，染色体畸变则涉及大片段 DNA 结构变化。自然界中分离出的菌株称野生型菌株（wild type strain），经过突变后形成的新菌株称为突变株（mutant）。

（一）基因突变的因素
根据诱因不同，基因突变分为自发突变（spontaneous mutation）和诱导突变（induced mutation）两类。自发突变是指生物体在没有人工干预下产生的一种自发的低频率的突变。一般情况下，自发突变是由外界环境恶化或生物自身产生的有害代谢产物引起的，也有 DNA 复制过程中碱基配对发生错误产生的自发突变，频率约为 10^{-6}。诱导突变简称诱变，是指采用人为措施诱导生物体的表型或遗传基因发生的变异，如物理诱变、化学诱变、航天诱变及生物诱变等。诱导突变常用于功能基因的发掘、农作物种质资源的改良或优良新品种的培育等。

（二）基因突变的特点

（1）随机性。也称不对应性，生物体基因突变发生时，发生时间、发生突变个体及发生突变基因都是随机的。

（2）独立性。在生物体中等位基因的两个基因发生的突变是相互独立的。

（3）回复性。也称可逆性，野生型菌株通过基因突变变为突变株的过程称为正向突变；相反的，称为回复突变。正向突变率高于回复突变率。

（4）稀有性和可诱变性。生物体自发突变概率在 $10^{-9} \sim 10^{-6}$ 之间，即突变稀有性。但在人为干预下，通过物理、化学或生物诱变剂的作用，可显著提高基因突变概率，即可诱变性。

（5）稳定性与遗传性。基因突变实质是遗传物质改变，可稳定遗传，如抗链霉素的突变型菌株在没有链霉素存在的培养基上连续传代数次，其抗原性保持不变。

（三）基因突变的类型

基因突变包括营养缺陷型、抗性突变型、抗原突变型和条件致死突变型等类型。某些细菌的生长菌落或菌株失去产生某种营养物质的能力，或不能利用某种特定营养物质，存在营养代谢缺陷，称为营养缺陷型，相对于缺陷的野生型菌株则为原养型。由于基因突变导致对某种药物或噬菌体等产生抗性的突变型称为抗性突变型菌株。在具有一定浓度的某种药物或相应噬菌体平板上进行接菌培养均可获得抗性菌落。由于基因突变导致细胞抗原结构产生变异的称为抗原突变型，包括细胞壁缺陷变异、荚膜或鞭毛结构变异等。当菌株处于某特定条件时具有致死效应，而在另一条件下没有致死效应的突变型就是条件致死突变型。例如，温度敏感突变型，噬菌体 T4 温度敏感突变型 25℃时可在大肠杆菌中正常生长并形成噬菌斑，当温度高于 42℃时就不会有上述现象发生。

二、基因的转移与重组

自然界微生物可通过多种途径进行水平方向基因转移，称水平基因转移（horizontal gene transfer，HGT）。微生物通过基因重组来适应环境变化而生存，这种转移可发生在微生物细胞间，也可发生在微生物与高等动植物间。如已发现结核分枝杆菌基因组上有 8 个人的基因，获得这些基因可以使该菌抵抗人体的免疫防御系统而得以生存。

（一）转化

转化（transformation）是指某一基因类型的细菌在特定基质中能够吸收另一基因类型的细胞 DNA，从而改变遗传性状的过程。

1. 转化的前提条件

转化的前提条件是要有感受态细胞和转化因子。感受态（competent）是指受体菌细胞从周围环境中吸收外源 DNA 分子的状态，处于感受态的细胞称为感受态细胞。感受态受到受体菌遗传性、菌龄及培养条件等因素影响。转化是否能够成功取决于供体 DNA 片段的大小和性质。同源且未变性的双链 DNA 分子是有效的转化因子，具有转化功能的 DNA 片段相对分子质量在 $10^{6} \sim 10^{8}$ 时转化效率是最高的。

2. 自然转化的过程和机制

自然转化的过程从感受态的受体菌结合并吸收外源 DNA 开始，单链 DNA 片段进入受体菌并通过同源 DNA 区段的片段交换、重组及整合融入受体菌的基因组，继而经过 DNA 复制、细菌分裂出现稳定的转化因子。

（1）转化因子的结合与吸收

肺炎双球菌转化实验发现，转化因子会与感受态受体菌细胞表面的 DNA 结合受体产生不可逆结合，且仅发生在双链 DNA 上，而 DNA-RNA 杂交分子、RNA 或单链 DNA 都不能与该受体结合；当双链 DNA 与受体菌细胞表面发生不可逆结合后，核酸内切酶（可能位于细胞壁上）首先将其切成 107Da 大小的片段，然后再由核酸外切酶（可能位于细胞膜上）将其中一条链降解，降解过程中产生的能量会协助另一条链进入受体细胞。

（2）转化因子的整合

进入受体菌的单链 DNA 会以某种被保护的形式（如与特异 DNA 结合蛋白形成复合物或包裹在小囊泡内）被转运到受体菌染色体同源区段，在细胞 RecA 蛋白及核酸酶、聚合酶、连接酶等协同作用下，未被降解的单链供体 DNA 部分或整个插入受体菌细胞基因组中，与受体菌染色体同源区段发生置换重组，从而供体 DNA 和受体菌同源区段形成杂合双链分子，未参与整合的供体 DNA 多余片段及被置换下来的受体菌单链 DNA 均会被降解。

（3）转化子的产生

单链转化 DNA 完成整合形成双链分子后可通过 2 种方法产生转化子。①错配修复，即把不配对的受体菌碱基切除再通过修复合成，最后形成转化子，若切除的是不配对的供体菌碱基则不会产生转化子。②杂合双链分子直接通过染色体复制，再通过细胞分裂，部分子代细胞中会出现转化子（图 7-7）。若转化因子是质粒 DNA，由于质粒可独立自主复制，所以可以不进行整合转化子也会表达出质粒编码特性。

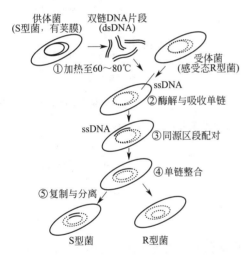

图 7-7　转化过程示意

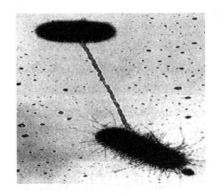

图 7-8　两个细菌通过性菌毛的接合

（二）接合

供体菌和受体菌在直接接触过程中，通过性菌毛作用把供体菌遗传物质转移到受体菌的方式称为接合（conjunction）（图 7-8）。接合是原核生物最广泛的一种遗传物质转移方式。最早在大肠杆菌中发现，根据接合现象研究发现，F 因子决定大肠杆菌性别，是染色体外的环状 DNA 小分子，属细菌质粒，可自主复制并转移至别的细胞。由于存在 F 因子，大肠杆菌可分为四种细胞形式（图 7-9）。

（1）F+（雄性）菌株：F 因子独立存在，细胞表面有性毛。

（2）F−（雌性）菌株：不含 F 因子，没有性毛，但可通过接合作用变成 F+ 菌株。

（3）Hfr（高频重组）菌株：含有染色体特定位点整合的 F 因子，细胞表面有性毛。

（4）F′ 菌株：介于 F+ 菌株与 Hfr 菌株之间，细胞有游离的、带小段染色体基因的 F 因子，可与 F− 菌株接合，使其成为 F′ 菌株，细胞表面有性毛。

大肠杆菌接合机制如下。

（1）F⁺细菌通过性菌毛与F⁻细菌接触并发生相互作用。F⁺细菌的F因子出现缺口，双链之一被切断，从短端转移F因子的一条链到F⁻细菌中，F因子的一条链进入F⁻细菌中，在F⁻细菌中复制新的F因子，复制完成后，F⁻细菌变成F⁺细菌，同时原有F⁺细菌也完成F因子另一条链的复制。

（2）Hfr与F⁻细胞配对。通过性菌毛使两个细胞直接接触并形成接合管，发生接合中断，外源双链DNA片段与受菌体的染色体DNA双链进行交换，产生稳定的接合子。

（3）通过F′与F⁻的接合，F′因子转移进入后者，就可以使后者变成F′菌株。

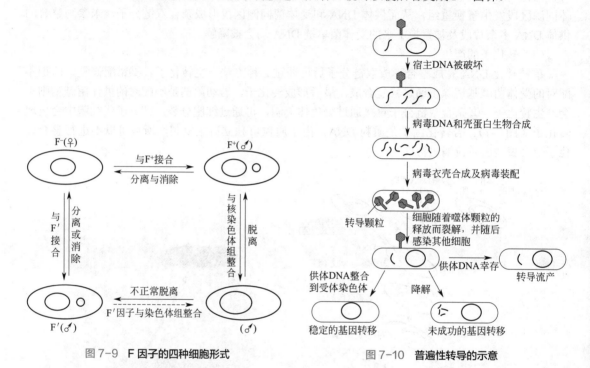

图7-9　F因子的四种细胞形式

图7-10　普遍性转导的示意

（三）转导

转导（transduction）是以噬菌体为媒介，将供体菌遗传物质转移入受体菌中，并使其获得部分表达性状的过程。所用噬菌体可称为转导噬菌体，温和噬菌体和烈性噬菌体均可。获得新表达性状的受体菌称转导子（transducer）。转导分为普遍性转导和局限性转导2种类型。

通过完全缺陷噬菌体将供体菌染色体上任何基因转移至受体菌的现象称为普遍性转导（图7-10）。普遍性转导分为完全转导（complete transduction）和流产转导（abortive transduction）。完全转导是外源DNA片段进入受体菌后，可与受体菌核染色体组发生同源重组并整合到核染色体组上，使受体菌成为一个获得新遗传性状稳定的转导子。流产转导是外源DNA片段进入受体菌后，不与受体菌核染色体组发生同源重组，而以游离状态存在于受体菌中。当受体菌进行细胞分裂时，其中一个细胞得到外源DNA片段，另一个细胞只得到这一外源DNA片段的基因产物，即使受体菌分裂成许多子细菌，其中也只有一个个体含有这一外源DNA片段。

局限性转导（restricted transduction）指的是通过部分缺陷的温和噬菌体把供体菌的少数特定基因携带到受体菌中，并与后者的基因组整合、重组，形成转导子的现象。1956年Morse和Lederberg夫妇以大肠杆菌为材料寻找转导噬菌体时，发现噬菌体也具有转导功能，只是它的活性转导只局限在*gal*基因和*bio*基因。

局限性转导与普遍性转导的主要区别在于：①局限性转导被转导的基因共价地与噬菌体DNA连接，与噬菌体DNA一起进行复制、包装及被导入受体细胞中；②局限性转导颗粒携带特殊的染色体片段，并将固定的个别基因导入到受体细胞中。

溶原性转换（lysogenic conversion）是当温和噬菌体被细菌感染而成为溶原状态时，噬菌体不会携带供体菌的任何基因，只将其本身具有的基因重组到细菌的DNA中去，改变细菌的DNA结构，从而导致遗传性变异，也称噬菌体转变。当细菌丧失这种噬菌体后，通过溶原性转换而获得的性状亦随之消失。噬菌体转变与转导有着本质区别。首先，温和噬菌体不携带任何来自供体菌的外源基因，使宿主表型改变的完全是噬菌体基因整合入宿主染色体的结果；其次，温和噬菌体是完整的；最后，获得新性状的是溶原化的宿主细胞，而不是转导子，并且获得的性状可随噬菌体消失而同时消失。

案例7-2 我国畜禽养殖过程中大量使用抗生素，大量抗生素通过畜禽的粪便传递到环境中。某研究机构进行的一项研究显示：长期施用含四环素残留的畜禽粪便作为肥料的耕地土壤，其土壤中抗四环素耐药菌的数量达到59株，而没有施用过畜禽粪便的土壤抗四环素的耐药菌的数量是3株。

请思考：（1）土壤中含有的四环素抗药菌株是由于接触了四环素而产生的抗性突变吗？

（2）为什么使用含四环素残留的畜禽粪便作为肥料的土壤中耐药菌株的数量要比没有使用过畜禽粪便的土壤耐药菌株的数量要高？

（3）以上研究结果对你有何启示？这种耐药菌株数量的增加对人类健康又会造成怎样的影响？

第四节 微生物菌种选育、保藏与复壮

一、微生物菌种选育常用的方法

菌种选育主要是利用微生物遗传变异的特性在变异的微生物群体中选育出人们所需要的优势菌种，主要目的是提高产量、改进品种或研发新品种，包含选种和育种两方面。选种是指从未变异的微生物群体中选择性能优良的微生物个体；而育种是指采用自然或人工方法使微生物发生变异，从而得到目的改造菌种。选育途径有自然选育、诱变育种和杂交育种等。

（一）自然选育

在自然条件下，利用菌种自身突变进行的菌种筛选过程称为自然选育，例如从污染噬菌体的发酵液中筛选抗噬菌体菌株。将提高产量的变异称为正向变异，反之称为负向变异。工业生产过程中需定期使用自然选育纯化菌种，保留正向变异菌株。菌体本身自发突变频率低，变异过程慢，选育菌种时间长。

（二）诱变育种

诱变育种是基于基因突变原理进行的，是人工使用物理、化学或生物诱变剂诱发微生物产生突变而有目的地筛选正向变异菌株，是最常用的育种方法，具有操作简单、所需时间短、可提高突变频率和扩大变异幅度等特点，缺点是突变随机，具有不可控性，需大量筛选工作。传统物理诱变是利用紫外线、X射线等物理诱变剂处理诱发菌株发生变异，并筛选出正向突变株。近年来，发现的空间诱变、离子注入诱变以及激光诱变等高效诱变技术应用逐步增多，这种诱变方法操作更加简单、安全。化学诱变是利用亚硝酸、硫酸二乙酯、乙烯亚胺等化学诱变剂诱发菌株发生变异并筛选出正向突变株，具有使用经济方便、专一性强等优点。

（三）杂交育种

杂交育种是在细胞水平上的基因重组，是通过基因重组的方法获得新基因型菌株的育种方法。

原核生物的转化、接合和转导，真菌的有性杂交、准性生殖及原生质体融合都是杂交育种手段。杂交育种可使不同菌株的基因交换或重组而改变原有菌株遗传基因型，获得目的性状。杂交育种也可将不同菌株优良基因集中于重组菌株中，还可扩大变异范围，提高产品质量和产量。杂交育种具备定向育种的优点，但操作较难且周期长。目前工业微生物育种仍以诱变育种为主。只有在长期使用诱变剂处理后出现菌株对诱变剂不敏感、单位产量增长变慢的情况时才考虑杂交育种。

二、微生物的保藏

（一）菌种保藏的原理及意义

菌种保藏是一项保持微生物菌株生活力和遗传性状的技术。目的是使自然界分离的野生型或人工选育得到的变异型优势纯种长期存活、不被污染、减少或不发生变异，并保持优势菌种的各种特征和生理活性。其基本原理是让微生物生命活动处于休眠状态，即将微生物新陈代谢降到最低，可通过干燥、低温和隔绝空气等手段实现。

（二）菌种保藏的机构

菌种保藏的机构可按微生物各分支学科专业性质分为普通、工业、农业、医学、兽医、抗生素等保藏管理中心，也可以按微生物类群进行分工，如沙门菌、弧菌、根瘤菌、乳酸杆菌、放线菌、酵母菌、丝状真菌、藻类等保藏管理中心。

目前，世界上约有550个菌种保藏机构。著名的有美国典型菌种保藏中心（简称ATCC，马里兰），1925年成立，是世界上最大的、保存微生物种类和数量最多的机构，其保存病毒、衣原体、细菌、放线菌、酵母菌、真菌、藻类、原生生物等约29000株，都是典型株；荷兰真菌菌种保藏中心（简称CBS，得福特），1904年建立，保存酵母菌和丝状真菌约8400种、18000株，大多是模式株；英国全国菌种保藏中心（简称NCTC，伦敦），保存医用和兽医用病原微生物约2740株；英联邦真菌研究所（简称CMI，萨里郡），保存真菌模式株、生理生化和有机合成等菌种2763种、8000株；日本大阪发酵研究所（简称IFO，大阪），保存普通和工业微生物菌种约9000株；美国农业部北方利用研究开发部（北方地区研究室，简称NRRL，伊利诺伊州皮奥里亚），收藏农业、工业、微生物分类学所涉及的菌种，包括细菌5000株、丝状真菌1700株、酵母菌6000株。

1970年8月，在于墨西哥城举行的第10届国际微生物学代表大会上成立了世界菌种保藏联合会（简称WFCC），同时确定澳大利亚昆士兰大学微生物系为世界资料中心，这个中心用电子计算机储存全世界各菌种保藏机构的有关情报和资料，1972年出版《世界菌种保藏名录》。中国于1979年成立了中国微生物菌种保藏管理委员会（简称CCCCM，北京）。

（三）菌种保藏的方法

1. 斜面低温保藏法

将菌种接种在适宜的固体斜面培养基上，待菌体充分生长后，棉塞部分用油纸包扎好，移至2～8℃的冰箱中保藏。霉菌、放线菌及芽孢细菌可保存2～4个月，酵母菌2个月，细菌最好每月移种一次。此法为实验室和工厂菌种室常用保藏法，优点是操作简单、使用方便、不需特殊设备，能随时检查；缺点是微生物代谢改变而影响微生物性状，污染杂菌机会亦较多。

2. 液体石蜡保藏法

将液体石蜡分装于锥形瓶内，塞上棉塞并用牛皮纸包扎，121.3℃灭菌30min，然后放在40℃温箱中，使水汽蒸发掉，备用。将需要保藏的菌种在最适宜斜面培养基中培养，得到健壮的菌体或孢子，用灭菌吸管吸取灭菌的液体石蜡注入已长好菌的斜面上，用量以高出斜面顶端1cm为准，使菌种与空气隔绝。

3. 沙土管保藏法

将待保藏菌种接种于斜面培养基上，经培养后制成孢子悬液，将孢子悬液滴入已灭菌的沙土管中，孢子即吸附在沙子上，将沙土管置于真空干燥器中，吸干沙土管中的水分，经密封后置于 –4℃冰箱中保藏。此法利用干燥、缺氧、缺乏营养、低温等因素综合抑制微生物生长繁殖而延长保藏时间，多用于霉菌和放线菌等能产生孢子的微生物的保存，在抗生素工业生产中应用最广，效果亦好，可保存 2 年左右，但应用于营养细胞效果不佳。

4. 冷冻干燥保藏法

将微生物在极低温度（–70 ～ –30℃）下快速冷冻，再在减压下利用升华现象除去水分（真空干燥），如滤纸保藏法、液氮保藏法和冷冻干燥保藏法等均需使用保护剂来制备细胞悬液，以防止因冷冻或水分不断升华对细胞的损害。也可添加保护剂来保护菌体，常用保护剂有牛乳、血清、糖类、甘油、二甲亚砜等。

5. 超低温保藏法

将要保藏菌种制成菌悬液备用，准备好安瓿瓶，每瓶加入 0.8mL 冷冻保护剂 10%（体积比）甘油蒸馏水溶液，塞棉塞灭菌（1kgf/cm^2，5min）。无菌检查后，接入要保藏的菌种，火焰熔封瓶口，检查是否漏气，将封好口的安瓿瓶放在冻结器内，以每分钟下降 1℃的速度缓慢降温，使保藏品逐步均匀地冻结，直至 –35℃，以后冻结速度就不需控制，安瓿冻结后立即放入液氮罐内，在 –196 ～ –150℃保藏，该法只有少数科研院所使用。

三、菌种衰退与复壮

菌种保藏过程中，菌株生产性状劣化或有些遗传标记丢失都可称为菌种退化。菌种退化现象中最容易被发现的是其在菌落形态、细胞形态和生理等方面的变化，如菌落颜色改变、畸形细胞出现、菌株生长变缓、产孢子变少直至丧失产孢子能力，如放线菌、霉菌在斜面上多次传代后产生"光秃"现象；还有菌种代谢活动、代谢产物生产能力或其对寄主的寄生能力明显下降，如黑曲霉糖化能力下降、抗生素发酵单位减少、枯草杆菌产淀粉酶能力衰退等。为使菌种优良性状持久延续，必须做好菌种复壮工作。

（一）防止菌种衰退的有效措施

1. 控制传代措施和使用不同类型细胞进行接种传代

由于菌株自发突变是在繁殖过程中发生的，菌种传代次数越多，产生突变的概率就会越高，菌种发生退化的概率就越大，因此需严格控制菌种接种传代次数，并根据菌种保藏方法确立恰当的接种传代的时间间隔。放线菌和霉菌菌株细胞常含有几个核甚至是异核体，用菌丝接种就会出现污染和衰退，而孢子一般为单核的，用孢子接种时就可减少菌种衰退。有研究发现，构巢曲霉用分生孢子传代容易退化，用子囊孢子接种传代则不易退化；采用灭菌棉团轻巧地蘸取霉菌孢子进行斜面移种，由于避免了菌丝接入，可很好达到防止退化效果。

2. 提供合适的营养条件

研究发现，用老苜蓿根汁培养基培养"5406"抗生菌——细黄链霉菌可防止退化；在赤霉菌产生菌——藤仓赤霉的培养基中加入糖蜜、天门冬素、谷氨酰胺、5- 核苷酸或甘露糖醇等物质时，能防止菌种退化。还有发现表明，选取营养相对贫乏的培养基做菌种保藏培养基能减少变异，并能降低菌株退化概率。在生产实践中，创造和发现一个适合原种菌株生长的条件可有效地防止菌种退化，如低温、干燥、缺氧等。例如，改变栖土曲霉 3.942 培养温度（从 20 ～ 30℃提高到 33 ～ 34℃）可防止其产孢能力退化。

此外，选择合适的菌种保存方法也有助于减少菌株的退化。因此，有必要研究和制订出更为有效的菌种保藏方法用来防止菌种退化。

（二）菌种复壮的常用方法

狭义复壮是指在菌种已发生衰退的情况下，通过纯种分离和生产性能测定等方法从衰退群体中找出未衰退个体，而恢复菌种原有典型性状；广义复壮是指在菌种生产性能衰退前就有意识地进行纯化分离和生产性能测定工作，使菌种生产性能逐步提高。复壮常用方法如下。

1. 分离与纯化

通过分离与纯化将衰退菌种细胞群体中部分仍保持原有典型性状的个体分离出来。常用分离与纯化方法可分为两类。一类较粗放，只能达到"菌落纯"的水平，即从菌种水平来说是纯的。如采用平板稀释法、平板涂布法、平板划线法等方法获得单菌落。另一类是较精细的单细胞或单孢子分离方法，可达到"细胞纯"，即"菌株纯"水平，可用简单培养皿或凹玻片等作分离室的方法，也有用复杂显微操纵器的纯种分离方法。对不长孢子的丝状菌可用无菌小刀切取菌落边缘的菌丝尖端进行分离移植，也可用无菌毛细管截取菌丝尖端单细胞进行纯种分离。

2. 通过宿主进行复壮

寄生型微生物衰退菌株可通过接种到相应昆虫或动植物宿主体内来提高菌株典型性状。如苏云金芽孢杆菌经过长期人工传代会发生毒力减退、杀虫率降低等现象，可用退化菌株去感染菜青虫的幼虫，再从病死虫体内重新分离典型菌株。

3. 淘汰退化的菌株

将衰退菌种进行一定条件的处理，如药物、低温或高温等，往往可以起到淘汰已衰退个体而达到复壮的目的。

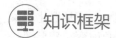 知识框架

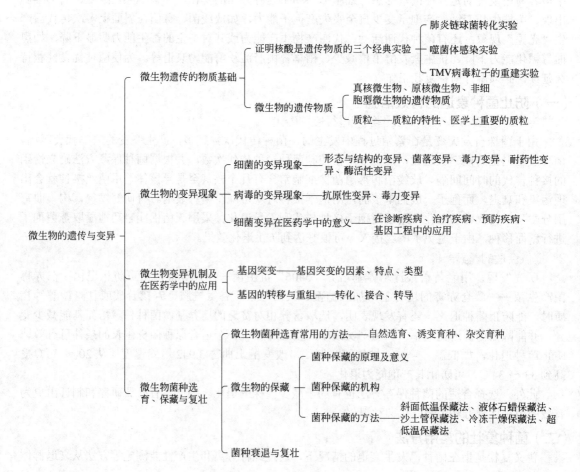

目标检测

一、名词解释

遗传、变异、基因突变、转化、接合、菌种保藏、菌种复壮

二、填空题

1. 证明核酸是遗传物质的三大经典实验是_____、_____和_____。

2. 转化的前提条件是_____和_____。

3. 大肠杆菌 F 因子的四种细胞形式是_____、_____、_____和_____。

4. 菌种保藏的常用方法有_____、_____、_____、_____和_____。

三、选择题（A 型题）

1. 细菌遗传性变异的物质基础是（　　）。

A. 细胞质　　　B. 中介体　　　C. 性菌毛　　　D. 核蛋白体　　　E. 染色体与质粒

2. 卡介苗的制备是利用了细菌的（　　）。

A. 形态变异　　B. 菌落变异　　C. 耐药性变异　D. 毒力变异　　E. 结构变异

3. 关于质粒的叙述错误的是（　　）。

A. 是细菌染色体外的遗传物质　　　　B. 能在胞质中自行复制　　　C. 可以丢失

D. 是细菌生命活动所必需的结构　　　E. 可与某些细菌的耐药性有关

4. 以噬菌体为载体，将供体菌遗传物质转移到受体菌中的过程，称为（　　）。

A. 接合　　　　B. 转化　　　　C. 转导　　　　D. 溶原性转换　　E. 质粒转移

5. 在细菌间直接传递 DNA 是通过（　　）实现的。

A. 鞭毛　　　　B. 普通菌毛　　C. 性菌毛　　　D. 中介体　　　E. 核糖体

6. 革兰氏阴性菌的性菌毛（　　）。

A. 与细菌的运动有关　　　B. 化学成分为多糖　　　C. 与细菌间某些遗传物质的传递有关

D. 是转导时必要的结构　　E. 是细菌吸附易感细胞的结构

7. 噬菌体是指（　　）。

A. 具有 DNA 和 RNA 核酸的微生物　　B. 无生命的游离体

C. 一种具有简单细胞结构的微生物　　D. 寄生于细菌、真菌等微生物体内的病毒

E. 能自主独立生活的微生物

8. 细菌的转导和溶原性转换的共同特点是（　　）。

A. 供体菌与受体菌直接接触　　　　B. 不需供体菌　　　　C. 不需受体菌

D. 需噬菌体　　　　　　　　　　　E. 需质粒

9. Hfr 菌是（　　）。

A. 含有 R 质粒细菌　　　B. 溶原性细菌　　　　C. 整合有 F 质粒细菌

D. 整合有前噬菌体细菌　E. 不产生性菌毛细菌

10. 转导（　　）。

A. 只可转移供体菌染色体上特定的基因　　B. 由性菌毛介导　　　C. 由 R 质粒介导

D. 由 F 质粒介导　　　　　　　　　　　　E. 由噬菌体介导

四、简答题

1. 基因突变的概念和原理是什么？

2. 简述接合、转化和转导的差别。

3. 简述菌种保藏的方法与步骤。

4. 菌种复壮的常用方法有哪些？

第二篇

微生物与药学的关系

药物制剂的微生物学检查

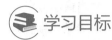
　　掌握药物体外抗菌试验基本方法和应用；熟悉 MIC、MBC 概念；了解体外抗菌试验的影响因素；掌握无菌检查的检验依据及检查环境；熟悉无菌检查的方法；了解无菌检查的结果判断；掌握药品的微生物限度检查依据及项目；熟悉微生物总数测定方法及控制菌检查；了解控制菌和活螨检验方法。

情景导学

　　2006 年 6～7 月，部分患者在使用安徽华源生物药业有限公司生产的克林霉素磷酸酯葡萄糖注射液（欣弗）后，出现胸闷、心悸、心慌、寒战、肾区疼痛、肝肾功能损害、过敏性休克等症状。经查，该公司 2006 年 6～7 月生产的克林霉素磷酸酯葡萄糖注射液未按批准的工艺参数灭菌，降低了灭菌温度，缩短了灭菌时间，增加了灭菌柜装载量，影响了灭菌效果。经中国药品生物制品鉴定所对相关样品进行检验，结果表明无菌检查和热原检查不符合规定。

请思考：

　　（1）克林霉素磷酸酯葡萄糖注射液为什么要进行无菌检查？
　　（2）哪些药品需要进行无菌检查？

　　本章主要介绍药物的抗菌试验、灭菌制剂的无菌检查、药品的微生物限度检查等内容。

第一节　药物的抗菌试验

　　药物的抗菌试验包括体外抗菌试验（in vitro）和体内抗菌试验（in vivo）。抗菌药物进入体内后的作用发挥受体内各种因素影响，如药物在体内与体液结合可降低药物活性或被破坏；某些药物在体内可因降解而增强活性；有些细菌进入体内后，由于代谢活力改变对药物敏感性可能降低等。体外抗菌试验有效药物需经过体内抗菌试验证明有效后才能应用于临床。

一、体外抗菌试验

　　体外抗菌试验是在体外条件下（多为实验室内）测定微生物对药物敏感程度的试验，广泛用于新药研究和指导临床用药，如抗菌药物筛选、抗菌谱测定、药物含量测定、药物敏感试验等，包括药物体外抑菌试验、体外杀菌试验和联合抗菌试验。

（一）体外抑菌试验

　　体外抑菌试验是最常用的体外抗菌试验方法，主要用于筛选抗菌药物或药敏试验，具有试验方法简便、需时短、用药量少、实验室条件容易控制、不需要活的动物和特殊设备等优势。常用方法有连续稀释法和琼脂扩散法。

1. 连续稀释法

　　连续稀释法是细菌药敏试验及抗生素试验研究的最主要方法，可用于测定最低抑菌浓度（minimal inhibitory concentration，MIC）和最低杀菌浓度（minimal bactericidal concentration，MBC）。MIC 和 MBC 分别指药物能抑制微生物生长和杀死微生物的最低浓度，一般用 μg/mL 或 U/mL 来表示，分别用来评价药物抑菌或杀菌作用强弱，数值大小与药物抑菌或杀菌作用呈负相关。连续稀释法根据所用培养基物理状态不同分为液体培养基稀释法和固体培养基稀释法。

　　液体培养基稀释法是在一系列试管中，采用倍比稀释法（表 8-1），用液体培养基连续稀释药物，然后在每一试管中加入一定量的试验菌液（5×10^5CFU/mL），经培养（24 ~ 48h）后，肉眼观察各试管的浑浊情况，记录能抑制试验菌生长的最低抑菌浓度，即 MIC（图 8-1）。

表 8-1　液体培养基稀释法（倍比稀释法）药敏试验抗生素溶液稀释方案

管号	抗生素原浓度 /（μg/mL）	抗生素来源管号	取药体积 /mL	CAMHB 体积 /mL	抗生素最终浓度 /（μg/mL）	$\log_2$
1	5120（原液）	原液	1	9	512	9
2	512	1 号管（最终浓度，下同）	1	1	256	8
3	512	1 号管	1	3	128	7
4	512	1 号管	1	7	64	6
5	64	4 号管（最终浓度，下同）	1	1	32	5
6	64	4 号管	1	3	16	4
7	64	4 号管	1	7	8	3
8	8	7 号管（最终浓度，下同）	1	1	4	2
9	8	7 号管	1	3	2	1
10	8	7 号管	1	7	1	0
11	1	10 号管（最终浓度，下同）	1	1	0.5	−1
12	1	10 号管	1	3	0.25	−2
13	1	10 号管	1	7	0.125	−3

注：CAMHB 为调节阳离子浓度的水解酪蛋白（Mueller-Hinton，MH）培养基。

　　固体培养基稀释法有斜面法和平板法两种。斜面法是将不同递减浓度的药液混入未凝固的装有琼脂培养基的试管中制成斜面，然后在斜面上接种定量的试验菌液，培养后观察结果，可测出该药物对试验菌的 MIC，适用于需较长时间培养的试验菌（如结核分枝杆菌）或容易产生孢子污染环境的霉菌。平板法是制备含有系列递减浓度药物的琼脂平板，按连续稀释法配制药物溶液，将不同浓度的药液与尚未凝固的琼脂培养基按 1：9 混合即可，再将定量的试验菌液接种于平板上，培养后观察试验结果，即可测出该药物对各种细菌的 MIC，适用于测定多种细菌对同一药物的 MIC，适用于各种药物的抗菌活性测定及新抗菌药物的筛选，且不受药物颜色及浑浊度的影响，更易观察试验结果。

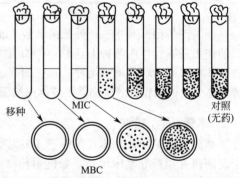

图 8-1　液体培养基连续稀释法（倍比稀释法）

2. 琼脂扩散法

　　琼脂扩散法利用药物可在琼脂培养基中扩散，使其周围细菌生长受到抑制，在药物有效浓度范围内形成透明抑菌圈或抑菌距离，根据抑菌圈直径或抑菌距离大小来评价药物抗菌作用强弱，精确度较差，干扰因素较多，如药物扩散性、试验菌接种密度等，通常用于定性试验或初步判断药物抗菌作用大小，主要包括滤纸片法和挖沟法两种。

滤纸片法又叫药物敏感试验法，是琼脂扩散法最常用的方法，适用于测定多种药物或一种药物不同浓度对同一试验菌的抗菌作用。取无菌滤纸片蘸取一定浓度的抗菌药液贴于含菌平板，或将含药的干纸片（药敏纸片）贴于含菌平板表面。含药干纸片：预先配制各种适宜浓度的抗生素溶液，取 0.5mL 滴加在 100 张直径为 6mm 的圆形滤纸片上，使之均匀分布，于 37℃干燥，封好置于 4℃冰箱保存。β-内酰胺类抗生素要放在 −20℃保存。经培养后观察并测定抑菌圈的直径（图 8-2）。

国际标准采用 K-B 法（Kirby-Bauer 法）。K-B 法需用水解酪蛋白培养基，被测细菌的浓度、纸片质量、纸片含量及其他试验条件均有严格标准。以卡尺精确量取抑菌圈直径，根据抑菌圈直径判断该菌对该药物是耐药（resistang，R）、中介（intermediate，I）、还是敏感（susceptib1e，S）。世界卫生组织规定了抗菌药物的敏感性评定标准，在标准实验条件下根据抑菌圈大小来判断（表 8-2）。

表 8-2　抗菌药物的敏感性判断举例

抗菌药物	抑菌圈直径 /mm			抗菌药物	抑菌圈直径 /mm		
	耐药（R）	中介（I）	敏感（S）		耐药（R）	中介（I）	敏感（S）
氯霉素	≤ 12	13 ~ 17	≥ 18	四环素	≤ 14	15 ~ 18	≥ 19
红霉素	≤ 13	14 ~ 17	≥ 18	卡那霉素	≤ 13	14 ~ 17	≥ 18

挖沟法常用于测试一种药物对多种试验菌的抗菌作用。在无菌平板上挖一直沟，沟内加入药液，然后在沟两旁垂直划线接种各种试验菌，经培养后观察各试验菌生长情况（图 8-3）。根据药物对不同试验菌产生的抑菌距离判断该药物对各试验菌的抗菌能力。

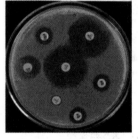

图 8-2　滤纸片法示意

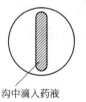

沟中滴入药液
(a)

1,2,3,4,5为接种
的各种病原菌
(b)

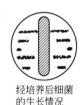

经培养后细菌
的生长情况
(c)

图 8-3　挖沟法示意

（二）体外杀菌试验

体外杀菌试验主要用来评价药物对试验菌的致死活性，常用方法有最低杀菌浓度测定法、活菌计数法和酚系数测定法等。

1. 最低杀菌浓度测定法

按液体培养基稀释法操作，肉眼观察药物 MIC，取目测 MIC 以上未长菌的各管培养液分别移种于无菌平板上，经培养后平板上无菌生长的最低药物浓度为该药的最低杀菌浓度。

2. 活菌计数法

在一定浓度的定量药物内加入定量试验菌，作用一定时间后取样稀释，再取一定量的稀释液混入未凝固的琼脂培养基中，立即倾注成平板，经培养后计算平板上形成的菌落数。因一个菌落是由一个活菌繁殖而来，可用菌落数或菌落形成单位（colony forming unit，CFU）乘以稀释倍数，再除以稀释液用量计算出该药与试验菌的混合液中每毫升内存活的细菌数，最终计算出该药对试验菌的致死率。也可采用微孔滤膜过滤药物与试验菌的混合液，将洗净药液后的滤膜贴在平板上培养，并计算菌落数。

3. 酚系数测定法

酚系数测定法又称石炭酸系数测定法。酚系数是以石炭酸为标准，在规定实验条件下作用一定时间，待测的化学消毒剂杀死全部试验菌的最高稀释度与达到同样效果时酚最高稀释度的比值。酚系数 = 消毒剂的杀菌稀释度 / 酚的杀菌稀释度，苯酚系数 ≥ 2 为合格。相同条件下，酚系数越大，该消毒剂杀菌效力越强。由于各种化学消毒剂杀菌原理不尽相同，因而该法仅适用于酚类消毒剂的杀菌效力的测定。

（三）联合抗菌试验

联合抗菌试验用于测定两种或两种以上抗菌药物在联合应用时的相互影响。如制药工业中为了得到抗菌增效配方，常进行两种或两种以上的抗菌药物复方制剂筛选，临床上用于治疗多种细菌所引起的混合感染，或减少或推迟治疗过程中细菌耐药性的产生等。联合抗菌试验可能出现 4 种结果，即无关作用（两种药物联合作用活性等于其单独活性）、相加作用（两种药物联合应用时活性等于两药单独抗菌活性之和）、协同作用（两种药物联合作用显著大于其单独作用总和）和拮抗作用（两种药物联合作用显著低于其单独抗菌活性）。常用方法有琼脂扩散纸片法、棋盘稀释法、纸条试验法和梯度平板纸条试验法等。

1. 琼脂扩散纸片法

琼脂扩散纸片法又称单药纸片搭桥法，即将含有甲药和乙药的纸片贴于已涂布试验菌的 MH 琼脂平板表面，两纸片距离以 3 ～ 4mm 为宜，经 35℃培养 24h 后观察结果。由于甲、乙两药的联合作用，对试验菌可产生不同抑菌结果而显示不同形状图形，可按不同图形报告甲、乙两药联合时对试验菌产生的作用（图 8-4）。

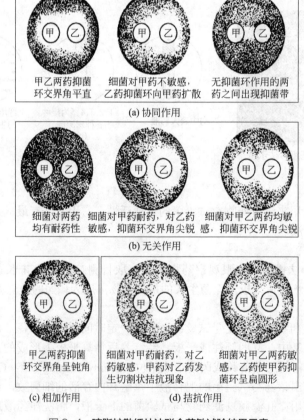

图 8-4　琼脂扩散纸片法联合药敏试验结果示意

2. 棋盘稀释法

棋盘稀释法由两种抗菌药物的不同稀释度加以组合，每一种药物浓度都有单独管和与另一种药物不同浓度的联合管，因其排列呈棋盘状而得名。可用于评价两种抗菌药物同时用多种浓度进行联合试验时的相互作用，是常用的定量方法。先根据液体培养基稀释法分别测定拟联合的 A 药和 B 药对试验菌的 MIC，根据所得的 MIC 确定药物稀释度，一般选择 6～8 个稀释度。每种药物最高浓度是其 MIC 的 2 倍，依次对倍稀释。两种药物的稀释分别在方阵的纵列和横列进行（假设 A 药的 MIC 为 32μg/mL，B 药的 MIC 为 8μg/mL，具体稀释见表 8-3），这样在每管中可得到不同浓度组合的两种药物混合液。接种菌量为 5×10^5 CFU/mL，经 35℃培养 18～24h 后观察结果，确定联合药敏管的 MIC。计算抑菌浓度指数（fractional inhibitory concentration，FIC）并判断结果。

表 8-3　棋盘稀释法示意方案

B药稀释↓						
	16/2	16/4	16/8	16/16	16/32	16/64
	8/2	8/4	8/8	8/16	8/32	8/64
	4/2	4/4	4/8	4/16	4/32	4/64
	2/2	2/4	2/8	2/16	2/32	2/64
	1/2	1/4	1/8	1/16	1/32	1/64
	0.5/2	0.5/4	0.5/8	0.5/16	0.2/32	0.5/64

←———— A 药稀释

注：FIC=A 药联合时的 MIC/A 药单独时的 MIC+B 药联合时的 MIC/B 药单独时的 MIC。FIC ＜ 0.5 为协同作用；0.5～1 为相加作用；1～2 为无关作用；＞ 2 为拮抗作用。

3. 纸条试验法

纸条试验法是在含菌平板上垂直放置两条浸有不同药液的滤纸条，经培养后根据两种药液形成的抑菌区的图形来判断两药联合作用（图 8-5）。

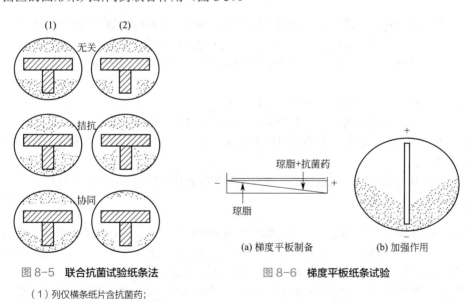

图 8-5　联合抗菌试验纸条法

（1）列仅横条纸片含抗菌药；
（2）列两条纸片含不同的抗菌药

图 8-6　梯度平板纸条试验

案例 8-1　为了研究大蒜素联合盐酸小檗碱对临床常见菌及耐药菌的体外抗菌效果，通过测定大蒜素联合盐酸小檗碱对大肠埃希菌、金黄色葡萄球菌、表皮葡萄球菌、肺炎克雷伯菌、产超广谱内酰胺酶大肠埃希菌、耐甲氧西林金黄色葡萄球菌的最低抑菌浓度，评价两药对各试验菌株的联合作用，结果发现大蒜素联合盐酸小檗碱具有良好的杀菌作用。

　　请思考：（1）如何选用合适的联合抗菌试验方法？

　　（2）体外抗菌试验的影响因素有哪些？

4. 梯度平板纸条试验法

　　（1）制备含药梯度平板。将琼脂培养基倒入平皿，平皿斜放凝固，再将平皿放平，加入含抗菌药物的琼脂培养基，这样在制成的双层琼脂平板中即含有浓度梯度的抗菌药物，自高浓度（+）至低浓度（-）依次递减 [图8-6（a）]，要求其 MIC 位置约处于平板的 1/2 处。

　　（2）将试验菌液均匀涂布在平板表面，取滤纸条浸透另一种待检药液，按梯度平板中药物浓度递减的方向置于平板表面。

　　（3）培养后，根据形成的抑菌区的图形来判断两种药物之间的相互作用，如纸条两端的抑菌区被扩大，则说明待检药液对平板的药物有加强作用 [图8-6（b）]。

（四）影响体外抗菌试验的因素

1. 试验菌

　　试验菌种需是国家卫生部生物制品检定所菌种保藏中心专门提供的菌株。特殊情况下，也可采用临床分离、经严格鉴定、纯化及合理保存的菌株。《中国药典》规定药品防腐剂的抑菌效能检查要求用中国医学微生物菌种保藏中心的指定菌株且传代次数不超过 5 代。

2. 培养基

　　培养基应按各试验菌营养需要配制，严格控制各原料成分质量及培养基配制过程，尤其是琼脂含量，琼脂含量高抑菌圈就小，反之则大。培养基内不能含有使药物活性降低的成分或药物对抗成分，培养基使用前均需做无菌检查，合格后方能使用。《中国药典》规定进行药品防腐剂抑菌效能检查时，细菌要用胰酪大豆胨培养基，真菌要用沙氏葡萄糖培养基，而且培养基使用前要通过适用性试验。

3. 抗菌药物

　　抗菌药物浓度和稀释方法等可直接影响抗菌试验效果，需精确配制。固体药物必须配制成液体状态，不溶于水的药物应用助溶剂（如有机溶剂或酸碱）溶解，再稀释到所需浓度。药物溶液pH 应接近中性，以确保药物稳定性且不影响试验菌生长，含菌药物需过滤除菌。

4. 对照试验

　　为确保结果科学性和准确性，应同时进行对照试验。

　　（1）试验菌对照。无药情况下对照菌种应在培养基内生长良好。

　　（2）已知药物对照。已知抗菌药物对标准敏感菌株应出现预期的抗菌效应，对已知抗药菌应不出现抗菌效应。

　　（3）溶剂及稀释剂对照。配制抗菌药物时所用的溶剂及稀释剂均应无抗菌作用。

二、体内抗菌试验

　　体外抗菌试验有效的药物还需要经过体内抗菌试验证明有效后才能应用于临床。药物的体内抗菌试验又称为动物试验治疗（或保护力试验），即先用致病菌使动物感染，使其成为感染动物模型，然后按不同剂量、不同给药方法及间隔不同时间进行试验治疗，同时设立一组生理盐水代替药物作对照试验。根据试验组与对照组的动物死亡数或内脏的含菌数，评价药物的作用和效力。

（一）感染动物模型

1. 试验动物

　　最好选择无特定病原体（specific pathogen free，SPF）级昆明种小白鼠，体重 18 ~ 22g，雌雄各半，试验前 18h 禁食、供水。试验动物随机分组，每组至少 10 只。在某些特殊动物感染模型中，需用其他动物，如家兔脑膜炎、感染性角膜炎，家兔体重为 2 ～ 2.5kg；大鼠肾盂肾炎、皮肤的创伤感染等，大鼠体重约为 200g。

2. 试验菌株

根据所试验药物的抗菌作用特点，选择国家卫生部生物制品检定所菌种保藏中心专门提供的标准菌株和临床分离的致病力较强的菌株，常用菌株有大肠埃希菌、金黄色葡萄球菌、铜绿假单胞菌、肺炎克雷伯菌、痢疾杆菌、变形杆菌、伤寒杆菌等。试验菌一般用新鲜的液体培养基培养，细菌一般选择 35 ～ 37℃培养 24h，用 0.85% 生理盐水洗涤菌体，离心除去培养基后，用一定的稀释剂将菌体制备成不同感染浓度的稀释菌液，并进行计数。

3. 感染方法

动物感染模型分为全身感染模型和局部感染模型。常用全身感染模型主要有腹腔注射感染和静脉注射感染两种。局部感染模型包括皮肤创伤感染动物模型、呼吸系统感染动物模型和泌尿系统感染动物模型等。利用这些模型可对不同疗效、不同剂型、不同给药途径的新药疗效予以客观评价。以不同浓度细菌感染受试动物，测定试验菌株对动物致死的最低浓度，即感染后能引起动物 100% 死亡的菌悬液最小致死量（minimum lethal dose，MLD），以此作为感染菌量。

（二）体内药效评价

1. 评价指标

体内抗菌试验药效判断指标较多，一般以生存时间、生存率（或死亡率）评价。此外，还可进行血培养和脏器细菌、病理组织检查，如肾脏活细菌计数和病理组织检查。通常观察感染 7 天内动物死亡数，计算半数有效剂量（ED_{50}）及其 95% 置信区间进行统计学处理，并与对照药进行比较。

2. 评价过程

（1）感染菌接种。首先，需通过预试验找出 MLD 作为感染菌量再进行正式试验。将新鲜培养的细菌用 5% 胃膜素或干酵母按照 10^{-1}、10^{-2}、10^{-3}、10^{-4}……进行系列稀释，从中选取 3 ～ 4 个菌液浓度，每一注射浓度感染 4 只小鼠，静脉注射量为 0.2mL/ 只，腹腔注射量为 0.5mL/ 只，观察记录动物死亡情况。较为理想的结果是：低浓度菌液组感染动物全部存活，中浓度组部分死亡，高浓度组全部死亡。在高浓度与中浓度之间再选择 3 ～ 4 个浓度重复以上预试验以确定 MLD，同时 1/10 MLD 组感染动物不能全部死亡。如果结果不理想，可重复增加细菌毒力，调整细菌浓度或更换试验菌株。

（2）药物剂量的选择。可参考同类药物剂量。预试验设高、中、低 3 个剂量组，每组 4 只小鼠。初试组间剂量差为 5 ～ 10 倍，当确定有效剂量范围后，可缩小组间剂量差，直到找到合适的药物剂量范围。正式试验时设定 5 ～ 8 个剂量组，相邻剂量组间比值以 0.65 ～ 0.85 为宜。

（3）给药途径。可采用灌胃、静脉注射、皮下注射、肌内注射或腹腔注射等给药途径。通常应进行两种给药途径，其中一种应与临床用法相同。

（4）试验分组。分 3 组，分别为给药组（5 ～ 8 组）、阳性对照组（2 组）和阴性对照组（1 组）。其中，给药组以 1MLD 菌液感染，分别给予不同剂量药物治疗；阳性对照组分别以 1MLD 和 0.1MLD 菌液感染，给予同类药物或具有相似作用的已知有效药物治疗；阴性对照组是不予感染，给予溶剂或蒸馏水治疗。

（5）试验方法。取禁食后体重合格的小鼠，雌雄各半，均匀分组，每组至少 10 只动物。腹腔注射 0.5mL MLD 菌液感染小鼠，1h 后给予一次药物治疗，观察记录感染后 1 天、2 天、3 天、4 天、5 天（某些菌需 7 天）各组小鼠的死亡数。

（6）试验观察。感染后逐日观察动物反应情况并记录，具体观察内容如下。

① 观察动物食欲、活动情况，必要时检查体温、体重、局部反应及血液学指标并注意其病

情变化。

② 观察时间可根据接种细菌毒力及接种量而定，一般观察 5～7 天。

③ 发现动物在观察期死亡，应立即进行解剖，暂时不能解剖的应冷藏，但搁置时间不宜过久。如观察时间已到，动物仍未出现病变，也应将其处死并进行解剖。

④ 解剖时注意肉眼观察体表（特别是接种部位）有无病变，再按照一定顺序切开皮肤、胸腹腔，观察内脏变化情况。

（7）试验结果判断及处理。一般以死亡率或脏器细菌学检查作为治疗指标。将试验结果输入计算机进行处理，计算 ED_{50}、ED_{90} 及其 95% 可信限，并对各药间 ED_{50}、ED_{90} 是否有显著性差异进行检验。

※ 知识考点 ※　MIC，MBC，体外抗菌试验的方法及影响因素

第二节　灭菌制剂的无菌检查

灭菌制剂是指药品中不得含有任何活的微生物，如常见的各种注射液、注射剂、冻干血液制品、植入剂、可吸收的止血剂、手术用辅料等必须保证不含活的微生物，否则注入人体将会引起严重的事故。《中国药典》（2020 年版）制剂通则、品种项下要求无菌的、标示无菌的制剂和原辅料以及用于手术、严重烧伤、严重创伤的局部给药制剂应符合无菌检查法规定。无菌检查法系用于检查药典要求无菌的药品、生物制品、医疗器械、原料、辅料及其他品种是否无菌的一种方法。若供试品符合无菌检查法规定，仅表明了供试品在该检验条件下未发现微生物污染。

一、药品无菌检查总则

（一）检验依据

《中国药典》（2020 年版）四部通则 1101：无菌检查法。

（二）无菌检查的药品种类

《中国药典》（2020 年版）规定进行无菌检查的药物制剂主要有以下几类。

（1）各种注射剂。用于肌肉、皮下和静脉的各种针剂，包括注射用无菌水、溶媒和溶剂、输液、注射剂原料及粉针剂等。

（2）眼用及外伤用制剂。用于眼科手术、角膜创伤及一般创伤、溃疡和烧伤等的外科用制剂。

（3）植入剂。用于包埋于人体内的药物制剂，如不溶于水的激素、避孕药物、免疫药物及抗肿瘤药物等要求无菌的制剂。

（4）用于严重创伤、溃疡和烧伤等标明无菌要求的制剂。包括软膏剂、乳膏剂、喷雾剂、气雾剂、凝胶剂、局部用散剂、涂剂、涂膜剂、耳用制剂、鼻用制剂、冲洗剂等标签上注明无菌要求的外用药品。

（5）外科用的敷料、器材。包括外科手术用脱脂棉、纱布、结扎线、缝合线、可被组织吸收的肠线、一次性注射器与一次性无菌手术刀片、输血袋、输液袋、角膜接触镜等。

（6）其他制剂。如可吸收的止血剂（如明胶发泡剂、凝血酶等）、某些要求无菌的吸入液体制剂。

（三）无菌检查的环境

无菌检查应在无菌条件下进行，试验环境必须达到无菌检查要求，检验全过程应严格遵守无菌操作，防止微生物污染，防止污染措施不得影响供试品中微生物检出。单向流空气区域、工作台面及受控环境应定期按医药工业洁净室（区）悬浮粒子、浮游菌和沉降菌的测试方法的现行国家标准进行洁净度确认。隔离系统应定期按相关的要求进行验证，其内部环境的洁净度必须符合

无菌检查的要求。日常检验需对试验环境进行监测。

案例 8-2 2008 年 10 月，国家药监局接到报告，云南省某地 6 名患者使用了完达山制药厂生产的刺五加注射液后，出现了严重的不良反应，其中 3 例死亡。经查发现，2008 年某日昆明经历了一场特大暴雨，药厂仓库被淹，刺五加注射液被雨水浸泡，销售人员违规操作，更换包装标签后上市销售。中国药品生物制品检定所在被雨水浸泡药品的部分样品中检出多种细菌。

请思考：（1）刺五加注射液事件发生的原因是什么？刺五加注射液应进行什么检查？

（2）如何确定刺五加注射液的质量是否合格？

（四）检验数量与检验量

抽样要有代表性，一般是从每批产品中抽取一定数量的产品作为样本检验，以此结果来判断整批产品的质量。如发现异样或可疑样品，应抽取有疑问的样品。检验数量是指一次试验所用供试品最小包装容器的数量。成品每亚批均应进行无菌检查，除另有规定外，出厂产品的检验数量按表 8-4 规定执行，上市产品监督检验按表 8-5 规定执行。表 8-4 和表 8-5 中最少检验数量不包括阳性对照试验的供试品用量，薄膜过滤法应增加 1/2 的最小检验量作为阳性对照用。直接接种法根据药品具体情况判断是否需要增加检验数量。

表 8-4　批出厂产品及生物制品的原液和半成品最少检验数量

供试品	批产量 N/个	接种每种培养基的最少检验数量
注射剂	≤ 100	10% 或 4 个（取较多者）
	100 < N ≤ 500	10 个
	> 500	2% 或 20 个（取较少者）
大体积注射剂（> 100mL）		20 个（生物制品）
		2% 或 10 个（取较少者）
		20 个（生物制品）
冻干血液制品（> 5mL）	每柜冻干 ≤ 200	5 个
	每柜冻干 > 200	10 个
冻干血液制品（≤ 5mL）	≤ 100	5 个
	100 < N ≤ 500	10 个
	> 500	20 个
眼用及其他非注射产品	≤ 200	5% 或 2 个（取较多者）
	> 200	10 个
桶装无菌固体原料	≤ 4	每个容器
	4 < N ≤ 50	20% 及 4 个容器（取较多者）
	> 50	2% 或 10 个容器（取较多者）
抗生素固体原料药（≥ 5g）		6 个容器
生物制品原液或半成品		每个容器（每个容器制品的取样量为总量的 0.1% 或不少于 10mL，每开瓶一次，应如上法抽验）
体外用诊断制品半成品		每批（抽验量应不少于 3mL）
医疗器械	≤ 100	10% 或 4 件（取较多者）
	100 < N ≤ 500	10 件
	> 500	2% 或 20 件（取较少者）

注：若供试品每个容器内的装量不够接种两种培养基，那么表中的最少检验数量应增加相应倍数。

表 8-5　上市抽检样品的最少检验数量

供试品	供试品最小检验数量 /（支或瓶）	供试品	供试品最小检验数量 /（支或瓶）
液体制剂	10	血液制品 $V < 50mL$	6
固体制剂	10	血液制品 $V \geqslant 50mL$	2
医疗器械	10		

注：供试品每个容器内装量不够接种 2 种培养基时，最少检验数量应增加相应倍数；抗生素粉针剂（≥ 5g）及抗生素原料药（≥ 5g）最少检验数量为 6 瓶（或支）；桶装固体原料最少检验数量为 4 个包装。

检验量是指供试品每个最小包装接种至每份培养基的最小量（g、mL 或 cm²）。除另有规定外，供试品检验量按表 8-6 规定执行。若每支（瓶）供试品的装量按规定足够接种两种培养基，则应分别按规定量接种至硫乙醇酸盐液体培养基和胰酪大豆胨液体培养基。采用薄膜过滤法时，只要供试品特性允许，应将所有容器内的内容物全部过滤。

表 8-6　供试品的最少检验量

供试品	供试品装量	每支供试品接入每种培养基的最少量
液体制剂	$V < 1mL$	全量
	$1mL \leqslant V \leqslant 40mL$	半量，但不得少于 1mL
	$40mL \leqslant V \leqslant 100mL$	20mL
	$V > 100mL$	10%，但不少于 20mL
固体制剂	$M < 50mg$	全量
	$50mg \leqslant M < 300mg$	半量，但不得少于 50mg
	$300mg \leqslant M \leqslant 5g$	150mg
	$M > 5g$	500mg
生物制品原液及半成品		半量（生物制品） 半量
医疗器械	外科用敷料棉花及纱布	取 100mg 或 1cm×3cm
	缝合线、一次性医用材料	整个材料①
	带导管的一次性医疗器械（如输液袋）	二分之一内表面积
	其他医疗器械	整个器具①（切碎或拆散开）

①如果医疗器械体积过大，培养基用量可在 2000mL 以上，将其完全浸没。

（五）无菌检查的培养条件

将供试品接种至硫乙醇酸盐液体培养基管和胰酪大豆胨液体培养基管后，分别置于 30 ～ 35℃下和 20 ～ 25℃下培养 14 天，每天观察并记录是否有菌生长。以上培养基在使用前均要求进行无菌检查和灵敏度检查，检查结果符合规定才能用于供试品的无菌检查。

二、无菌检查的方法

（一）阴性对照与阳性对照

进行无菌检查时，无论供试品有无抑菌活性，均应设阳性对照和阴性对照。设置阳性对照试验的目的是评价检查方法和培养条件是否可行，防止供试品出现假阴性。阳性对照是按供试品检查相同方法在培养基中加入相同量的供试品，再加入不大于 100CFU 的阳性对照菌，规定培养温度下培养 72h，应生长良好。应根据供试品特性选择阳性对照菌（表 8-7）。阳性对照菌生长良好说明供试品无抑菌活性或其抑菌作用较小，对检查结果没有干扰，检查条件恰当。若阳性对照菌没有生长，则判断检验结果无效，需查找原因或重新进行方法适应性试验。设置阴性对照的目的是评价检查环境洁净度是否符合要求、使用灭菌物品是否无菌、无菌操作是否规范，防止供试品出现假阳性。供试品无菌检查时应取相应溶剂、稀释液、冲洗液过滤，接种培养基后培养，作为阴性对照。阴性对照不得有菌生长，否则检验结果无效。

表 8-7　阳性对照菌选用原则

供试品特性	阳性对照菌
无抑菌作用及抗革兰氏阳性菌为主的供试品	金黄色葡萄球菌 CMCC（B）26 003
抗革兰氏阴性菌为主的供试品	大肠埃希菌 CMCC（B）44 102
抗厌氧菌的供试品	生孢梭菌 CMCC（B）64 941
抗真菌的供试品	白色念珠菌 CMCC（F）98 001

（二）薄膜过滤法

在无菌条件下使供试品溶液通过滤膜，若供试品中有微生物存在，便会被截留在滤膜上，将滤膜分别置于硫乙醇酸盐培养基、胰酪大豆胨培养基中，在规定的温度下培养，观察是否有菌生长，从而判断供试品中是否有菌。薄膜过滤法应优先采用封闭式薄膜过滤器，也可采用一般薄膜过滤器。使用时，应保证滤膜在过滤前后的完整性。

1. 过滤装置

过滤装置包括智能集菌仪和全封闭过滤集菌培养器，集过滤器、培养器于一体，在全封闭的条件下完成滤膜润洗、供试品过滤、冲洗、接种等操作，可减少检查过程中供试品暴露时间，降低污染风险（图 8-7）。使用滤膜孔径不大于 0.45μm，直径约为 50mm，根据供试品及其溶剂特性选择滤膜材质。用于过滤水溶性供试品的滤膜，预先用冲洗液过滤润湿，用于油性供试品的过滤器及滤膜用前则应充分干燥。

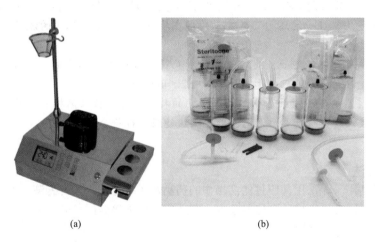

(a)　　　　　　　　　　　　　(b)

图 8-7　智能集菌仪（a）与全封闭过滤集菌培养器（b）

2. 供试品处理与接种

将规定量的供试品全量过滤，具有抑菌活性的供试品需用冲洗液冲洗滤膜，冲洗次数一般不少于 3 次，每张滤膜每次冲洗量一般为 100mL，总冲洗量一般不超过 500mL，最高不得超过 1000mL，以免损伤滤膜上的微生物，所用冲洗量、冲洗方法同方法适用性试验。除生物制品外，一般供试品冲洗后，1 个滤筒中加入 100mL 硫乙醇酸盐液体培养基，1 个滤筒中加入 100mL 胰酪大豆胨液体培养基。生物制品类供试品冲洗后，2 个滤筒中加 100mL 硫乙醇酸盐液体培养基，1 个滤筒中加 100mL 胰酪大豆胨液体培养基。薄膜过滤法中，各类供试品处理与接种应注意以下事项。

（1）水溶性供试液。取规定量直接过滤，或混合至含适量稀释液的无菌容器内，混匀，立即过滤，然后照基本方法操作。

（2）可溶于水的固体和半固体供试品。取规定量加适宜的稀释液溶解或按标签说明复溶，然后照基本方法操作。

（3）非水溶性供试品。取规定量直接过滤，或混合溶于含聚山梨酯 80 或其他适宜乳化剂的稀释液中，充分混匀后立即过滤。用 0.1% ～ 1% 聚山梨酯 80 的冲洗液冲洗滤膜至少 3 次。然后照基本方法操作。

（4）可溶于十四烷酸异丙酯的膏剂和黏性油剂供试品。取规定量混合至适量的无菌十四烷酸异丙酯中，剧烈振摇，使供试品充分溶解，如需要可适当加热（温度 < 40℃），趁热迅速过滤。对仍然无法过滤的供试品，于含有适量无菌十四烷酸异丙酯的供试液中加入不少于 100mL 的适宜稀释液，充分振摇萃取后静置，取下层水相作为供试液过滤。然后照基本方法操作。

（5）无菌气（喷）雾剂供试品。取规定量，将各容器置 –20℃或其他适宜温度冷冻约 1h 后取出，以无菌操作迅速在容器上端钻一小孔，释放抛射剂后再无菌开启容器，并将供试品转移至无菌容器中，然后照基本方法操作。

（6）装有药物的注射器供试品。取规定量，将注射器中的内容物（若需要可吸入稀释液或按照标签所示溶剂溶解）直接过滤，或混合至含适宜稀释液的无菌容器中，然后照基本方法操作。同时应采用直接接种法，对包装中所配的无菌针头进行无菌检查。

知识拓展

滤膜孔径大小测试

新滤膜应进行孔径大小测试，符合规定的滤膜才能用于无菌检查。测试方法有 3 种。

（1）水流量法。在一定压力下，定量的水在单位时间内通过滤膜的流量与孔径及孔隙率有关。

（2）气泡法。利用气泡点测定装置或滤膜孔径测定仪观察水面上产生第一个气泡时压力表的压力，气泡点压力不应小于 0.2MPa（2.2kgf/cm^2）。

（3）细菌过滤法。利用细菌细胞大小稳定的特性，可将标准菌株制备的菌液用待测滤膜过滤，其滤液经培养基培养后无菌生长，则该滤膜孔径符合规定。

（三）直接接种法

直接接种法适用于无法用薄膜过滤法操作的药品及医疗器械，如混悬液、不溶性固体等。将处理或未处理的供试品直接接种到培养基中，在适宜条件下培养，培养基无菌生长判供试品符合规定，有菌生长则判不符合规定。

取规定量供试品分别等量接种至培养基（即硫乙醇酸盐液体培养基和胰酪大豆胨液体培养基）中，除生物制品外，一般样品无菌检查时 2 种培养基接种的瓶（或支）数相等。生物制品无菌检查时 2 种培养基接种的瓶（或支）数为 2∶1。除另有规定外，每个容器中培养基用量应符合接种的供试品体积不得大于培养基体积的 10%，同时硫乙醇酸盐液体培养基每管装量不少于 15mL，胰酪大豆胨液体培养基每管装量不少于 10mL。培养基的用量及高度应与方法适用性试验相同。

供试品品种不同，接种方法也存在差异：①如供试品为混悬液等非澄清水溶性液体，可直接接种至培养基内；②若供试品为固体，可直接接种，或加入适宜溶剂溶解，或按标签说明复溶后接种至培养基内；③若供试品为非水溶性的，应加入适量的聚山梨酯 80 或其他适宜乳化剂及稀释剂使其乳化后接种，或直接接种至含聚山梨酯 80 或其他适宜乳化剂的培养基中；④若供试品为敷料、肠线、缝合线、灭菌医用器械等，以无菌操作拆开包装，必要时拆散或切成小碎段，接种于足以浸没供试品的培养基中；⑤若供试品为放射性药品，应取 1 瓶（支）接种于装量为 7.5mL 的培养基中，每管接种量为 0.2mL。

（四）培养

将上述含硫乙醇酸盐液体培养基的容器置于 30～35℃培养，含胰酪大豆胨液体培养基的容器置于 20～25℃培养。含接种生物制品的硫乙醇酸盐液体培养基的容器应分成两等份，一份置于 30～35℃培养，一份置于 20～25℃培养，培养 14 天，阳性对照培养 72h。培养期间应定期观察并记录是否有菌生长。

（五）无菌检查结果的判断

阳性对照管应有菌生长且生长良好，阴性对照管不得有菌生长，否则试验无效。若供试品管均澄清，或虽显浑浊但经确证无菌生长，判供试品符合规定。若供试品管中任何一管显浑浊并确证有菌生长，判供试品不符合规定，除非能充分证明试验结果无效，即生长的微生物非供试品所含。只有符合下列至少一个条件时才可认为试验无效：①无菌检查试验所用的设备及环境的微生物监控结果不符合无菌检查法的要求；②回顾无菌试验过程，发现有可能引起微生物污染的因素；③在阴性对照中观察到微生物生长；④供试品管中生长的微生物经鉴定后，确证是因无菌试验中所使用的物品和（或）无菌操作技术不当引起的。试验若经评估确认无效后应重试。重试时，重新取同量供试品，依法检查。若无菌生长判供试品符合规定，若有菌生长判供试品不符合规定。

※ 知识考点 ※　无菌检查的药品种类；无菌检查的方法

第三节　药品的微生物限度检查

药品微生物限度检查是检查非无菌制剂及其原辅料等受到微生物污染程度的一种方法，检查项目包括微生物计数法、控制菌检验和活螨检验。

一、药品的微生物限度检查总则

（一）检验依据

我国药品微生物限度检查法参照的检验依据是《中国药典》（2020 年版）第四部通则 1105 和 1106。非无菌制剂的微生物限度标准是基于药品给药途径、对患者健康潜在危害、药品特殊性而制定的。药品生产、贮存、销售过程中的检验，药用原料、辅料、中药提取物及中药饮片的检验，新药标准制定，进口药品标准复核，考察药品质量及仲裁等，除另有规定外，其微生物限度均以表 8-8 所列标准为依据。

表 8-8　非无菌化学药品制剂、生物制品制剂、不含药材原粉的中药制剂的微生物限度标准

给药途径	需氧菌总数 /（CFU/ g、CFU/mL 或 CFU/10cm^2）	霉菌、酵母菌数 /（CFU/g、CFU/mL 或 CFU/10cm^2）	控制菌
口服给药制剂			不得检出大肠埃希菌（1g 或 1mL），含脏器提取物的制剂还不得检出沙门菌（10g 或 10mL）
固体制剂	10^3	10^2	
液体及半固体制剂	10^2	10^1	
口腔黏膜给药制剂 齿龈给药制剂 鼻用制剂	10^2		不得检出大肠埃希菌、金黄色葡萄球菌、铜绿假单胞菌（1g、1mL 或 10cm^2）
耳用制剂 皮肤给药制剂	10^2	10^1	不得检出金黄色葡萄球菌、铜绿假单胞菌（1g、1mL 或 10cm^2）

续表

给药途径	需氧菌总数/（CFU/g、CFU/mL 或 CFU/10cm²）	霉菌、酵母菌数/（CFU/g、CFU/mL 或 CFU/10cm²）	控制菌
呼吸道吸入给药制剂	10^2	10^1	不得检出大肠埃希菌、金黄色葡萄球菌、铜绿假单胞菌、耐胆盐革兰氏阴性菌（1g 或 1mL）
阴道、尿道给药制剂	10^2	10^1	不得检出金黄色葡萄球菌、铜绿假单胞菌、白色念珠菌（1g、1mL 或 10cm²）；中药制剂还不得检出梭菌（1g、1mL 或 10cm²）
直肠给药制剂　固体及半固体制剂　液体制剂	10^3　10^2	10^3　10^3	不得检出金黄色葡萄球菌、铜绿假单胞菌（1g 或 1mL）
其他局部给药制剂	10^2	10^2	不得检出金黄色葡萄球菌、铜绿假单胞菌（1g、1mL 或 10cm²）

注：非无菌含药材原粉的中药制剂，非无菌药用原、辅料，中药提取物及中药饮片的微生物限度标准参见《中国药典》（2020 年版）第四部。

（二）微生物限度检查的药品种类

微生物限度检查的药物主要为口服制剂及除眼用制剂外的绝大多数外用制剂，如口服给药制剂、口腔黏膜给药制剂、皮肤给药制剂、耳用制剂、呼吸道给药制剂、尿道给药制剂、阴道给药制剂、直肠给药制剂等。对于只有原则性要求的制剂（如部分化学药品丸剂、口服片剂、胶囊剂、颗粒剂等），应对其被微生物污染的风险进行评估，可不进行批批检验，但必须保证每批最终产品均符合微生物限度标准规定。

（三）微生物限度检查的环境要求

《中国药典》（2020 年版）第四部通则 9203 药品微生物实验室质量管理指导原则指出，微生物限度检查应在不低于 D 级背景下的生物安全柜或 B 级洁净区域内进行。试验环境应符合微生物限度检查要求。检验全程必须严格遵守无菌操作，防止再污染，防止污染措施不得影响供试品中微生物检出。洁净空气区域、工作台面及环境应定期监测。更衣室、无菌操作间、缓冲室、缓冲通道及超净工作台按规定进行清洁。将灭好菌的物品、衣物放置于相应地方，检验尘埃数和菌落数。合格后开启调温、调湿控制装置，高效空气过滤器和超净工作台，让超净工作台的气流达到稳定状态。

（四）检验数量与检验量

由于药物特殊性，不可能对每个药物最小包装进行检验，为保证检测结果的代表性及可靠性，一般采取随机抽样的方法，抽样中如发现异样及可疑的样品，应抽取有疑的样品。凡能从外观发现长螨、发霉、虫蛀及变质的药物直接判为不合格，不必抽样检测。一般抽样量应为检测用量的 3～5 倍，以备留样观察。抽样时须采用无菌操作技术进行取样，防止样品受到微生物污染而导致假阳性的结果。

检验数量即一次检验所需要的最小包装数量。检验时，应从 2 个以上最小包装单位中抽取供试品，大蜜丸不得少于 4 丸，膜剂、贴剂和贴膏剂不得少于 4 片，贵重药品、微量包装药品的检验量可以酌减。

检验量即一次试验所用的供试品量（g、mL 或 cm²）。一般应随机抽取不少于 2 个最小包装的供试品混合，取规定量供试品进行检验。除另有规定外，一般供试品的检验量为 10g 或 10mL，膜剂、贴剂和贴膏剂为 100cm²，贵重药品、微量包装药品的检验量可以酌减。

（五）检验项目及培养条件

《中国药典》（2020 年版）第四部收载了非无菌药品的微生物限度检查项目，包括微生物计数和控制菌检查（表 8-9）。

表 8-9　微生物限度检查的项目及培养条件

检查项目	需氧菌总数测定	霉菌、酵母菌总数测定	控制菌检查[2]
培养基	胰酪大豆胨琼脂培养基	沙氏葡萄糖琼脂培养基[1]	多种
培养温度	30～35℃	20～25℃	未特别说明在 30～35℃
培养时间	3～5 天	5～7 天	多种

① 复检时可用玫瑰红钠琼脂培养基或含抗生素（如庆大霉素、氯霉素）的沙氏葡萄糖琼脂培养基。

② 控制菌包括耐胆盐革兰氏阴性菌、大肠埃希菌、沙门菌、铜绿假单胞菌、金黄色葡萄球菌、梭菌及白色念珠菌。

根据微生物对药品质量及用药安全的影响程度，《中国药典》规定微生物限度检查的结果要求为：需氧菌总数、霉菌和酵母菌总数不超过规定限度即可；相关控制菌不得检出。对于非无菌制剂，各项检查结果只要有一项不符合要求，微生物限度检查结果即为不符合规定。

二、微生物计数法

微生物计数法适用于能在有氧条件下生长的嗜温细菌和真菌的计数，即需氧菌总数、霉菌和酵母菌总数的测定，包括平皿法、薄膜过滤法和最可能数法（most probable number method，简称 MPN 法）。供试品检查时，应根据供试品理化特性和微生物限度标准等因素选择计数方法，检测样品量应能保证所获得的试验结果能够判断供试品是否符合规定，所选方法的适用性须经确认。

（一）需氧菌总数的测定

需氧菌总数是检查药物单位质量或体积（g 或 mL）所含需氧性活菌的数量，用以判断药物被细菌污染的程度，是检测药物卫生质量的重要指标之一，可采用倾注平皿计数法。取一定量被检药物稀释成不同比例药液，分别吸取不同稀释度药液各 1mL 置于每一无菌平皿中，再于每一平皿中倾注定量且温度不超过 45℃熔化的胰酪大豆胨琼脂培养基，均匀混合凝固后于 30～35℃培养 3～5 天，观察菌落生长情况，计数平板上生长的所有菌落（菌落蔓延生长成片的平板不宜计数）并报告。将菌落数平均数乘以稀释倍数即得每克或每毫升被检药物中的需氧菌总数，宜选取平均菌落数小于 300CFU 的稀释级作为菌数报告依据。取最高平均菌落数，计算 1g、1mL 或 10cm^2 供试品中所含的需氧菌总数，取两位有效数字报告。

（二）霉菌和酵母菌总数的测定

霉菌和酵母菌总数测定是检验药物单位质量或体积（g 或 mL）所含活的霉菌和酵母菌的数量，以判断被检药物被污染程度，是药物卫生学综合评价的依据之一。测定方法与需氧菌总数测定方法基本相同，但培养基是适合霉菌和酵母菌生长的沙氏葡萄糖琼脂培养基，于 20～25℃培养 5～7 天后计数平板菌落数，将菌落数平均值乘以稀释倍数即可得每克或每毫升被检药物中的霉菌和酵母菌总数，宜选取平均菌落数小于 100CFU 的稀释级作为菌数报告依据。为避免沙氏葡萄糖琼脂培养基上生长的细菌使霉菌和酵母菌计数结果不符合微生物限度要求，可在沙氏葡萄糖琼脂培养基中加入抗生素（如庆大霉素、氯霉素等），或使用其他选择性培养基（如玫瑰红钠琼脂培养基）进行霉菌和酵母菌总数测定。

三、控制菌的检验

控制菌检查法用于在规定的试验条件下，检查供试品中是否存在特定微生物。《中国药典》（2020 年版）规定药品检查的控制菌包括耐胆盐革兰氏阴性菌、大肠埃希菌、沙门菌、铜绿假单孢菌、金黄色葡萄球菌、梭菌和白色念珠菌等7种。对某一制剂而言，这7种菌并非全部检查，需要检查的控制菌种类与剂型、给药途径、给药部位、原料来源和医疗目的等有关，不同药品根据自身特性，按规定选择其中一种或几种进行检查。供试品检出控制菌或其他致病菌时，按一次检出结果为准，不需复试。控制菌检验基本程序为：待检药品→供试液制备或预处理→增菌培养→分离培养→纯培养→革兰氏染色镜检、生化检验→结果判定。

（一）耐胆盐革兰氏阴性菌检验

耐胆盐革兰氏阴性菌是指在胆汁酸中可以存活并繁殖的革兰氏阴性菌，包括肠杆菌科、假单胞菌科的假单胞菌属和弧菌科的气单胞菌属。《中国药典》（2020年版）规定呼吸道吸入给药制剂、含药材原粉的口服中药制剂、中药提取物、中药饮片等需检查耐胆盐革兰氏阴性菌，其数量不得超过限度标准。耐胆盐革兰氏阴性菌检查程序如下。

（1）取供试品用胰酪大豆胨液体培养基作为稀释剂，照"非无菌产品微生物限度检查：微生物计数法（通则1105）"制成1：10供试液，混匀后在20～25℃培养，培养时间应使供试品中的细菌充分恢复但不增殖（约2h）。

（2）定性试验（增菌培养）。除另有规定外，取相当于1g或1mL供试品的上述预培养物接种至肠道菌增菌液体培养基中，于30～35℃培养24～48h后，划线接种于紫红胆盐葡萄糖琼脂培养基平板上，于30～35℃培养18～24h。若平板上无菌生长，判供试品未检出耐胆盐革兰氏阴性菌；若平板上有菌生长，可进一步做定量试验。

（3）定量试验。

① 选择和分离培养。取相当于0.1g、0.01g和0.001g（或0.1mL、0.01mL和0.001mL）供试品的预培养物或其稀释液分别接种至肠道菌增菌液体培养基中，于30～35℃培养24～48h。上述每一培养物分别划线接种于紫红胆盐葡萄糖琼脂培养基平板上，于30～35℃培养18～24h。

② 结果判断。若紫红胆盐葡萄糖琼脂培养基平板上有菌落生长，则对应培养管为阳性，否则为阴性。根据各培养管检查结果，从表8-10中查1g或1mL供试品中含有的耐胆盐革兰氏阴性菌的可能菌数。

表8-10　耐胆盐革兰氏阴性菌的可能菌数（N）

各供试品量的检查结果			每1g（或1mL）供试品中可能菌数/CFU
0.1g或0.1mL	0.01g或0.01mL	0.001g或0.001mL	
+	+	+	$N > 10^3$
+	+	-	$10^2 < N < 10^3$
+	-	-	$10 < N < 10^2$
			$N < 10$

注：1. "+"代表紫红胆盐葡萄糖琼脂平板上有菌生长；"-"代表紫红胆盐葡萄糖琼脂平板上无菌生长。

2. 若供试品量减少10倍（如0.01g或0.01mL，0.001g或0.001mL，0.0001g或0.0001mL），则每1g（或1mL）供试品中可能的菌数（N）应相应增加10倍。

（二）大肠埃希菌检验

大肠埃希菌俗称大肠杆菌，主要存在于人和恒温动物肠道中，是正常菌群，当宿主免疫力下降或侵入肠外组织、器官时，可引起肠外感染，如侵入血流可引起败血症，其中有些菌株致病性强可直接引起肠道感染。可随粪便排出体外，污染环境，常作为判断食品、药品和水等是否受粪便污染的指示菌，服（食）用被污染的食品、药品或水后可能引起消化道感染。《中国药典》（2020年版）规定经口、鼻或呼吸道给药的制剂，每1g、1mL或10cm²不得检出大肠埃希菌。大肠埃希菌的检查程序如下。

（1）取供试品，照"非无菌产品微生物限度检查：微生物计数法（通则1105）"制成1：10

供试液。

（2）取相当于 1g 或 1mL 供试品的供试液直接接种于胰酪大豆胨液体培养基中，混匀，于 30～35℃培养 18～24h。

（3）取胰酪大豆胨液体培养物 1mL 接种至 100mL 麦康凯液体培养基中，于 42～44℃培养 24～48h。

（4）取麦康凯液体培养物划线接种于麦康凯琼脂培养基平板上，于 30～35℃培养 18～72h。若平板上生长的菌落特征与表 8-11 中所列特征相符或疑似，应进一步分离、纯化并进行确证试验。若平板上无菌落生长或生长菌落不同于表 8-11 所列的特征，判供试品未检出大肠埃希菌。

表 8-11　大肠埃希菌菌落特征

培养基	菌落特征
麦康凯琼脂培养基	鲜桃红色或红色，菌落中心呈深桃红色，菌落圆形，扁平，边缘整齐，表面光滑，湿润

（5）从平板上选择与典型菌落特征相符或疑似的 2～3 个菌落，分别接种于营养琼脂斜面培养基上，于 30～35℃培养 18～24h。

（6）取斜面培养物涂片进行革兰氏染色并镜检。若为革兰氏阴性短小杆菌者则可能为大肠埃希菌，应继续做生化反应试验。若不是革兰氏阴性短小杆菌，则判供试品未检出大肠埃希菌。

（7）生化反应试验。大肠埃希菌和产气杆菌在增菌、分离、纯培养、形态观察中，二者的反应一样，只有通过生化反应才能将二者区别开来。一般用乳糖发酵试验和 IMViC 试验进行鉴别。IMViC 试验即靛基质试验（吲哚试验，I）、甲基红试验（M）、乙酰甲基甲醇生成试验（Vi）和枸橼酸盐利用试验（C）。大肠埃希菌及产气杆菌生化反应特征见表 8-12。

表 8-12　大肠埃希菌及产气杆菌生化反应特征

项目	乳糖发酵试验	I	M	Vi	C
大肠埃希菌	+	+ 或 -	+	-	-
产气杆菌	+	-	-	+	+

（8）结果判断。若麦康凯琼脂培养基平板上有菌落生长，应进行分离、纯化及适宜的鉴定试验，确证是否为大肠埃希菌。若麦康凯琼脂培养基平板上没有菌落生长，或虽有菌落生长但鉴定结果为阴性，则判供试品未检出大肠埃希菌。

（三）沙门菌检验

沙门菌是人畜共患的肠道致病菌，主要存在于人和动物的肠道内，可随粪便或带菌者接触污染药品原辅料、制药用水、制药设备、半成品、成品，尤其是以动物脏器为原料制成的药物被污染的概率最高，服用后有引起人类伤寒、副伤寒、急性胃肠炎及败血症等疾病的危险。《中国药典》（2020 年版）规定含脏器提取物或药材原粉的口服制剂以及研粉口服、直接口服及泡服的中药饮片每 10g 或 10mL 不得检出沙门菌。沙门菌检查程序如下。

（1）供试品照"非无菌产品微生物限度检查：微生物计数法（通则 1105）"制成 1:10 供试液。取 10g 或 10mL 供试品接种于胰酪大豆胨液体培养基中，混匀，于 30～35℃培养 18～24h。

（2）取上述培养物 0.1mL 接种至 10mL RV 沙门菌增菌液体培养基中，于 30～35℃培养 18～24h。

（3）取少量 RV 沙门菌增菌液体培养物接种于木糖赖氨酸脱氧胆酸盐琼脂培养基平板上，于 30～35℃培养 18～24h。若平板上无菌落生长或生长的菌落不同于表 8-13 所列的特征，判供试品未检出沙门菌；若平板上生长的菌落特征与表 8-13 中所列特征相符或疑似，需进一步试验。

表 8-13　沙门菌菌落特征

培养基	菌落特征
木糖赖氨酸脱氧胆酸盐琼脂	淡红色或无色，透明或半透明，中心有或无黑色
三糖铁琼脂培养基斜面	斜面为红色，底层黄色；或斜面黄色，底层黑色或黄色

（4）若有可疑菌落生长，则挑选可疑菌落于三糖铁琼脂培养基高层斜面上进行斜面和高层穿刺接种，于 35～37℃下培养 18～24h。若三糖铁琼脂培养基斜面上无菌落生长或生长的菌落不同于表 8-13 所列的特征，判供试品未检出沙门菌；如果菌落特征与表 8-13 中所列特征相符或疑似，则应进行下列确证试验。

（5）用上述疑似培养物进行革兰氏染色、镜检，若为革兰氏阴性短小杆菌则需做进一步的鉴定，若不是则判供试品未检出沙门菌。

（6）生化反应。鉴别沙门菌可采用生化试验（包括靛基质（吲哚）试验、尿素酶试验、氰化钾试验、赖氨酸脱羧酶试验、动力检测）及血清学凝集试验，其生化反应及血清学凝集特征见表 8-14。

表 8-14　沙门菌的生化反应及血清学凝集特征

项目	生化试验					血清学凝集试验
	吲哚试验	尿素酶试验	氰化钾试验	赖氨酸脱羧酶试验	动力检测	
反应特征	−	−	−	+	+	+

（7）结果判断。若木糖赖氨酸脱氧胆酸盐琼脂培养基平板上有疑似菌落生长，且三糖铁琼脂培养基上有典型菌落生长，应进一步进行适宜的鉴定试验，确证是否为沙门菌。如果平板上没有菌落生长，或虽有菌落生长但鉴定结果为阴性，或三糖铁琼脂培养基的斜面未见典型菌落生长，则判供试品未检出沙门菌。

（四）铜绿假单胞菌检验

铜绿假单胞菌（俗称绿脓杆菌）属于假单胞菌属，为革兰氏阴性、无芽孢杆菌，能产生青绿色的水溶性色素，广泛分布在自然界中，可在生产的各个环节污染药品。在烧伤、烫伤、眼科及其他外科疾患中可因该菌的感染，使患者的病情加重，造成患者伤处化脓，严重的可引起败血症、眼角膜溃疡甚至失明。《中国药典》（2020 年版）规定所有外用制剂，每 1g、1mL 或 10cm² 不得检出铜绿假单胞菌。铜绿假单胞菌检查程序如下。

（1）供试品照"非无菌产品微生物限度检查：微生物计数法（通则 1105）"制成 1∶10 供试液。

（2）取相当于 1g 或 1mL 供试品的供试液，直接接种于胰酪大豆胨液体培养基中并混匀，于 30～35℃培养 18～24h。

（3）取胰酪大豆胨液体培养物划线接种于溴化十六烷基三甲胺琼脂培养基平板上，于 30～35℃培养 18～72h。若平板上无菌落生长，判供试品未检出铜绿假单胞菌；反之需进行下一步检查。

（4）氧化酶试验。取洁净滤纸片置于平皿内，用无菌玻璃棒取上述平板上菌落涂抹于滤纸片上，滴加新配制的 1% N,N- 二甲基对苯二胺二盐酸盐溶液，在 30s 内培养物呈粉红色并渐变为紫红色，为氧化酶试验阳性，否则为阴性。阴性者，判供试品未检出铜绿假单胞菌，反之需进行确证试验。

（5）从氧化酶试验阳性菌落中挑取 2～3 个菌落，接种于营养琼脂培养基斜面上，于

30 ～ 35℃培养 18 ～ 24h。

（6）取纯培养物进行革兰氏染色、镜检。如果镜检结果是革兰氏阳性菌，则可判断未检出铜绿假单胞菌。如果镜检结果为革兰氏阴性、无芽孢杆菌，则应进行下列生化试验。

（7）生化试验。铜绿假单胞菌的其他生化试验包括绿脓菌素试验、硝酸盐还原产气试验、42℃生长试验、明胶液化试验，其生化反应特征见表 8-15。

表 8-15　铜绿假单胞菌的生化反应特征

项目	生化试验				
	氧化酶试验	绿脓菌素试验	硝酸盐还原产气试验	42℃生长试验	明胶液化试验
反应特征	+	+ 或 −	+	+	+

（8）结果判断。①供试品培养物为革兰氏阴性、无芽孢杆菌，氧化酶试验及绿脓菌素试验均为阳性，判供试品中检出铜绿假单胞菌。②若供试品培养物为革兰氏阴性、无芽孢杆菌，氧化酶试验阳性，绿脓菌素试验阴性，硝酸盐还原产气试验、42℃生长试验、明胶液化试验均为阳性，判供试品中检出铜绿假单胞菌。其余凡是与①②结果不符的，判供试品中未检出铜绿假单胞菌。

（五）金黄色葡萄球菌检验

金黄色葡萄球菌是葡萄球菌属中致病性最强的一种化脓性球菌，也是人类食物中毒症中常见的病原菌之一，广泛分布在土壤、水、空气及物品上，人和动物皮肤及与外界相通的腔道也常有该菌存在，可引起局部及全身化脓性炎症、急性胃肠炎，严重时可发展为败血症和脓毒血症。《中国药典》（2020 年版）规定所有外用制剂，每 1g、1mL 或 10cm² 不得检出金黄色葡萄球菌。金黄色葡萄球菌检查程序如下。

（1）供试品依照"非无菌产品微生物限度检查：微生物计数法（通则 1105）"制成 1∶10 供试液。

（2）取相当于 1g 或 1mL 供试品的供试液，接种至胰酪大豆胨液体培养基中并混匀，于 30 ～ 35℃培养 18 ～ 24h。

（3）取上述培养物，划线接种于甘露醇氯化钠琼脂培养基平板上，于 30 ～ 35℃培养 18 ～ 72h。如果平板上无菌落生长或生长的菌落不同于表 8-16 所列的菌落特征，判供试品未检出金黄色葡萄球菌；如果平板上菌落与表 8-16 所列的菌落特征相符或疑似，需进一步做确证试验。

表 8-16　金黄色葡萄球菌菌落特征

培养基	菌落特征
甘露醇氯化钠琼脂培养基平板	黄色菌落或外周有黄色环的白色菌落

（4）若有可疑菌落生长时，以接种针轻轻接触 2 ～ 3 个菌落中心蘸取培养物分别接种于营养琼脂斜面，于 30 ～ 35℃培养 18 ～ 24h，供做染色镜检、血浆凝固酶试验等用。

（5）取营养琼脂斜面培养物涂片，革兰氏染色，镜检。金黄色葡萄球菌为革兰氏阳性球菌，无芽孢，无荚膜，排列呈不规则或规则似葡萄状。如果没有革兰氏阳性菌，可判断供试品中未检出金黄色葡萄球菌；如果有革兰氏阳性菌，则做血浆凝固酶试验确证。

（6）血浆凝固酶试验。取灭菌小试管 3 支，每管加入血浆与无菌水混合液（1∶1）0.5mL，在其中 1 支加入可疑菌株的肉汤培养液 0.5mL，1 支加阳性对照菌的肉汤培养液悬液 0.5mL（作为阳性对照），1 支加入 0.9% 无菌氯化钠溶液 0.5mL（作为阴性对照）。将 3 支试管同时放在 30 ～ 35℃恒温水浴箱中，培养 3h 后开始观察，直至 24h。试管内血浆流动自如者为阴性反应，血浆凝固者为阳性反应。金黄色葡萄球菌为阳性反应。

（7）结果判断。若甘露醇氯化钠琼脂培养基平板上有典型菌落生长，应进行分离、纯化及适宜的鉴定试验，确证是否为金黄色葡萄球菌。若平板上没有与上述形态特征相符或疑似的菌落生长，或虽有相符或疑似的菌落生长但鉴定结果为阴性的，判供试品未检出金黄色葡萄球菌。

（六）梭菌检验

梭菌属细菌为革兰氏阳性杆菌，有芽孢且芽孢多大于菌体的宽度，细菌膨胀成梭形，故名梭状芽孢杆菌。多为专性厌氧菌，主要存在于土壤、水及人和家畜的肠道内，可随粪便污染土壤和水源。该属主要病原菌有产气荚膜梭菌、破伤风梭菌、肉毒梭菌和艰难梭菌等，多经深部创伤感染，以植物根茎为原料的被检药品常可受到梭菌污染。《中国药典》（2020 年版）规定阴道、尿道给药的中药制剂每 1g、1mL 或 10cm^2 不得检出梭菌。梭菌检查程序如下。

（1）取供试品，照"非无菌产品微生物限度检查：微生物计数法（通则 1105）"制成 1:10 供试液。取相当于 1g 或 1mL 供试品供试液 2 份，其中 1 份置于 80℃保温 10min 后迅速冷却。

（2）取上述供试液 2 份，各 10mL，分别接种于梭菌增菌培养基中，在厌氧条件下于 30 ~ 35℃培养 48h。取上述每一培养物各约 0.2mL 分别涂抹接种于哥伦比亚琼脂培养基平板上，在厌氧条件下于 30 ~ 35℃培养 48 ~ 72h。如果平板上无菌落生长，判供试品中未检出梭菌。如果平板上有菌落生长，则应进行下列试验。

（3）过氧化氢酶试验。取哥伦比亚琼脂培养基平板上生长的菌落，置于洁净载玻片上，滴加 3% 过氧化氢试液，若菌落表面有气泡产生，为过氧化氢酶试验阳性，反之为试验阴性。梭菌的过氧化氢酶试验为阴性反应。

（4）取哥伦比亚琼脂培养基平板上的菌落涂片，革兰氏染色并镜检。梭菌为革兰氏阳性梭菌，有或无卵圆形至球形的芽孢。

（5）结果判断。如果哥伦比亚琼脂培养基平板上有厌氧杆菌生长（有或无芽孢），且过氧化氢酶反应阴性的，应进一步进行适宜的鉴定试验，确证是否为梭菌；如果哥伦比亚琼脂培养基平板上没有厌氧杆菌生长，或虽有相符或疑似的菌落生长但鉴定结果为阴性的，或过氧化氢酶反应阳性的，判供试品未检出梭菌。

（七）白色念珠菌检验

白色念珠菌又称白色假丝酵母，是一种呈卵圆形的真菌，革兰氏染色阳性，但着色不均匀，有芽生孢子，能形成厚膜孢子和假菌丝，广泛分布于自然界，存在于土壤、植物、奶制品及正常人口腔、上呼吸道和阴道。在正常机体中一般数量少，不引起疾病，当机体免疫力下降或菌群失调时，本菌可大量繁殖侵入皮肤、黏膜、内脏等组织细胞引起呼吸系统、消化系统和泌尿生殖系统的疾病。《中国药典》（2020 年版）规定阴道、尿道给药的制剂每 1g、1mL 或 10cm^2 不得检出白色念珠菌。白色念珠菌检查程序如下。

（1）供试品照"非无菌产品微生物限度检查：微生物计数法（通则 1105）"制成 1:10 供试液。

（2）取相当于 1g 或 1mL 供试品的供试液接种至沙氏葡萄糖液体培养基中，混匀，于 30 ~ 35℃培养 3 ~ 5 天。

（3）取上述培养物划线接种于沙氏葡萄糖琼脂培养基平板上，于 30 ~ 35℃培养 24 ~ 48h。如平板上无菌落生长或生长菌落不同于表 8-17 所列菌落特征，判供试品未检出白色念珠菌。如平板上菌落与表 8-17 所列的菌落特征相符或疑似，需进一步做确证试验。

表 8-17　白色念珠菌菌落特征

培养基	菌落特征
沙氏葡萄糖琼脂培养基	菌落呈乳白色，偶见淡黄色，表面光滑，有浓酵母气味，培养时间稍长则菌落增大，颜色变深，质地变硬或表面有皱褶

（4）挑选上述可疑菌落 2 ～ 3 个，分别接种于念珠菌显色培养基平板上，于 30 ～ 35℃培养 24 ～ 48h。若平板上无绿色或翠绿色的菌落生长，判供试品未检出白色念珠菌。若平板上有疑似菌落，需进一步做确证试验。

（5）若平板上生长的菌落呈绿色或翠绿色，挑取相符或可疑菌落接种于 1% 聚山梨酯 80- 玉米琼脂培养基，于 30 ～ 35℃培养 24 ～ 48h。取纯培养物涂片做革兰氏染色镜检、芽管试验。

（6）芽管试验。取上述纯 1% 聚山梨酯 80- 玉米琼脂培养基上的培养物，接种于加有一滴血清的洁净载玻片上，盖上盖玻片，置于湿润的平皿内，于 35 ～ 37℃培养 1 ～ 3h，镜检。如果孢子上有短小芽管长出为试验阳性，反之为试验阴性。如果革兰氏染色结果为阳性，显微镜下有厚膜孢子、假菌丝，芽管试验阳性，判供试品中检出白色念珠菌。

（7）结果判断。若沙氏葡萄糖琼脂培养基平板上有疑似菌落生长，且疑似菌在念珠菌显色培养基平板上生长的菌落呈阳性反应，应进一步进行适宜的鉴定试验，确证是否为白色念珠菌。若沙氏葡萄糖琼脂培养基平板上没有菌落生长，或虽有菌落生长但鉴定结果为阴性的，或疑似菌在念珠菌显色培养基平板上生长的菌落呈阴性反应的，判供试品未检出白色念珠菌。

四、活螨检验

螨是节肢动物门蛛形纲螨目的节肢动物，体形微小，一般直径为 0.1 ～ 0.7mm。螨种类多、繁殖快、数量多、分布广，怕热、光和干燥，喜栖于阴暗潮湿环境，也可寄生于动物、植物或人体。药品可因其生产、运输、贮存、销售等条件不良，受到螨污染而变质失效。螨尤其对大小蜜丸、糖浆类制剂及含糖分、脂肪和淀粉较多的中药材及其炮制品等危害最大。此外，螨类还可直接危害人体健康或传播疾病，如中成药中发现的腐食酪螨（图 8-8）等对人具有致病性，能引起皮炎或消化道、泌尿道、呼吸系统的疾病。用于口服、创伤、黏膜和腔道的药品均不得检出活螨。

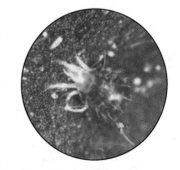

图 8-8　显微镜下的腐食酪螨形态

活螨常用检验方法有直接观察法、漂浮法和分离法，前两种方法操作简便、效果好、检出率高，应用较广泛。

（一）直接观察法

取被检药物，先用肉眼观察有无疑似活螨的白点或其他颜色点状物，再用 5 ～ 10 倍放大镜或显微镜检查。有螨者，用解剖针或小毛笔挑取活螨放在滴有一滴甘油水（甘油：水 =1：4）的载玻片上，置显微镜下观察。甘油水不易挥发，黏性较大，使活螨不易跑掉，便于长时间观察和鉴别。

（二）漂浮法

将被检药物放入适宜的容器（如扁形称量瓶、浮聚瓶）内，加饱和食盐水至容器的 2/3 处，搅匀后取液面物置于 10 倍放大镜或显微镜下检查，或继续加饱和食盐水至容器口，用洁净的载玻片盖在瓶口上，使玻片与液面接触，蘸取液面漂浮物，镜检。

（三）分离法

分离法也称烤螨法，利用的是活螨避光、怕热的习性。将被检药物放在附有孔径大小适宜的筛网的普通玻璃漏斗里，在漏斗的广口上方安装一只 60 ～ 100W 的灯泡，距离药品约 6cm 处，照射 1 ～ 2h。活螨可沿着漏斗细颈内壁背光向下转移，用小烧杯装半杯甘油水，放在漏斗的下口处，收集逃出来的活螨进行镜检，根据其形态特征、足肢游动情况判断是否为活螨。

※ 知识考点 ※　微生物限度检查依据和检验项目；微生物计数法；控制菌检验项目；大肠埃希菌检验方法；活螨检验方法

知识框架

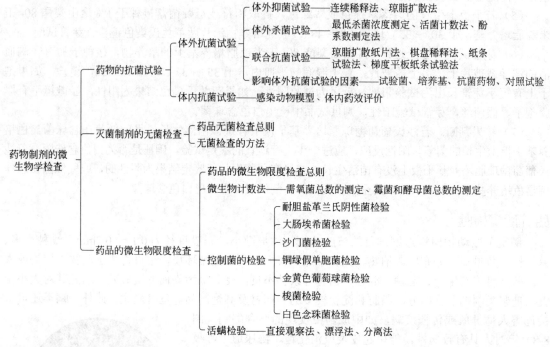

目标检测

一、名词解释

最小抑菌浓度、最小杀菌浓度、检验数量、检验量、无菌检查、微生物限度检查

二、填空题

1. 药物的体外杀菌试验常用的方法有_____、_____和_____。
2. 药物的体外抑菌试验常用的方法有_____和_____。
3. 药物的联合抗菌试验可能出现的四种结果分别是_____、_____、_____和_____。
4. 我国药品的微生物检查参照的检验依据是_____。
5. 药品微生物学检查分为_____和_____，前者针对_____药品，后者针对_____药品。
6. 无菌检查方法有_____和_____两种。
7. 微生物限度检查包括_____、_____和_____。
8.《中国药典》规定药品要检查的控制菌有_____、_____、_____、_____、_____、_____和_____。
9. 活螨检查方法有_____、_____和_____。

三、选择题（A型题）

1. 用薄膜过滤法进行无菌检查的滤膜孔径应不大于（   ）。
A. 0.45μm   B. 1.45μm   C. 0.22μm   D. 2.45μm   E. 0.045μm
2. 下列药品中要求无菌的是（   ）。
A. 抗病毒口服液   B. 板蓝根颗粒   C. 利巴韦林注射剂
D. 红霉素软膏   E. 连花清瘟颗粒
3. 粪便污染的指示菌是（   ）。
A. 沙门菌   B. 大肠埃希菌   C. 金黄色葡萄球菌
D. 铜绿假单胞菌   E. 白色念珠菌

4. 关于药物体外抑菌试验液体培养基稀释法，下列说法错误的是（　　）。

A. 在试管中用液体培养基进行二倍系列稀释药物　　B. 药物浓度递减

C. 每一试管中加定量的试验菌液　　D. MIC 数值越大，药物的抑菌作用越强

E. 能抑制试验菌生长的最低浓度为该药的 MIC

5. 药物微生物限度检查中，需氧菌总数检查所用培养基为（　　）。

A. 胰酪大豆胨培养基　　B. 玫瑰红钠培养基　　C. 营养肉汤培养基

D. 酵母浸出粉胨培养基　　E. 牛肉膏蛋白胨培养基

6. 控制菌检查过程中通常都需要做的检查项目是（　　）。

A. IMViC 试验　　B. 血清学试验　　C. 革兰氏染色、镜检

D. 血浆凝固酶试验　　E. 乳糖发酵试验

7. 下列生化试验常用于金黄色葡萄球菌检查的是（　　）。

A. IMViC 试验　　B. 血清学试验　　C. 革兰氏染色、镜检

D. 血浆凝固酶试验　　E. 乳糖发酵试验

8. 下列生化试验不用于铜绿假单胞菌检查的是（　　）。

A. 氧化酶试验　　B. 42℃生长试验　　C. 明胶液化试验

D. 绿脓菌素试验　　E. IMViC 试验

9 下列可用于大肠埃希菌检查的试验是（　　）。

A. 芽管试验　　B. 乳糖发酵试验　　C. 硫化氢试验

D. 氧化酶试验　　E. IMViC 试验

10. 下列可用于白色念珠菌检查的试验是（　　）。

A. 芽管试验　　B. 乳糖发酵试验　　C. 硫化氢试验

D. 氧化酶试验　　E. 靛基质试验

四、简答题

1. 药物体外抗菌试验常用的方法有哪几种？

2. 哪些药品需要进行无菌检查？

3. 微生物检查设置阳性对照、阴性对照的目的是什么？

4. 简述药物中大肠埃希菌的检验程序。

第九章
微生物在制药工业中的应用

📖 学习目标

掌握抗生素的概念、特点、分类和微生物学测定抗生素的效价；熟悉抗生素的分类、主要作用机制、抗生素产生菌的筛选方法及生产工艺过程；了解抗生素抗药性的防治及微生物在制药工业其他方面的重要应用。

情景导学

1867年，法国微生物学家路易斯·巴斯德（Louis Pasteur）首次证实酒是活酵母发酵产生的，1897年德国化学家爱德华·毕希纳（Eduard Buchner）进一步证实酵母对发酵的作用。一批微生物发酵产品相继出现。1928年英国亚历山大·弗莱明（Alexander Fleming）发现青霉菌可产生青霉素。青霉素于1940年临床试验成功，成为第一个供医疗使用的抗生素。由于第二次世界大战对青霉素的需要促使了人们对发酵技术的深入研究，微生物发酵进入快速发展阶段，一大批微生物制备的抗生素相继问世。1946年2月，美国罗格斯大学教授赛尔曼 A.瓦克斯曼（Selman A.Waksman）宣布发现第二种应用于临床的抗生素——链霉素。20世纪50年代抗生素发酵生产进入高峰期。20世纪60年代，以已知抗生素为原料进行结构改造发展了半合成抗生素，其被称为医学皇冠上的一颗明珠。目前，从微生物中分离的生物活性物质已超过22000种，成为药物生产的重要来源。

❓ 请思考：

（1）什么是抗生素？

（2）临床上哪些医药产品是通过微生物生产的？微生物学在药学中有哪些应用？

微生物在制药工业中用途广泛。许多医药产品，如抗生素、生物制品、微生态制剂、维生素、氨基酸、甾体激素、酶制剂和诊断试剂等都可以利用微生物生产。迄今为止，从自然界发现和分离的抗生素已达10000多种，通过结构改造制造的半合成抗生素近10万种，实际用于临床的抗生素约100多种，连同各种半合成衍生物大约300余种。抗生素在临床应用中还存在诸多问题，如毒副作用、过敏性和抗药性等，仍需继续探索研究，改造现有菌种提高发酵产量，研发新的抗生素（尤其是抗肿瘤、抗病毒、抗真菌的抗生素）以满足医疗事业的需求还任重而道远。

第一节 微生物在抗生素生产中的应用

一、抗生素的分类及要求

抗生素是生物（包括微生物、植物和动物）在其生命活动过程中产生的（以化学、生物或生物化学方法衍生的），能在低微浓度下选择性抑制或影响他种生物功能的有机物质。

（一）抗生素的分类

抗生素种类繁多，性质复杂，用途广泛，目前尚无统一的分类方法，常根据来源、作用对象、作用机制、化学结构等进行分类。

1. 根据来源分类

细菌、放线菌、真菌以及动植物等均可以产生不同类别的抗生素。细菌产生抗生素的以枯草杆菌和假单胞菌属产生菌居多，其产生的抗生素有杆菌肽、多黏菌素等；放线菌是抗生素产生最多的微生物，其产生的抗生素有链霉素、卡拉霉素、四环素等；真菌也可以产生抗生素，如曲霉菌属产生的橘霉素等，青霉菌产生的青霉素、灰黄霉素等，头孢菌产生的头孢菌素等；动植物也能产生抗生素，如地衣和藻类植物产生的地衣酸，大蒜中提取的大蒜素，红杉树皮中提取的紫杉醇，中药材中提取的常山碱和小檗碱等，动物脏器中制得的鱼素等。此外，还包括人工合成的抗菌药，主要包括喹诺酮类抗菌药和磺胺类抗菌药，如环丙沙星、左氧氟沙星、磺胺嘧啶、磺胺甲噁唑等。临床使用的氯霉素也是人工合成的抗菌药，药用成分为其左旋体。很多抗菌药物都可以结构修饰为半合成抗菌药，如青霉素侧链导入 α- 氨基可得到广谱的氨苄西林，对红霉素 C-6 位羟基甲基化后可得到耐酸的克拉霉素等。

2. 根据抗生素的化学结构分类

抗生素按化学结构不同可分为 β- 内酰胺类抗生素、氨基糖苷类抗生素、大环内酯类抗生素和四环素类抗生素等15类抗生素，如表9-1所列。

表9-1 **抗生素按化学结构分类**

抗生素类别	典型抗生素	抗生素类别	典型抗生素
β- 内酰胺类抗生素	青霉素、头孢菌素	核苷类抗生素	虫草素、杀结核菌素
氨基糖苷类抗生素	链霉素、卡那霉素、庆大霉素	酰胺醇类抗生素	氯霉素、甲砜霉素
大环内酯类抗生素	红霉素、吉他霉素、阿维菌素	醌类抗生素	丝裂霉素、康乐霉素C
四环素类抗生素	四环素、土霉素、金霉素	香豆素类抗生素	新生霉素
多肽类抗生素	万古霉素、杆菌肽、多黏菌素B	对氨基苯磺酰类抗生素	磺胺嘧啶、磺胺甲噁唑
蒽环类抗生素	柔红霉素、阿霉素、多柔比星	吡啶酮酸类抗生素	环丙沙星、左氧氟沙星
安莎类抗生素	利福霉素	其他杂环类抗生素	磷霉素、林可霉素
聚醚类抗生素	莫能菌素		

3. 根据抗生素的作用对象分类

抗生素根据作用对象不同，可分为广谱抗生素、抗革兰氏阳（阴）性菌抗生素、抗真菌抗生素以及抗肿瘤抗生素等。如氨苄西林、阿莫西林、头孢拉定、头孢噻肟、头孢派酮、亚胺培南、美罗培南、厄他培南、氨曲南、左氧氟沙星、莫西沙星、环丙沙星、阿奇霉素、阿米卡星、依替米星、万古霉素等可同时抑制革兰氏阳性菌和革兰氏阴性菌；青霉素和红霉素等可抑制抗革兰氏阳性菌；链霉素和多黏菌素等可抑制革兰氏阴性菌；制曲霉素、两性霉素B、灰黄霉素和多烯类抗生素等可抑制真菌；四环素类抗生素对较大病毒和立克次氏体有一定作用；阿霉素和丝裂霉素等对肿瘤有一定的抑制作用。

4. 根据抗生素的作用机制分类

抗生素可通过阻碍细胞壁、细胞膜、胞内核酸与蛋白质生物合成等途径实现抗菌。如青霉素、头孢菌素、万古霉素和环丝氨酸等可抑制细胞壁合成；多黏菌素、制霉菌素、两性霉素B和多烯类抗生素等可影响细胞膜功能；博来霉素、丝裂霉素C、利福平、灰黄霉素和柔红霉素等可抑制胞内核酸合成；链霉素、四环素和氯霉素等可抑制蛋白质合成。此外，还有抑制电子转移的抗毒素、抑制氧化磷酸化的短杆菌肽等抗生素可通过抑制能量代谢实现抗菌。

※ 知识考点 ※　抗生素的分类

（二）医疗用抗生素的要求

作为医疗用抗生素，应具备如下基本要求。

（1）较大的差异毒力。差异毒力是指抗生素对微生物或肿瘤细胞的抑制或杀灭作用与其对机体损害程度的差异。差异毒力越大越有利于临床应用，如青霉素能抑制细菌细胞壁合成，人及其他哺乳动物细胞没有细胞壁，因而青霉素具有很好的抑菌选择性。

（2）生物活性强。生物活性强主要体现在极微量浓度就对微生物具有抑制或杀灭作用，常用 MIC 表示，一般以 μg/mL 为单位。

（3）不同抗菌谱。不同抗生素作用机制不同，都具有一定抗菌谱或抗瘤谱。抗菌谱是指某种抗生素所能抑制或杀灭微生物的范围和所需剂量，分为广谱和窄谱抗生素 2 类。

（4）不良反应少，副作用少，不易产生耐药性。好的抗生素还应具有不易使病原菌产生抗药性、不易引起超敏反应、毒副作用小、吸收快、血药浓度高，且不易被血清蛋白结合失活等特性。

※ 知识考点 ※　医用抗生素的要求

二、抗生素的主要作用机制

（一）抑制细胞壁的合成

人体细胞无细胞壁，抑制细菌细胞壁合成的抗菌药物对人体细胞几乎没有毒性。G^+菌和G^-菌细胞壁都有肽聚糖，肽聚糖合成受阻将使细胞壁无法完全合成，从而微生物被抑制或死亡。G^+菌比G^-菌细胞壁有明显厚得多的网状肽聚糖层，多数作用于革兰氏阳性菌的抗生素主要与抑制肽聚糖合成有关，其共同特点有：①以杀菌作用为主，通过裂解或不裂解细胞两种机制产生杀菌效应；②对静止细胞无作用，因为这类抗生素作用机制与酶活性有关，细胞处于静止期时细胞酶无活性，如青霉素和头孢菌素类等。头孢菌素与青霉素均属于 β- 内酰胺类抗生素，主要通过与青霉素结合蛋白（PBPs）结合抑制转肽作用，阻碍肽聚糖交叉连接，导致细菌细胞壁缺损，使细菌细胞肿胀变形破裂死亡。

（二）改变细胞膜的通透性

细胞膜控制细胞内外物质交换，细胞膜受损时微生物可发生死亡。作用于细胞膜的抗生素常缺乏专一性且毒性较大，如多黏菌素、两性霉素 B、短杆菌肽。

（三）抑制蛋白质的合成

此类抗生素可直接抑制细菌胞内蛋白质合成，对人体副作用小，如氨基糖苷类、四环素类、氯霉素类、大环内酯类、林可霉素类等许多抗生素的原始作用位点都是蛋白质的合成系统。

（四）影响核酸和叶酸代谢

有些抗生素通过抑制核苷酸生物合成、干扰核酸合成发挥抑（杀）菌或抗肿瘤作用，如博来霉素、利福霉素、柔红霉素和新生霉素。四氢叶酸是细菌重要的一碳单位转移载体，以辅酶形式参与嘧啶核苷酸和嘌呤核苷酸合成。磺胺类药物与四氢叶酸合成原料对氨基苯甲酸（PABA）结构相似，可与 PABA 竞争二氢喋酸合酶影响细菌叶酸合成，使核苷酸合成受阻，从而导致细菌无法生长。

（五）干扰细胞的能量代谢和电子传递体系统

作用于能量代谢及电子呼吸链的抗生素毒性较强，临床应用受限。如抗霉素 A 是呼吸链电子传递抑制剂，可使 Cyt b 变成还原态，Cyt c1 变成氧化态，抑制 Cyt b 和 Cyt c1 间电子传递。

※ 知识考点 ※　抗生素的主要作用机制

三、抗生素产生菌的分离和筛选

（一）土壤微生物的分离

（1）土样采集。土样采集应注意地区、时间和植被情况，以春秋两季为宜，雨季不宜采土，去除植被及表土后采取 5～10cm 深处土壤，采集的土壤样本装入无菌容器并贴标签。

（2）分离菌株。土壤样品用无菌水适当稀释后涂布于适宜培养基上，一定温度下培养后，挑取单个菌落移种于斜面培养基以获得纯培养物，根据菌落形态和培养特征初步排除相同菌。

（二）抗生素产生菌分离筛选

（1）筛选。分离能产生抗生素菌株的过程称为筛选，分初筛与复筛。筛选时尽量选用没有毒性而对某些致病菌具有代表性的微生物作为试验菌，如用金黄色葡萄球菌代表革兰氏阳性菌，用大肠埃希菌代表革兰氏阴性菌，用白假丝酵母菌代表酵母状真菌等。初筛可用摇瓶或琼脂块法，一般采用后者，即用无菌滤纸片蘸取放线菌药瓶发酵液并置于试验菌平板上，观察有无抑菌圈产生，初筛得到的高产菌株需进行摇瓶复筛。

（2）早期鉴别。筛选得到的阳性菌株需经早期鉴别才能找出新抗生素产生菌。可从形态、培养、生化功能等进行菌体形态与理化鉴别，用纸色谱、纸电泳、薄层色谱等分析法进行抗生素结构与发酵性能鉴别，通过与已知菌、已知抗生素进行比较鉴别。

（3）产物的分离与精制。从抗生素产生菌发酵液中提取抗生素并加以精制、纯化。

（4）产物药理试验和临床试验。分离精制得到的抗生素样品需依照《药品临床前研究质量管理规范》进行一系列临床前试验，如动物毒性试验（急性、亚急性、慢性），动物治疗保护性试验，临床前药效试验，抗生素在动物体内的吸收、分布、代谢、排泄等动力学试验，毒理学试验等，以探索适宜的药物剂量、给药方式及药物的不良反应等。经系列试验认为确有前途的新抗生素经有关部门审查合格后方可进行临床试验。在各期临床试验、人体生物利用度或生物等效性研究中，均须严格按照《药品临床试验管理规范》进行方案设计，组织实施监视审核，记录分析总结和报告的标准。

案例 9-1　患者，男，72 岁。因反复咳嗽、咳嗽二十余年、加重 5 天就诊，临床诊断为慢性支气管炎急性发作。该患者曾用过的抗菌药物主要包括复方新诺明、氨苄西林、左氧氟沙星、阿奇霉素、头孢曲松、头孢氨苄等，痰标本微生物学检查发现肺炎克雷伯菌，药物敏感试验结果显示该病原菌对复方新诺明、氨苄西林、左氧氟沙星、阿奇霉素、头孢曲松、头孢氨苄均为耐药。

请思考：（1）该患者曾用过的抗菌药物分别属于哪些种类？

（2）该细菌对这些不同种类抗菌药物形成耐药的机制是什么？应当如何进行该患者的后续治疗？

四、抗生素的制备工艺

（一）抗生素发酵生产工艺及控制因素

1. 菌种

发酵菌种都是从自然界分离纯化选育后获得的，常保存在沙土管或冷冻干燥管中。菌种需经常进行选育以恢复和保持菌体发酵性能，用人工方法加以纯化和育种才能保持菌种优良发酵性状。菌种制备过程要保持严格无菌操作。

2. 孢子制备及其质量控制

孢子制备是发酵生产重要环节，孢子质量和数量对种子制备、菌丝生长繁殖和抗生素发酵产量有明显影响，一般在试管或扁茄瓶内进行。不同菌种孢子制备工艺有区别，如放线菌孢子培养一般采用琼脂斜面固体培养基，培养基组分有麸皮、蛋白胨和无机盐等，碳源含量约为 1%，氮源含量不超过 0.5%；真菌孢子培养一般以大米、小米、麸皮、麦粒等天然农产品为培养基组分；细菌培养都采用碳源限量而氮源丰富的斜面培养基，牛肉膏、蛋白胨等常被用作有机氮源。

3. 种子制备及其质量控制

种子制备在种子罐内进行。种子一般可分为一级种子、二级种子和三级种子。孢子被接入到体积较小的种子罐中，经培养后形成的大量菌丝称为一级种子。将一级种子接入体积较大的种子罐内，经培养形成更多菌丝，称为二级种子。依此类推，还有三级种子。用一级、二级、三级种子转入发酵罐所进行的发酵分别为二级、三级、四级发酵。抗生素发酵一般都采用三级发酵，如土霉素发酵（图9-1）。某些菌种孢子萌发缓慢，需将孢子经摇瓶培养成菌丝后，再接入种子罐，此即摇瓶种子。

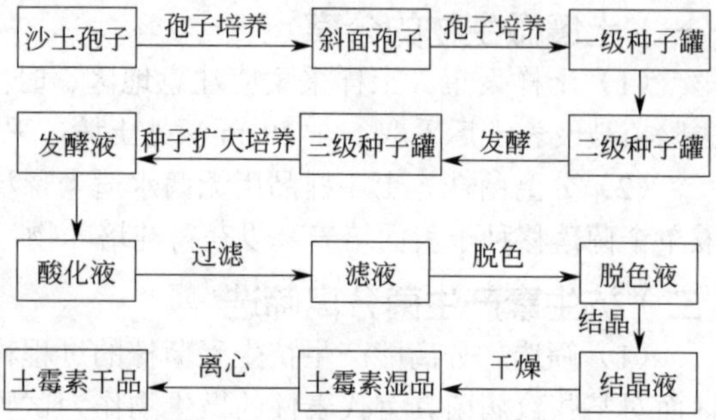

图 9-1　**土霉素采取三级发酵**

4. 发酵过程及其控制

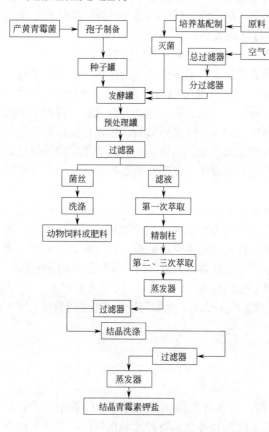

图9-2　**青霉素发酵工艺流程**

发酵阶段是获得大量抗生素发酵产物的最关键阶段，可分为菌体生长、抗生素产物合成和菌体自溶3个阶段。典型抗生素青霉素的生产工艺流程如图9-2所示。

在抗生素整个发酵过程中应注意控制以下各个因素。

（1）防止杂菌污染。发酵过程染菌主要是发酵设备和培养基灭菌不彻底、空气系统被污染和操作不慎等引起的，在移种取样等过程应严格无菌操作，发酵不同阶段应取样进行杂菌检查。

（2）营养物质。抗生素产物大多是次级代谢产物，菌体不同生长阶段对营养要求有差异。发酵培养基应供给微生物生长繁殖和生物合成抗生素所需的营养，培养基原料应尽可能价廉且来源广泛。抗生素合成阶段需采用加糖补料等方式延长抗生素合成期以提高产量。

（3）pH值。微生物生长阶段和合成产物阶段最适pH值范围通常并不相同，可通过添加缓冲物质实现pH值相对稳定，如 $CaCO_3$ 可使发酵过程pH值保持相对稳定，发酵过程中加入生理酸性物质（如硫酸铵等）或生理碱性物质（如硝酸盐等）可保持发酵阶段pH值，也可通过直接补加酸、碱或补料方式来控制pH值，特别是补料效果较明显。采用补料方法可同时实现补充营养、延长发酵周期、调节pH值和改变培养液性质等多种目的，如青霉素发酵的补料工艺通过控制葡萄糖的补加速率来控制pH值变化，使青霉素发酵产量提高了25%。

（4）温度。微生物生长繁殖及合成代谢常在不同温度下进行，可采用变温发酵。在发酵过程中利用自动控制或手动调节阀门将冷却水或热水冲入发酵罐夹套或蛇形管中，通过热交换保持发酵过程中所需温度。

（5）前体。前体是指在抗生素生物合成过程中，被菌体直接用于产物合成而自身结构无显著变化的物质。添加前体可控制抗生素合成方向，可明显提高产量和主成分含量。如青霉素发酵添加苯乙酸或苯乙酰胺作为前体可显著增加青霉素含量及发酵总产量，但应控制前体物质浓度，过量对菌体有毒副作用，应注意前体加入量和加入方式，最好分批少量加入。

（6）通气、搅拌及控制泡沫。抗生素发酵基本为需氧发酵，溶解氧是重要控制参数。通过空气过滤系统为发酵罐输入无菌空气供菌体利用，在发酵罐内设置搅拌装置和挡板可增加通气效果。培养基中含蛋白类表面活性剂（如黄豆饼粉等），通气条件下很容易起泡。过量泡沫会降低发酵罐装料系数，降低氧传系数，还会增加染菌机会，可采用调整培养基成分、改变发酵条件及机械消泡（如消泡桨）和消沫剂消泡（如天然油脂、聚醚类消泡剂）等方式控制泡沫生成。

（7）发酵终点判断。随着发酵进行，营养物质被逐渐消耗，代谢废物不断积累，菌体分泌能力下降并进入菌体自溶期，菌体自溶释放的分解酶还可能破坏已形成的发酵产物。因此，需科学确定发酵终点。在发酵过程中需定期取样分析，测定抗生素含量、发酵液 pH 值、含糖量、含氮量、菌丝含量等，同时观察菌丝形态，据此确定合适的发酵终点和放罐时间。

（二）发酵产物的分离与纯化

发酵结束后，发酵液中除含有所需抗生素外，还含大量菌体未利用的培养基及中间代谢产物等，需对发酵液进行分离纯化操作，以纯化抗生素产品。

1. 发酵液预处理

发酵液预处理的目的是改善发酵液的流变性质，以利于固 - 液分离，包括除去发酵液中的金属离子及其他无机离子、蛋白质和菌体等，并尽可能使抗生素转入至将要处理的液相中。常用发酵液预处理方法如下。

（1）细小菌体细胞及细胞碎片去除。采用凝聚和絮凝的方法增大发酵液中悬浮粒子体积，将菌体和固体微粒聚集成较大絮团以便进行固 - 液分离。

（2）杂蛋白去除。

① 变性沉淀法。加热变性可使蛋白质凝固，使发酵液过滤速度加快。

② 等电点沉淀法。调节 pH 值至等电点有利于蛋白质和某些盐类沉淀。

③ 加各种沉淀剂沉淀。在酸性溶液中，蛋白质可与水杨酸盐、过氯酸盐、三氯醋酸盐等阴离子形成沉淀；在碱性溶液中，蛋白质能与 Cu^{2+}、Zn^{2+}、Fe^{3+} 等阳离子形成沉淀。

④ 吸附。在发酵液中加入一些对蛋白质具有吸附作用的反应剂，可使蛋白质凝固。

（3）高价金属离子去除。对成品质量影响较大的是 Fe^{3+}、Ca^{2+}、Mg^{2+} 等高价金属离子，需将其去除。使用黄血盐可形成普鲁士蓝沉淀而除去 Fe^{3+}，使用草酸钠和草酸可形成草酸钙除去 Ca^{2+}，使用草酸和磷酸盐等可形成沉淀除去 Mg^{2+}。

2. 提取与精制

提取是指将发酵液或菌体中的微生物代谢产物（如抗生素等）初步抽提、浓缩和纯化的过程。当抗生素等代谢产物存在于发酵液时，常用提取方法有吸附法、沉淀法、溶剂萃取法和离子交换法等 4 种；若为胞内容物时可采用固 - 液萃取法提取。

精制是指将抗生素等产物的浓缩液或粗制品进一步提纯并制成产品的过程。可采取提取环节使用的方法与手段，精制过程还常采用结晶、重结晶、晶体洗涤、蒸发、浓缩、无菌过滤、干燥等精制方法与手段。抗生素稳定性较差，应避免常压蒸馏、升华、过酸或过碱等方法。

3. 成品检验与分装

经发酵与提纯的抗生素成品应根据《中华人民共和国药典》进行质量检测。质检项目根据产品性质而定，如抗生素一般进行效价测定、毒性试验、无菌试验、热原质试验、水分测定等。生产成品一般是大包装原料药，以供制剂厂进行小包装或制剂加工，也有一些工厂在无菌条件下用自动分装机械进行小瓶分装。

※ 知识考点 ※ 抗生素的制备过程

五、抗生素的微生学检测

（一）抗生素的效价单位

抗生素通常用效价或单位表示。效价用于在同一条件下比较抗生素备检品和标准品的抗菌活性，常用百分数表示，即效价是被检品抗菌活性与标准品抗菌活性的比值，也可表示为被检品的实际单位数与其标示量的比值。单位是衡量抗生素有效成分的具体尺度，不同抗生素单位含义并不相同，常见单位如下。

（1）质量单位。以抗生素生物活性部分的质量作为单位，1μg=1U。这种表示方法对不同盐类的同一抗生素而言，只要单位相同，即使盐类质量不同，其实际有效含量也是一致的，如土霉素盐酸盐、链霉素硫酸盐、红霉素乳糖酸盐、新生霉素钠钾盐等抗生素均以质量单位表示。

（2）类似质量单位。以特定抗生素盐类纯品质量为单位，包括非活性部分的质量，1μg=1U。如金霉素盐酸盐及四环素盐酸盐均以类似质量单位表示。

（3）质量折算单位。以与原始生物活性单位相当的抗生素纯品实际质量为1U加以折算。一个青霉素单位是指在完全抑制50mL肉汤培养基中金黄色葡萄球菌生长的最小的青霉素量。青霉素经纯化后，1 个单位青霉素 G 钠盐的量为 0.5988μg，国际上一致规定 0.5988μg 为一个青霉素单位，则 1mg=1670U。

（4）特定单位。是以特定的一批抗生素样品的某一质量作为一定单位，经有关国家机构认可而定，如特定的一批杆菌肽 1mg=55U，制霉菌素 1mg=3000U 等。

（5）标示量。即抗生素制剂标签上所标示的抗生素含量。标示量原则上以质量表示，但少数成分不清的抗生素（如制霉菌素）或照顾用药习惯（如青霉素）仍沿用单位表示。

（二）抗生素效价的微生物学测定法

抗生素含量测定方法主要有化学法、生物学法和仪器法等，大多数抗生素采用微生物测定法。微生物测定法可反映抗生素抗菌活性，与临床使用有平行关系，且灵敏度高，被检品用量少，但操作繁杂，出结果时间较长。在《中国药典》（2020 年版）中，几乎所有抗生素效价测定同时收载了管碟法和比浊法两种方法。

1. 管碟法

根据抗生素在一定浓度范围内，对数剂量与抑菌圈直径（面积）呈线性关系设计，通过检测抗生素对微生物的抑制作用，比较标准品与供试品产生的抑菌圈大小，计算出供试品的效价。其原理是利用抗生素在固体培养基中的平面扩散作用，依据量反应平行线原理，利用交叉试验设计方法，在相同试验条件下通过比较标准品已知效价和供试品两者对所接种试验菌产生的抑菌圈直径或面积大小，来测定供试品效价。

基本操作过程为：在含有高度敏感性试验菌的琼脂平板上放置小钢管，管内加入标准品和被检品溶液，适宜条件下培养后，当抗生素扩散至适当范围内就产生透明的无菌生长范围，常呈圆形，称抑菌圈。不同浓度抗生素其抑菌圈直径大小不同，比较标准品与被检品抑菌圈大小，利用不同计算原理就可推算出抗生素效价。抗生素效价测定方法分为一剂量法和二剂量法。

一剂量法也称为标准曲线法。使用已知效价的标准品溶液先制备出标准曲线，并在相同条件下测出被检品溶液的抑菌圈平均直径，再求出其与标准品溶液的抑菌圈平均直径值之差，即可在标准曲线上直接查阅而获得被检品溶液的浓度并换算成效价，由于被检品和标准品都只用一个剂量，故称一剂量法。

　　二剂量法为最常用方法，也称四点法，该法可抵消斜率和截距的影响。以标准品和被检品分别做出的直线互相平行，因此又称平行线法，是一种相对效价的计算法。将抗生素标准品和被检品各稀释成一定比例（2∶1或4∶1）的两种剂量，在同一平板上比较其抗菌活性，再根据抗生素浓度对数和抑菌圈直径呈线性关系原理计算被检品效价。操作方法为：取含菌层的双碟（直径约90mm，高16～17mm）4个以上，每个平板表面放置4个小钢管，在每一双碟中对角的两个不锈钢小管中，分别滴加高浓度及低浓度的标准品溶液，其余2个不锈钢小管中分别滴加相应的高低浓度的被检品溶液，高低浓度的剂距为2∶1或4∶1。在规定条件下培养16～18h后，分别测量各个小钢管周围出现的抑菌圈的直径（二剂量法标准品溶液的高浓度所致的抑菌圈直径在18～22mm），并进行可靠性检验。按如下步骤计算可得出被检品的效价。

　　（1）求出 W 和 V。

$$W=(SH+UH)-(SL+UL)$$
$$V=(UH+UL)-(SH+SL)$$

　　式中，SH 为标准品高剂量的抑菌圈直径；UH 为被检品高剂量的抑菌圈直径；SL 为标准品低剂量的抑菌圈直径；UL 为被检品低剂量的抑菌圈直径。

　　（2）求 θ。

　　将 W、V 代入公式：$θ=D·antilog(IV/W)$

　　式中，θ 为被检品和标准品效价比值；D 为标准品高剂量与被检品高剂量之比（一般为1）；I 为高低剂量之比的对数，即lg2或lg4，目前二剂量法中均为lg2。

　　（3）求 Pr。

　　将 θ 代入公式：$Pr=Ar·θ$

　　式中，Pr 为被检品实际单位数；Ar 为被检品标示量或估计单位。

　　管碟法是以抗生素在琼脂平板中的扩散动力学为基础进行效价测定的，影响扩散的因素均可影响结果准确性，如培养基原材料质量、琼脂中杂菌、抑菌圈直径、扩散系数、扩散时间、培养基厚度、钢管中抗生素总量及抗生素最小抑菌浓度等不仅影响抑菌圈大小，也影响抑菌圈清晰度。

2. 比浊法

　　比浊法利用抗生素在液体培养基中对试验菌生长有抑制作用，通过测定培养后细菌浊度值大小比较抗生素标准品与供试品对试验菌生长抑制的程度，是测定抗生素效价的一种方法。将不同浓度标准品及供试品加到接有试验菌的液体培养基中并混匀，经过一定时间的培养（通常约为4h）后，观察试验菌生长浑浊度，在比色计中测定透光率。方法不以试验菌有无生长作为终点，而是将标准品浓度和试验菌生长所致浑浊度求得一定的比例，再由标准品的试验菌生长浑浊度来推算供试品效价。

　　比浊法包括制备菌悬液、制备标准品溶液、制备供试品溶液以及含试验菌液体培养基制备等步骤，最后通过标准曲线法进行检定。具体操作过程如下：①取适宜大小、厚度均一的已灭菌试管，在各品种项下规定的剂量反应线性范围内，以线性浓度范围的中间值作为中间浓度标准品溶液，选择5个剂量，剂量间比例通常为1∶1.25或更小；被检品根据估计效价和标示量选择中间剂量，每一剂量不少于3支试管。②在各试管中精密加入含试验菌的液体培养基9.0mL，再分别精密加入各浓度的标准品或供试品溶液各1.0mL，立即混匀。③按随机区组分配将各管在规定条件下培养至适宜测量的浊度值（通常约为4h），在线测定或取出立即加入甲醛溶液0.5mL以终止生物生长，在530nm或580nm波长处测定各管的吸光度。④同时，另两支试管各加入药品稀释剂1.0mL，再分别加入含试验菌的液体培养基9.0mL，其中一支试管与上述各管同法操作，作为细菌生长情况的阳性对照；另一支试管立即加入甲醛溶液0.5mL，混匀，作为吸光度测定的空白液。⑤按照标准曲线法进行可靠性测验和效价计算。

比浊法测定抗生素效价方法耗时短、操作简便、灵敏度高，不仅解决了管碟法测定抗生素效价误差较大的问题，且人为因素影响较少，可解决多组分抗生素效价测定的困难。

※ 知识考点 ※ 抗生素的生物测定方法

第二节　微生物在其他药物生产中的应用

抗生素是微生物的代谢产物，氨基酸、维生素、酶制剂和酶抑制剂、多糖、菌体制剂等也是微生物来源的药物。

一、氨基酸

氨基酸是人体及动物生长代谢所需的重要营养物质，广泛应用于食品、饲料和医药等工业。在医药方面使用量最大的是氨基酸输液，用于术后或烧伤病人补充蛋白质营养。其生产方法有提取法、合成法、发酵法和酶法，发酵法可分为直接发酵法和添加前体发酵法，以微生物发酵法生产较多，产量最大的是谷氨酸和赖氨酸，以谷氨酸和赖氨酸为例进行简要介绍。

（一）谷氨酸

谷氨酸是发酵法年产量最大的氨基酸，产生菌主要来自棒状杆菌属、短杆菌属和黄杆菌属。我国谷氨酸发酵生产菌种有北京棒状杆菌 AS1.299、钝齿棒状杆菌 B9、T6-13 及 672 等。葡萄糖经糖酵解途径（EMP）和单磷酸己糖途径（HMS）生成丙酮酸，再氧化成乙酰 CoA，然后进入 TCA 循环生成 α- 酮戊二酸，α- 酮戊二酸经谷氨酸脱氢酶作用并与 NH_4^+ 生成 L- 谷氨酸（图 9-3）。

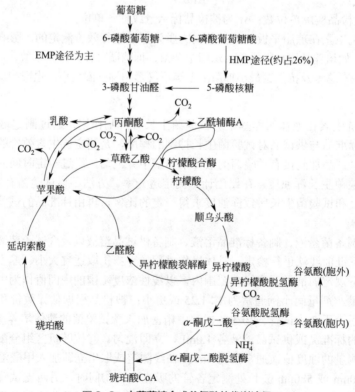

图 9-3　由葡萄糖合成谷氨酸的代谢途径

生物素是谷氨酸发酵重要的生长因子，需控制在亚适量条件，缺乏时 TCA 循环生成 α- 酮戊二酸受阻，过量时则易生成乳酸或琥珀酸，使谷氨酸产量降低。生物素用量通常在 5μg/L（培养基）以下。生物素量减少可影响细胞膜脂肪酸正常合成与分布，改变膜中饱和脂肪酸和不饱和脂肪酸比例并增加谷氨酸透过性，消除反馈抑制，有助于谷氨酸生物合成继续。发酵时还需控制溶解氧含量、NH_4^+ 浓度、发酵 pH 及磷酸盐浓度等。供氧充足时生成谷氨酸，不足时转入乳酸发酵；NH_4^+ 适量时生成谷氨酸，过量时生成谷氨酰胺，缺乏时则生成 α- 酮戊二酸；发酵 pH 中性或微碱性时生成谷氨酸，酸性时生成乙酰谷氨酰胺；磷酸盐浓度高则转入缬氨酸发酵。

（二）赖氨酸

赖氨酸是人类和动物必需的氨基酸，可用于儿童营养品及配制营养注射液等，主要由发酵生产，生产菌株主要是谷氨酸棒状杆菌、北京棒状杆菌、黄色短杆菌或乳糖发酵短杆菌等谷氨酸产生菌的高丝氨酸营养缺陷型兼 AEC 抗生突变株，其生物合成途径及调控见图 9-4。

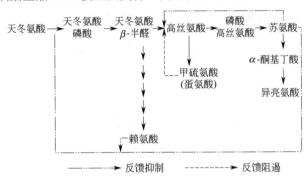

图 9-4　谷氨酸棒状杆菌赖氨酸生物合成的反馈调节

采用高丝氨酸营养缺陷型突变株，则天冬氨酸 β- 半醛不再转变为苏氨酸和甲硫氨酸，而是集中用于赖氨酸合成，同时苏氨酸与赖氨酸对天冬氨酸激酶的协同反馈抑制作用被解除，就能产生大量的赖氨酸，发酵结束后可采用离子交换法进行提取。赖氨酸的生产工艺流程如图 9-5 所示。

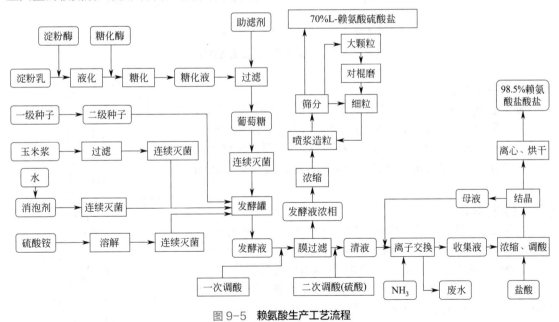

图 9-5　赖氨酸生产工艺流程

二、维生素

维生素，特别是 B 族维生素主要以辅酶（基）形式参与体内代谢反应，是预防与治疗维生素缺乏疾病首选药物，还可与其他药物联用以增强药物作用及防止或减轻药物副作用。维生素可经化学合成、动植物提取或发酵获得，目前微生物发酵法可生产维生素 C、维生素 B_2、维生素 B_{12}、辅酶 Q 等，以维生素 C 生产规模最大。

（一）维生素 C

维生素 C 又称抗坏血酸，具有较强还原能力，可作为抗氧化剂在医药工业与食品工业中广泛应用。可采用化学合成法、半合成法（化学合成与生物转化并用）、两步发酵法、重组菌一步发酵法等几种方式进行生产。化学合成法也称莱氏法；半合成法指的是化学合成中的 D- 山梨糖醇转化为 L- 山梨糖的反应采用弱氧化醋杆菌发酵完成，其他步骤仍采用化学合成方法；维生素 C 两步法合成路线如图 9-6 所示。

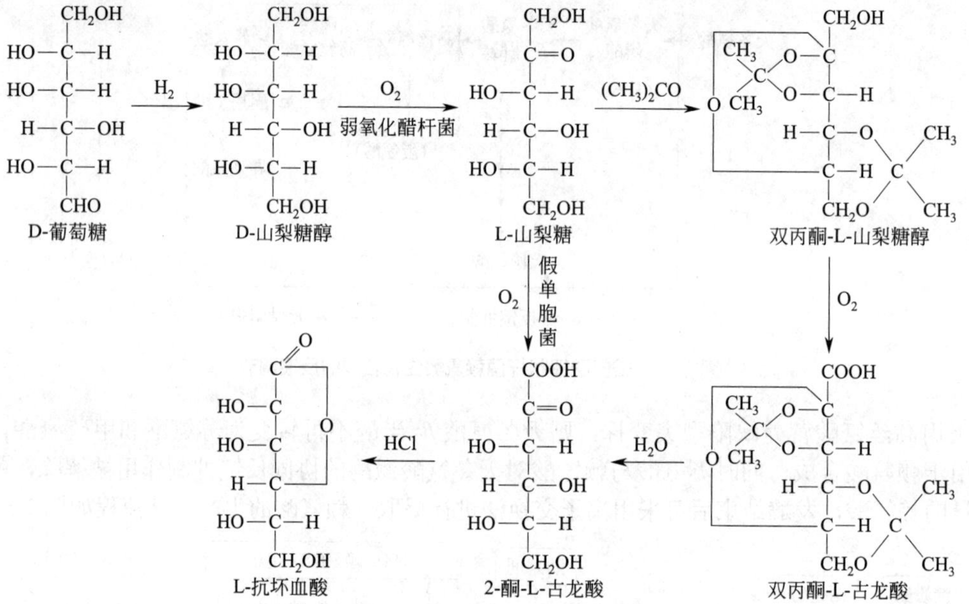

图 9-6　维生素 C 两步法合成路线

（二）维生素 B_2

维生素 B_2 又称核黄素，常以与蛋白质相结合的形式存在，称核黄素蛋白，是临床上治疗眼角膜炎、白内障、结膜炎的主要药物之一。常用菌株为棉病囊霉及阿舒假囊酵母，发酵法产量已达 $4000 \sim 8000\mu g/mL$，维生素 B_2 发酵液分离纯化工艺如图 9-7 所示。

（三）维生素 B_{12}

维生素 B_{12} 是含钴的有机化合物，也称钴维素。维生素 B_{12} 及其类似物参与机体许多代谢，是维持机体正常生长的重要因子，是临床上治疗恶性贫血首选药物，可从肝脏提取或采用化学方法合成，但生产成本较高。目前，主要应用丙酸杆菌等来直接进行发酵生产维生素 B_{12}，发酵产量每毫升发酵液可达数十微克。

（四）辅酶 Q

辅酶 Q 简称 CoQ，是生物体内广泛存在的脂溶性醌类化合物，人类和哺乳动物的辅酶 Q 侧链是 10 个异戊烯单位，故

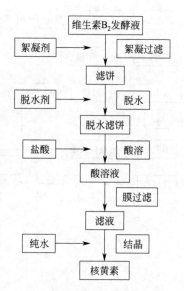

图 9-7　维生素 B_2 发酵液分离纯化工艺

称辅酶 Q_{10}。辅酶 Q 是细胞自身产生的代谢激活剂、天然抗氧化剂，具有保护生物结构完整性和增强免疫反应等功能，临床上可用于癌症、心力衰竭、冠心病、高血压、帕金森综合征等疾病的辅助治疗。辅酶 Q 在医药、食品和保健品等领域广泛应用，可用动植物组织提取法、植物细胞培养法、化学合成法和微生物发酵法进行生产。微生物发酵法生产辅酶 Q_{10} 具有良好的发展前景。

※ 知识考点 ※ 工业上制备的维生素：维生素 C、维生素 B_2、维生素 B_{12} 等

📚 知识拓展

维生素 B_{12}

维生素 B_{12} 属名副其实的"微型产品"，是维生素家族中的"大哥大"，被誉为"万年青"产品，市场需求日趋旺盛，去除医用外，营养食品、保健品生产中亦不可或缺，据研究，它还是禽畜生长发育必需的生物催化剂，可用作饲料添加剂取代危险的"肉骨粉"。

三、酶制剂和酶抑制剂

酶制剂与酶抑制剂已作为一类新型药物用于临床疾病治疗。酶抑制剂可调节人体内某些代谢，增强机体免疫能力，达到预防和治疗疾病目的，还可用于某些抗药性细菌感染的治疗。

（一）酶制剂

酶制剂来源有动物、植物和微生物 3 类，以微生物为主。临床上常用微生物酶有如下几种。

（1）链激酶、链道酶。主要由乙型溶血性链球菌某些菌株产生。链激酶可使纤维蛋白溶解，酶原活化成纤维蛋白溶解酶，可使血液凝块溶解，临床上用于脑血栓及其他部位血凝块溶解。链道酶是一种脱氧核糖核酸酶，可使脓液中的脱氧核糖核酸核蛋白和 DNA 分解，降低脓液黏度，临床用于脓胸的治疗。

（2）透明质酸酶。广泛存在于动物血浆、组织液等体液及蛇毒、蜂毒等动物毒液中。化脓性链球菌、产气荚膜梭菌等可生产透明质酸酶。透明质酸酶能水解组织基质中透明质酸，使组织出现间隙，进而使局部的积液加快扩散。将它与其他注射剂同时应用，可使皮下注射的药物加速扩散，使局部积储的渗出液或血液加快扩散而利于吸收。临床用作药物渗透剂以促进药物吸收，还可用于促进手术及创伤后局部水肿或血肿消散。

（3）天冬酰胺酶。目前利用大肠埃希菌生产天冬酰胺酶，该酶可消耗某些肿瘤细胞所需的天冬氨酰胺，临床上用于治疗白血病及某些肿瘤等疾病。

（4）青霉素酶。是一种 β- 内酰胺酶，可使青霉素失活，许多细菌都能产生青霉素酶。青霉素酶可用于 β- 内酰胺类抗生素的无菌检查、青霉素过敏患者的救治等。

在医药方面，蛋白酶可作为消化剂、消炎剂和化痰止咳药物等。青霉素酰化酶可用于半合成青霉素母核结构——6- 氨基青霉烷酸（6-APA）的生产，目前已成功构建了具有高活性的青霉素酰化酶基因工程菌株。大规模工业化生产的商品酶制剂大部分是通过微生物发酵生产的，医药上常用的酶制剂见表 9-2。

表 9-2 酶在医药上的应用

酶制剂	来源	酶反应	医疗应用
链激酶	乙型溶血链球菌	激活纤维蛋白溶酶原，转变成纤维蛋白溶酶	治疗血栓病
透明质酸酶	化脓性链球菌、产气荚膜梭菌	水解透明质酸	治疗心肌梗死
天冬酰胺酶	大肠埃希菌	L- 天冬酰胺 $+H_2O \longrightarrow$ L- 天冬氨酸 $+NH_3$	白血病治疗
青霉素酶	枯草杆菌、大肠埃希菌等	水解青霉素的 β- 内酰胺环的酰胺键，使青霉素失活	消除青霉素过敏，可用于产生 6-APA

续表

酶制剂	来源	酶反应	医疗应用
α- 淀粉酶	黑曲霉	淀粉液化	助消化
蛋白酶	枯草杆菌等	蛋白质水解	助消化
脂肪酶	黑曲霉、根霉	脂肪水解	助消化
尿酸氧化酶	产朊假丝酵母等	尿酸 $+O_2+2H_2O \longrightarrow$ 尿囊素 $+CO_2+H_2O$	治疗痛风、尿道结石
溶菌酶	卵清	溶菌作用	眼药灭菌剂

（二）酶抑制剂

酶抑制剂主要有蛋白酶抑制剂、细胞膜表面酶抑制剂、糖苷酶和淀粉酶抑制剂、肾上腺素合成酶抑制剂、β- 内酰胺酶抑制剂等，广泛应用于临床疾病治疗。目前，微生物产生的酶抑制剂已达 10 种，如链霉菌可产生蛋白酶抑制剂——抑肽素，抑肽素可用于胃溃疡治疗。泛涎菌素是淀粉酶的特异性抑制剂，可用于肥胖症、糖尿病等的预防与治疗。β- 内酰胺酶抑制剂可用于 β- 内酰胺酶耐药微生物感染的治疗。克拉维酸由瓣状链霉菌产生，对 β- 内酰胺酶抑制剂特异性很强并对多种内酰胺酶有抑制作用。克拉维酸与羟氨苄西林复合制剂对青霉素抗药菌所引起的感染具有明显疗效。此外，医药上常用的酶抑制剂还包括：用于治疗高胆固醇血症的羟甲基戊二酸甲酰辅酶 A 还原酶抑制剂洛伐他汀、普伐他汀及辛伐他汀等他汀类药物；用于治疗糖尿病的 α- 葡萄糖苷酶抑制剂阿卡波糖及半合成产品沃格里糖、米格列醇等；用于减肥和控制高血脂的半合成胰蛋白酶抑制剂——奥里司他等。

※ 知识考点 ※　医药上常用的酶制剂

四、多糖

在医药领域应用的微生物多糖有右旋糖苷、环状糊精、真菌多糖等。

（一）右旋糖苷

右旋糖苷又称葡聚糖，是葡萄糖脱水形成的聚合物，可由肠膜明串珠菌（*Leuconostoc mesenteroides*）发酵生产，可用作代血浆主要成分，具有维持血液渗透压和增加血液容量作用，临床上用于抗休克、消毒和解毒等。脂质代谢异常是引起动脉硬化的主要原因，右旋糖苷硫酸酯对此有明显的药理作用。

（二）环状糊精

环状糊精是淀粉经细菌产生的环状糊精葡糖酰基转移酶作用生成的一系列环状低聚糖，在食品、日用化工、卷烟、医药等工业均有应用。环状糊精在医药工业上可作为药物稳定剂，在提高药效、减缓药物毒副作用方面也有一定作用。

（三）真菌多糖

高等真菌可产生多糖，灵芝、茯苓、猴头、银耳、香菇和冬虫夏草等的真菌多糖都具有药理活性，具有增强机体免疫功能和抗肿瘤作用。多糖结构经修饰后可增强药理效果，如硫酸酯化香菇多糖可抗艾滋病病毒。多种微生物多糖也被证实具有抗肿瘤、抗病毒、抗心血管疾病、抗氧化、免疫调节等多种生物活性和药用功能。真菌多糖具有增强免疫等功能，卡介菌多糖核酸临床用于预防和治疗慢性支气管炎、哮喘、感冒。酵母葡聚糖是第一个被发现具有免疫活性的葡聚糖。具有活性的海洋微生物多糖也将成为多糖类药物重要的筛选来源，如由一株海洋真菌中得到的多糖 YCP 具有抗肿瘤作用。

五、微生物菌体来源的药物

微生物菌体来源的药物主要有疫苗、药用酵母、微生态制剂、单细胞蛋白等几种类型。

（一）药用酵母

药用酵母是一种经高温干燥灭活的酵母菌制剂，含有丰富的营养物质，如蛋白质、氨基酸、维生素等，也含有 CoA、cytC、GSH、麦角固醇和核酸等生理活性物质及多种酶类。药用酵母可促进机体代谢、增进食欲，用于治疗消化不良和 B 族维生素缺乏症。药用酵母一般采用酒精或啤酒发酵后的废酵母经加碳酸钠去除苦味而制备，也可采用直接发酵法制备。

（二）菌体蛋白

菌体蛋白又称微生物单细胞蛋白，可由细菌、放线菌、酵母菌、霉菌及某些原生生物等多种微生物生产，对人体无致病作用，味道好且易消化吸收。微生物培养条件简单，生长繁殖迅速，生产过程比较简单。菌种在适宜条件下发酵完毕，采用离心沉淀等方法收集，菌体再经过干燥处理就制成了单细胞蛋白成品。

（三）微生态制剂

微生态制剂是根据微生态原理制成的制剂，包括益生菌、益生元和合生元，已被应用于医药保健和食品等领域，应用较多的菌种主要有乳酸菌、双歧杆菌、肠球菌、大肠埃希菌、蜡样芽孢杆菌、酵母菌等。微生态制剂主要指活菌制剂，但微生态制剂死菌体和菌体成分代谢产物也被证明具有功效。微生态制剂具有调整微生态和酶的平衡，提高免疫功能等作用。

※ 知识考点 ※ 医药行业常用的微生态制剂

六、其他

（一）核酸类药物

核酸类药物主要包括嘌呤核苷酸、嘧啶核苷酸及其衍生物，这些物质中有许多是重要的药物，如肌酐或辅酶 A 可治疗心脏病、白血病和血小板减少及肝病等。ATP 可制成能量合剂治疗代谢紊乱，辅助治疗心脏病、肝病等。目前，可利用微生物发酵法和酶解法生产肌苷和肌苷酸、鸟苷和鸟苷酸、腺苷和腺苷酸等核酸类药物。

（二）生物碱

除植物含有生物碱外，微生物也能合成生物碱。例如，紫麦角菌可产生麦角碱，将紫麦角菌人工接种于黑麦上可制备大量麦角碱，亦可用深层培养法生产麦角碱，麦角碱在临床上主要作为子宫收缩剂。一种诺卡氏菌能产生安莎美登素，其结构与从植物美登木中得到的美登木素很相似，安莎美登素对白血病具有一定疗效，已受到医药界的重视。

（三）有机酸

微生物可用于生产多种有机酸，如黑曲霉生产的枸橼酸用于泡腾剂，枸橼酸钠作为抗凝血剂，枸橼酸钾用于膀胱炎治疗；德氏乳杆菌和米根霉可生产乳酸；弱氧化葡糖酸杆菌和黑曲霉可生产葡萄糖酸；乳酸钙和葡萄糖酸钙都是口服钙源，柠檬酸和乳酸还广泛用于食品、饮料、化妆品和医药品等工业中。

（四）螺旋藻

螺旋藻是由单细胞或多细胞组成的丝状体原核生物，因呈疏松或紧密的有规则的螺旋形弯曲而得名，是一种广泛分布于世界各地的藻类，呈蓝绿色。非洲、美洲的一些居民将螺旋藻作为食物食用已有 1000 多年的历史。20 世纪 70 年代，螺旋藻被联合国食品会议认定为"明天最好的食品资源"而加以推广。螺旋藻蛋白质比例可高达菌体干重的 60% ～ 80%，且含有 8 种人体必需氨基酸，把螺旋藻添加到食品中可起到蛋白质互补作用，能较好改善谷物蛋白质营养质量。螺旋藻还含有具有防癌、治癌作用的藻类蛋白。螺旋藻藻体中多糖含量高达干重的 14% ～ 16%，具有增强机体免疫功能、减轻癌症放（化）疗毒副反应、抗肿瘤等作用，还含有 γ- 亚麻酸等一些不饱和脂肪酸及多种维生素、酶类、矿物质等，具有较高的医药价值。

（五）微生物农药

微生物或其代谢产物可作为农药促进作物生长和防治农作物病虫害，为生物农药，包括细菌、真菌、病毒或其代谢物，如苏云金杆菌的伴孢晶体、白僵菌、核多角体病毒、阿维链霉菌发酵产生的阿维菌素、吸水链霉菌井冈变种发酵产生的井冈霉素等微生物农药，具有选择性强，对人、畜、农作物和自然环境安全，不易产生抗性等特点。

七、常用的药用微生物及其发酵产品

常用的药用微生物包括细菌、放线菌和真菌等，基因改造的病毒和噬菌体也逐步被使用。

（一）常用药用细菌及其产品或功能

目前制药工业中常用药用细菌及其产品主要有氨基酸、维生素、抗癌药物等（表9-3）。

表9-3　常用药用细菌及其发酵产品或功能

细菌	产品或功能
变形杆菌属	氨基酸、核苷酸类
埃希菌属	氨基酸、6-氨基青霉烷酸
芽孢杆菌属	氨基酸、核苷酸类、维生素 B_{12}、抗生素（杆菌肽、黏菌素、多黏菌素），具有甾体转化功能
小球菌属	氨基酸、核苷酸类，具有甾体转化功能
假单胞菌属	氨基酸、核苷酸类、维生素C、磺酰胺菌素，具有甾体转化功能
棒状杆菌属	氨基酸、核苷酸类，具有甾体转化功能
短杆菌属	氨基酸、核苷酸类、辅酶A、维生素 B_{12}
节杆菌属	氨基酸、核苷酸类，具有甾体转化功能
产气杆菌属	氨基酸、核苷酸类
丙酸杆菌属	维生素 B_{12}
乳酸杆菌属	抗癌类药物

（二）常用药用放线菌及其产品

放线菌是产生抗生素最多的一类微生物，常见有链霉菌属、游动放线菌属、诺卡菌属、小单孢菌属等。常用药用放线菌及其发酵产品如表9-4所列。

表9-4　常用药用放线菌及其发酵产品

菌属名称	放线菌名称	产品
链霉菌属	耐内酰胺链霉菌、卡特利链霉菌、带小棒链霉菌、橄榄链霉菌、灰色链霉菌、枝链链霉菌、鲜黄链霉菌、比基尼链霉菌等	头孢菌素C、甲霉素、棒酸、橄榄酸、氨基糖苷类抗生素、大环内酯类抗生素、氯霉素、磷霉素、抗真菌药
游动放线菌属	济南游动放线菌	创新霉素
诺卡菌属	均匀诺卡菌属、地中海诺卡菌康乐变种	诺卡菌素A、康乐霉素C
小单孢菌属	绛红色小单孢菌、棘孢小单孢菌	庆大霉素、小诺米星、西索米星

（三）常用药用真菌及其产品

真菌菌体（如神曲、茯苓、灵芝、虫草等）或代谢产物（如青霉素、头孢菌素、维生素、酶制剂、麦角碱等）也常可作为药物。常用药用真菌及其产品如表9-5所列。

表9-5　常用药用真菌及其产品

真菌名称	主要产品
产黄青霉、巴恩青霉、点青霉、矮小青霉	青霉素
顶头孢霉	头孢菌素C

真菌名称	主要产品
灰黄青霉、鲁士青霉 250	灰黄霉素
土曲霉	洛伐他汀

第三节 微生物在半合成药物中的应用

微生物转化是利用微生物作用对底物分子某一部位进行改造从而获得其他新化合物的过程，也称为微生物催化。天然化合物或有机化合物通过微生物转化可转变成结构类似，但具有活性和价值更高的新化合物。微生物转化广泛应用于甾体化合物、维生素、抗生素、生物碱、氨基酸等药物生产，还可用于药物分子设计、药物组分代谢机制研究等方面，在药学领域的应用前景十分广阔。维生素 C 发酵就部分采用了微生物转化。

一、甾体化合物

甾体化合物义称类固醇，是一类含有环戊烷多氢菲核的化合物，普遍存在于动植物组织中。重要甾体化合物有胆固醇、胆酸、肾上腺皮质激素、孕激素、性激素、植物皂素等，在药品生产和疾病治疗中应用广泛。例如，肾上腺皮质激素能治疗和缓解胶原性疾病、过敏性休克等疾病；雄性激素是治疗乳腺癌、前列腺癌的辅助治疗药物，也是口服避孕药的主要成分。从天然物质中提取并化学改造甾体化合物原料来源受限、过程复杂且收率低，微生物转化专一性强，具有产量高、反应条件温和等优点。用微生物转化生产甾体化合物往往是合成路线中某一步或几步转化，可分为菌体生长阶段和转化阶段。菌体生长阶段是微生物细胞生长和繁殖阶段；转化阶段是将用于微生物转化的基质（甾体激素类药物化学合成中间体）加到微生物培养物中，利用微生物将基质转化的阶段，基质对微生物有毒性，浓度一般为 0.001% ～ 0.08%。可采用流加方式加入基质以降低基质毒性，无毒基质和一次性投料基质浓度一般为 3% ～ 4%。难溶于水的基质可先溶解于丙酮、乙醇、甲醇、二甲基甲酰胺等溶剂与水混合的容器中，再进行微生物转化。氧化、还原、水解、酰化、异构化、卤化和 A 环开环等多种反应都可用微生物转化。

※ 知识考点 ※ 医疗上常用的甾体化合物

📚 知识拓展

甾体皮质激素

甾体皮质激素在临床上的应用仅次于抗生素，作为世界第 2 大类药物，如氢化可的松，除了作为生产许多甾体皮质激素药物的前体外，其本身也具有抗感染、抗过敏、抗毒及影响糖代谢等作用，主要用于肾上腺皮质功能减退的替代性治疗，并可治疗葡萄糖、血糖过多症。

二、手性药物

手性药物是指含有手性因素的化学药物的立体异构体。作为治疗用药物的外消旋体混合物，从立体化学角度看实际上是光学活性不同的两种药物。这些异构体进入体内后，可能在药理活性、代谢过程和代谢产物引起的毒副作用等方面有显著差异。例如，治疗帕金森病的多巴胺，只有左旋的才有药理活性；普萘洛尔的 $(S)(-)$ - 对映体具有较高的 β - 受体阻滞活性，主要用于治疗高血压和心绞痛，其 $(R)(+)$ - 对映体具有避孕作用；氯霉素 R,R- 对映体的抗菌活性是 S,S- 对映体抗菌活性的 50 ～ 100 倍；反应停（沙利度胺）分子中的 R- 异构体起镇静作用，而 S- 异构体对胚胎有强的致畸作用；抗厌氧菌和原虫的奥硝唑，左旋奥硝唑对中枢系统几乎无毒性，而右旋奥硝唑是神经毒性的主要来源。

利用微生物转化技术可将手性药物进行有效拆分，并得到特定手性药物，也能对现有手性药物进行改造，改变药物药效。通过微生物转化进行酶法拆分和合成手性化合物在制药工业中已得到广泛应用，如用脂肪酶拆分非甾体抗炎药 S- 萘普生的消旋体，用腈水解酶催化消旋扁桃腈转化为 R- 扁桃酸。微生物转化技术进行不对称合成更具优越性，如对转化底物某一基团专一性强，其他基团无需保护，具有极高转化率，且反应条件温和，环境污染少。随着 DNA 重组技术和新转化系统开发，越来越多化合物有可能采用微生物转化生产。

三、中药的微生物转化

微生物转化广泛用于中药等天然化合物合成、结构修饰和改造，以及药物代谢机制研究等，已成为获得结构新颖、独特、低成本、低毒性和高活性药物的新途径之一。如将抗疟药物青蒿素生物合成相关基因导入微生物，利用微生物生产青蒿素前体青蒿酸，利用重组酿酒酵母高效半合成青蒿素推进了半合成青蒿素产业化进程；利用重组枯草杆菌催化底物 1- 苯基 -2- 甲氨基丙酮转化为伪麻黄碱，是大规模生产麻黄碱的理想途径之一。

微生物转化中药，或改造和修饰天然药物可提高中药药性和减轻中药不良反应。例如，采用假单胞菌、毛霉和禾谷镰刀菌等将喜树碱转化为抗癌活性更高的 10- 羟基喜树碱；采用酵母菌或霉菌转化发酵大黄能有效降低大黄中导致不良反应的结合性蒽醌衍生物含量，减轻副作用。

此外，微生物转化中药化学成分可产生新的天然化合物库，是增加化合物种类的有效手段，如用荨麻青霉对莪术醇进行微生物转化得到水溶性提高的两种新产物。通过与药理筛选手段相结合，可以从微生物转化产物中寻找适宜药用的天然活性先导化合物。

知识框架

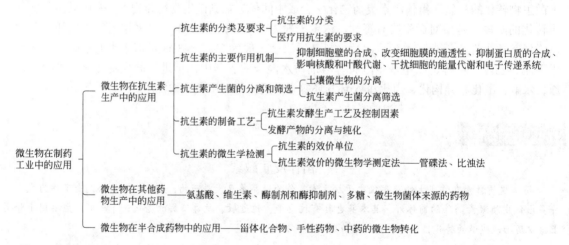

目标检测

一、名词解释

抗生素、差异毒力、微生物转化

二、填空题

1. 经发酵与提取得到的抗生素成品一般要进行____、____、____、____和____。

2. 抗生素的来源有____、____、____、____和____。抗生素最主要的来源是____。

3. 医药用微生物来源的药物（菌体制剂）有____、____、____和____。

4. 利用微生物生产氨基酸的方法包括＿＿＿、＿＿＿和＿＿＿。

三、选择题（A 型题）

1. 常作为生产菌种和科研材料的细菌群体，应该是代谢旺盛、个体形态和生理特性比较稳定的。所以应选择在它的（　　　）。

　　A. 迟缓期　　　　B. 对数期　　　　C. 稳定期　　　　D. 衰亡期　　　　E. 以上均可以

2. 酵母菌培养液中常含有一定浓度葡萄糖，但当葡萄糖浓度过高时反而会抑制微生物生长，原因是（　　　）。

　　A. 碳源供应太充足　　　　　　　　　　　　B. 细胞会发生质壁分离

　　C. 改变了酵母菌的 pH　　　　　　　　　　D. 葡萄糖不是酵母菌的原料

　　E. 使培养温度升高

3. 营养缺陷型菌株是指（　　　）。

　　A. 有营养不良症的菌株

　　B. 在完全培养基上也不能生长良好的菌株

　　C. 培养基中营养成分缺少时获得的菌株

　　D. 丧失了合成某种营养成分能力的菌株

　　E. 以上均不是

4. 关于菌种的选育不正确的是（　　　）。

　　A. 自然选育的菌种不经过人工处理

　　B. 诱变育种原理的基础是基因突变

　　C. 通过有性杂交可形成工程细胞

　　D. 可构建基因工程菌

　　E. 以上都不是

5. 有关谷氨酸发酵过程的叙述正确的是（　　　）。

　　A. 溶解氧充足时，发酵液中有乳酸的积累

　　B. 发酵液中碳源和氮源比例的变化不影响谷氨酸的产量

　　C. 菌体中谷氨酸的排出，有利于谷氨酸的合成和产量的提高

　　D. 发酵液 pH 呈碱性时，有利于谷氨酸棒状杆菌生成乙酰谷氨酰胺

　　E. 当磷酸盐浓度低时进入到缬氨酸发酵

6. 青霉素属于（　　　），红霉素属于（　　　），链霉素属于（　　　），金霉素属于（　　　）。

　　A. 氨基糖苷类抗生素　　　　　　　　　　B. 四环素类抗生素

　　C. 大环内酯类抗生素　　　　　　　　　　D. β- 内酰胺类抗生素

7. 具有抗细菌作用的抗生素是（　　　），具有抗真菌作用的抗生素是（　　　），具有抗癌作用的抗生素是（　　　），具有抗病毒作用的抗生素是（　　　）。

　　A. 丝裂霉素　　　　B. 两性霉素　　　　C. 链霉素　　　　D. 干扰素

四、简答题

1. 生产抗生素的一般流程是什么？

2. 举例说明可用微生物生产的药物类型。

3. 抗生素发酵过程中为什么会产生泡沫？泡沫对发酵有什么危害？应怎样防止和消除泡沫？

第十章
药品的微生物学质量控制

⮱ 学习目标

掌握药品生产中的微生物来源以及危害；掌握制药工业中常用的消毒灭菌方法；了解制药工业中灭菌方法的验证。

情景导学

目前，从微生物中分离的生物活性物质已超过22000种，微生物为药物生产的重要来源。但与之相关的因为药品中病原微生物及其代谢产物引发的药源性事件频发，如2006年8月发生的"欣弗事件"，受害患者93例，死亡11人。原因是厂家违反规定，缩短灭菌时间。2008年发生的"完达山刺五加事件"，是药物在储存过程中被雨水浸泡，药品受到细菌污染所致的。

❓ 请思考：

（1）药品为何会受到微生物污染？如何避免？
（2）药品受微生物污染有何危害？为什么要对药品进行微生物质量控制？

药品作为特殊商品，其医学用途涉及预防、诊断和治疗，药品质量与人类健康息息相关。《药品生产质量管理规范》（GMP）是药品生产和质量管理的基本准则，其中很多内容与微生物控制有关，微生物控制是药品质量保证的一项重要内容，贯穿于药品生产全过程。

第一节 药品生产中的微生物污染

药品生产过程中，人员、物料、环境和设备等多种因素都可能使药品受微生物污染，导致药品不合格。药品生产中微生物污染的可能因素和环节如图10-1所示。

药品质量保证是一个系统工程，任何一个环节疏忽都有可能影响药品质量。对人员、原料、辅料、包装材料、生产场所和生产过程等进行微生物控制是保证药品质量的基础。

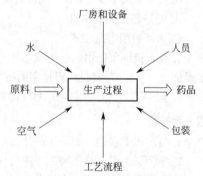

图10-1 **药品生产过程中可能产生微生物污染的因素和环节**

一、药品中微生物的来源
（一）空气

空气中含有数量不少的微生物，尤其是细菌和真菌。在实际生产过程中，药物类别不同，对生产场所空气中微生物限度要求也不同。如生产注射剂或眼科用药等无菌制剂时，操作区空气中微生物含量必须非常低，要求空气中微生物不得超过 10 个 $/cm^3$，即应满足无菌操作区的要求，而生产外用制剂的操作区则只要求洁净即可。为有效防止药品污染，我国 GMP 针对药品生产工艺环境的要求，对药品生产洁净室（区）的空气洁净度划分为四个级别，各级别具体要求见表 10-1、表 10-2。

表 10-1　GMP 关于洁净区空气悬浮粒子的标准

洁净度级别	空气中悬浮粒子最大允许数 /（个 /m³）			
	静态		动态	
	粒径≥ 0.5μm	粒径≥ 5μm	粒径≥ 0.5μm	粒径≥ 5μm
A 级	3520	20	3520	20
B 级	3520	29	352000	2900
C 级	352000	2900	3520000	29000
D 级	3520000	2900	不作规定	不作规定

注：洁净度级别指每立方米空气中含≥ 0.5μm 的粒子数最多不超过的个数。

表 10-2　GMP 关于洁净区微生物监测的动态等级标准

洁净度级别	浮游菌 /（CFU/m³）	沉降菌（φ00mm）/（CFU/4h）	表面微生物	
			接触（φ55mm）/（CFU/ 碟）	5 指手套 /（CFU/ 手套）
A 级	<1	<1	<1	<1
B 级	10	5	5	5
C 级	100	50	25	—
D 级	200	100	50	—

注：此表摘自《药品生产质量管理规范》（2010 年版）。

药品生产不同区域对空气洁净度有不同要求。

（1）一般生产区。无洁净度要求的工作区，如成品检漏、灯检等工作区。

（2）控制区。工作区洁净度要求 C 级至 D 级，如原料称量、精制、压片、包装等工作区。

（3）洁净区。工作区洁净度要求为 B 级，如灭菌、安瓿存放、封口等工作区。

（4）无菌区。工作区洁净度要求为 A 级，如水针、粉针、输液、冻干制剂的灌封岗位等。

※ 知识考点 ※ 空气洁净度的级别，不同区域的要求

（二）水

水中微生物主要有假单胞菌属、产色细菌属、沙雷菌属和产碱杆菌属等。水是制药过程中至关重要的生产原料，在洗涤、冷却时会用到水，在配制药品时也会用到水。水也是药物中控制微生物的重要来源。如果制药用水被粪便污染，则水中会有大肠埃希菌属、克雷伯菌属等其他肠道杆菌。用于制药的各种水应符合卫生标准，且必须定期进行水质检测，防止水被微生物污染。

（三）人体

健康人体消化道、上呼吸道等均有一定量微生物存在，当人和动物被病原微生物寄生时，患者体内就会产生大量病原微生物向体外排出，少数病原微生物还是人畜共患病原微生物。人是药品生产中最大的污染源，在生产的各个阶段都有可能直接或间接污染药品。此外，人为因素，如厂房设计不合理、生产工艺设计疏忽、生产人员操作不当等均可引起药品微生物污染。因此，为减少药品微生物污染，除要求操作人员无传染病和不携带病原菌外，其还必须保持良好的个人卫生习惯，严格药品生产的相关操作过程。

（四）原料和包装物

天然来源原料极易受微生物污染，如动物来源的明胶和胰脏、植物来源的淀粉和中药材等。《中国药典》明确规定，这些原料在制剂前必须除去大肠埃希菌和沙门菌等致病菌。化学合成原料如碳酸铁、碳酸钙、滑石等在生产和储存时也易受到微生物污染，储存过程中应保持低温和干燥。有些制剂如片剂、胶囊等一般不进行成品消毒灭菌，如果原料污染，其产品质量一定会受到影响。

包装材料分为直接接触药品的包装材料（如安瓿、PVC、PTP、复合膜等）和其他包装材料（如包装盒、袋、箱等）。包装材料是药品包装的物质基础，若包装材料质量不佳、保管不当、使用前灭菌不彻底或灭菌后存放条件不符合卫生标准等均有微生物污染的可能，亦会造成中药制剂的污染，特别是灭菌后即用于直接接触药品的内包装材料，由于这些材料一般在高温下成型，刚生产之后不会受到污染，但在运输、储存过程中往往会被微生物污染。因此，包装材料全程必须按照 GMP 规定卫生要求进行管理。

（五）厂房和制药设备

用于药物制剂生产的设备（如粉碎机、药筛、压片机、制丸机、灌装机等）和容器表面可能有微生物滞留或滋生，药物制剂过程接触了这些设备、容器上的微生物就会被污染。因此，对于生产设备及容器的要求是易于拆卸、结构简单，便于清洁和消毒，生产前后要清洗和消毒。药品生产部门所有的建筑，包括厂房、车间、库房、实验室等都必须清洁和整齐。建筑物表面不透水，平坦均匀，没有裂缝，便于清洗。

二、微生物引起的药物变质

（一）药物变质的外在表现

如果药物被微生物严重污染或微生物在其中大量繁殖，将会引起药物变质。变质药物外在表现主要有：①物理性质的改变，包括外观、气味、颜色、硬度、黏度和澄清度等的改变；②化学性质的改变，如微生物对药物化学成分的降解作用。

严重污染或微生物大量繁殖引起药物变质的主要现象有：①异味，如药物变质后产生的不良气味，液体制剂发出泥土味就是微生物污染的早期指标；②变色，如细菌代谢产生色素使药物变色，黏稠剂和悬浮剂的解聚使黏度下降，产生悬浮物沉淀；③糖质变质药品形成聚合性的黏稠丝；④变质乳剂有团块或沙粒感；⑤微生物代谢物改变药物 pH；⑥微生物代谢产气使成品包装鼓胀。

（二）药物变质的判断

符合以下其中一点就可以判断药物存在变质现象：①药物中检查出病原微生物或某些不得检出的特定菌；②在非规定灭菌药物中，微生物的总数超过国家规定限度；③规定灭菌药物（如注射剂、输液剂、眼科手术制剂及其他无菌制剂等）中检查出活的微生物存在；④微生物已死亡或已排除，但其毒性产物如热原质等仍存在；⑤药物发生可被觉察的物理或化学变化。

（三）药物变质的影响

药物发生变质后可能带来的影响主要有以下几方面。

（1）感染。无菌制剂不合格或使用时受到污染，会引发感染或败血症。如铜绿假单胞菌污染的滴眼剂会引发严重的眼部感染，严重时可导致失明；消毒不彻底的软膏和乳剂能引发皮肤病和烧伤病人感染；被污染的冲洗液能引发尿路感染。

（2）药物失效。如阿司匹林可被降解成有刺激性的水杨酸，青霉素、氯霉素可被产生钝化酶的微生物（耐药菌）降解为无活性的产物。

（3）产生有毒的代谢产物。药物中表面活性剂、湿润剂、混悬剂、甜味剂、香味剂等均是微生物易作用的底物，易被降解利用而产生有毒的代谢产物。如大型输液中由于存在热原质可引起急性发热性休克。

（四）影响药物变质的因素

影响药物变质的因素主要有以下几方面。

（1）污染量。污染量如果很大，微生物虽尚未生长繁殖，但也能引起药物分解。因此，药品中微生物应控制在最低限度。

（2）营养因素。许多药物配方成分是微生物生长所需的营养素，甚至去离子水也可支持微生物生长。

（3）含水量。片剂及其他固态药物中含水量对微生物生长繁殖影响较大。若含水量超过10%～15%，遇到合适温度，微生物就会大量繁殖。

（4）pH值。制剂pH值影响微生物生长繁殖，碱性条件不利于细菌、霉菌和酵母菌的生长，但酸性条件有利于霉菌和酵母菌的生长。

（5）储藏温度。微生物引起药物变质的温度在 –5～60℃范围内，因此药品宜储藏在阴冷、干燥处。

案例 10-1 患者，女，85 岁，寡居在家，前几天眼部不适，为"省事"，她就用前几年用过几次后又放入冰箱的滴眼液滴眼，谁知一天后眼病反而重了，又红又痛，去医院检查发现使用的滴眼液摇动后已显浑浊。

请思考：（1）本患者因何会眼病加重？

（2）所用滴眼液是否可以判断为药物变质？

（3）所用滴眼液变质后的结果是什么？

三、防止药物微生物污染的措施

（一）加强药品生产管理

为保证药品质量，防止微生物从药品生产的各个环节污染药品，应加强药品生产质量管理，必须严格实施《药品生产质量管理规范》（GMP）制度。

（二）控制原材料的质量

药物生产原料易受微生物污染，如动物脏器、植物药材往往携带微生物，而合成原料通常不易受微生物污染。原料污染程度不同，所含微生物种类、数量也存在差异，对不同原料处理的方法也不同。原料粉碎后强化处理是保证药品质量的关键。一般植物药、矿物药、淀粉及白砂糖等，常放入烘箱于 100～110℃烘烤 35min 左右。一些动物药或受微生物污染的其他原料药物，要在 110～120℃烘烤 40min 左右。小部分不耐高温的药物，要采用紫外线照射法灭菌，照射时间 2h 左右，药物厚度一般不超过 0.2cm。

（三）进行微生物学检查

药品生产过程中，应按国家规定进行各项微生物学指标检验。如对非灭菌制剂进行细菌和真菌的活菌总数测定和病原菌的限制性检查，对灭菌制剂进行无菌检查，对注射剂做热原质测定等，通过各项检查数据来评定药品的质量安全。

（四）合理使用防腐剂与抑菌剂

理想防腐剂或抑菌剂应有良好抗菌活性，对人体没有毒性或刺激性，具有良好稳定性，不会受处方其他成分影响。常用口服或外用药物防腐剂有苯甲酸、苯甲酸钠、对羟基苯甲酸酯类（尼泊金类）、山梨酸、季铵盐、乙醇等。常用无菌制剂中防腐剂包括苯酚、甲酚、三氯叔丁醇、苯甲醇、硫柳汞等，应加强防腐剂的合理选用。

（五）采用合格的包装材料和合理的储存方法

药品包装材料的质量对药品质量的影响表现在：①药品包装材料可能带来细菌和某些其他

微生物，药品包装材料中某些物质可能被药品溶出，从而造成药品污染；②药品中的有些成分可能在包装存放过程中被包装材料吸附，或与包装材料发生反应，从而直接影响药品质量或用药剂量。选取符合国家规定的包装材料，可以有效避免来自包装物的污染。药品包装前应对包装材料进行清洁或消毒处理，药品包装时间不能过长，以免受潮，使微生物滋生繁殖，直接影响药品质量。同一批次药品包装尽可能在 1 天内完成。

不同类型药物应采取不同储存方法，如干燥、避光以及防潮等。在药品储藏方式中，阴凉储存要求不超过 20℃，凉暗储存要求避光并不超过 20℃，冷储存要求 2 ～ 10℃，常温储存要求10 ～ 30℃，凡储藏项未规定储存温度的系指常温储存。

第二节　制药工业中的消毒与灭菌

药品生产过程可能发生微生物污染的各个环节，均应根据药品种类的差别、微生物的控制标准来选择合适的消毒与灭菌方法，以保证药品的质量安全。

一、空气中微生物的控制

（一）过滤

过滤是最常用的除菌方法，GMP 规定了不同生产岗位空气洁净度的标准，空气净化系统就可以满足预定的空气质量标准。空气净化系统通常采用粗效滤过、中效滤过和高效滤过的三级组合过滤洁净技术。粗效滤过器可滤去 10μm 以上的大尘粒和各种异物，中效滤过器可滤去 1μm 以上的尘粒，高效滤过器可除去 0.3 ～ 1μm 的小尘粒。这种组合的空气净化系统可用于 10 万级、30 万级的洁净室或 100 级到 1 万级的洁净室。过滤器材料一般以玻璃纤维或合成纤维为主，空气过滤装置应定期检查，确保气流方向正确。

（二）化学消毒剂

空气消毒常用的化学消毒剂有臭氧、甲醛（1 ～ 2mg/L，即每升空气含甲醛 1 ～ 2mg）、0.075%季铵化合物喷雾剂，因其对人体有刺激性危害，使用受到限制。

（三）紫外线照射

波长为 240 ～ 280nm 的紫外线照射可有效杀死空气中的微生物，普通房间空气消毒时剂量控制在 0.1 ～ 0.4W/m³。无菌车间工作时可使用低臭氧紫外灯管反向上层照射，通风管内流通空气可采用大于 100W/m² 的大剂量照射除菌。

二、水中微生物的控制

《中国药典》（2020 年版）在收载纯化水、注射用水的标准及使用范围时，就防止微生物污染问题提出原则要求："由于各种生产方法存在不同污染的可能性，因此对各生产装置要特别注意是否有微生物污染。对其各个部位及流出的水应经常监测，尤其是当这些部位停用几小时再使用时""注射用水必须在防止内毒素产生的设计条件下生产、储藏及分装"。《中国药典》（2020年版）收载的制药用水系指纯化水、注射用水、灭菌注射用水三种，并规定："制药用水的原水通常为自来水或深井水，其质量必须符合中华人民共和国国家标准 GB 5749－1985 生活饮用水卫生标准"。以下是水的几种常用的消毒灭菌方法。

（一）热力灭菌

热力灭菌是最常用方法。对制药用水而言，热力灭菌常用方法有巴氏消毒法（低温消毒）和蒸汽灭菌消毒 2 种。前者主要用于纯化水系统中的活性炭滤过器和使用回路的消毒，即用 80℃以上的热水循环 1 ～ 2h，可有效减少内源性微生物的污染。

（二）过滤

过滤分深层过滤与筛网式过滤。深层过滤将水中粒子靠陷入介质内部曲折的孔道阻留出去。常规深层过滤→微滤→超滤→反渗透可将被过滤水中微生物按由大→小→微的顺序去除。

（三）化学消毒法

化学消毒剂分氯类、氧类两种，可形成氧化物和自由基氧化细菌和生物膜，也可直接氧化细菌、病毒核酸，以及分解核酸和蛋白质等而杀灭微生物。化学消毒法一般仅用于原水和粗洗用水的消毒。

三、设备的消毒灭菌

药品生产中设备应便于拆卸、清洗和消毒。设备使用完后应尽快清洗，从而去除残留细菌及药物，每次使用前也需要进行消毒清洗。生产中使用到的设备制造材料有不锈钢、塑料、硅胶或橡胶等，材质不同消毒方法也有所不同。大型容器类如配料罐，一般先用高压水进行冲洗，再使用热水、蒸汽、含氯消毒剂进行处理。发酵罐、反应釜、传输管道、过滤除菌的过滤器、供水系统等密闭型设备可选用压力蒸汽灭菌法进行消毒。用于配制或储存干粉的设备常使用高温干热灭菌法进行消毒。一些设备小零件（如连接器、搅拌器及小桶等）可用压力蒸汽或干热进行消毒。反渗透设备可用压力蒸汽或干热进行灭菌，可根据材质不同选择压力蒸汽或甲醛、戊二醛化学消毒剂。塑料制品具有耐酸碱而不耐热特点，可用过氧乙酸、过氧化氢等化学消毒剂浸泡或擦拭。聚乙烯、聚氟乙烯等塑料制品（如输液软包装）可用100℃压力蒸汽消毒。硅胶或橡胶制品（如密封管、硅胶管等）耐热又耐酸碱，可用压力蒸汽或化学消毒剂消毒。工作台表面一般可用消毒乙醇擦拭或紫外线照射进行消毒。

四、原料药的消毒灭菌

原料药处理不当可带入大量微生物，生产过程中必须对原材料进行消毒灭菌。如植物药材可用晾晒、烘烤的方法使其干燥，从而减少微生物繁殖。化学合成药物一般具有性质稳定、耐热性好的优点，对于熔点高的晶体药物可采用干热灭菌，熔点低的则可选择湿热灭菌法。

五、药品制剂的消毒灭菌

药品制剂的消毒灭菌以热力灭菌最常用。近几年，辐射灭菌因效果好应用越来越广泛。片剂、胶囊等固体口服制剂只要按《中国药典》中微生物限度检查的要求进行即可，可不进行灭菌，重点是生产过程中的验证和控制把好关。若超过或接近要求上限，可选择无残留的消毒灭菌法。颗粒剂等含水量少的固体口服制剂一般选择干热灭菌法，但温度不应过高，以免发生药物变质或辅料炭化等不良反应。输液剂和针剂等液体制剂大多数属热稳定制剂，可采取湿热灭菌中的压力蒸汽灭菌法。隧道干热灭菌（火焰灭菌器、高速热风法等）常被用于针剂的灭菌，具有连续操作的优点。对热不稳定的液体制剂如磷酸果糖等药品可采用膜过滤除菌的方法，通常选择孔径为0.45μm的滤膜。此外，因多数液体制剂对辐射稳定，如全营养输液可使用γ射线辐射灭菌。软膏等半固体制剂中，如凡士林这种单一成分的软膏基质对热稳定，如果其中药物对热也稳定，可使用辐射或干热灭菌法，如眼用软膏基质灭菌多采用干热灭菌法。

第三节 制药工业中常用灭菌法的验证

验证是开始一个项目和工艺前的预期测评，验证设计的项目和工艺是否是在规定的操作和控制条件下得到质量稳定、一致的产品。药物生产中的消毒灭菌方法的验证是药品生产验证的一项重要内容。本节主要介绍干热灭菌和湿热灭菌的验证。干热灭菌一般用于耐高热的安瓿、纤维制品、金属制容器等无菌容器和生产用器械的灭菌，通常在如下条件下灭菌：160~170℃ 2h 以上或170~180℃ 1h 以上；去除热原质要求 250℃以上不少于 30min；隧道灭菌器的无菌区向灭菌区和非无菌区须保持一定的正压。湿热灭菌是制药工业上广泛应用的一种灭菌手段，可用于药品、溶液、培养基、敷料等的灭菌。

一、生物指示剂

（一）生物指示剂的概念与要求

生物指示剂是一种对特定灭菌程序有确定及稳定耐受性的特殊活微生物制成品，可用于灭菌设备的性能确认，特定物品的灭菌工艺研发、建立、验证，生产过程灭菌效果的监控，也可用于隔离系统和无菌洁净室除菌效果的验证评估等，主要有载体型生物指示剂、芽孢悬液生物指示剂和自含式生物指示剂 3 种类型。

用户应根据被灭菌物品特定的灭菌工艺选择适宜的生物指示剂。生物指示剂对灭菌过程的挑战必须超出物品的微生物负荷量及耐受性的挑战，以保证灭菌程序有更大的安全性。生物指示剂含有对灭菌模式有明确耐受性的微生物。除了电离辐射外，微生物芽孢较菌体有更强的耐受性。一般认为含芽孢的细菌更适合用于制备生物指示剂。不同灭菌工艺使用不同的生物指示剂，制备生物指示剂所选用的微生物应具备以下特性：①菌种的耐受性应大于需灭菌物品中所有可能污染菌的耐受性；②菌种应无致病性；③菌株应稳定，存活期长，易于保存；④易于培养；⑤生物指示剂的芽孢含量应在 90% 以上。

（二）生物指示剂的制备

生物指示剂应按程序进行制备和质控。制备前，需先确定所使用微生物的特性。制备生物指示剂时，将所用的微生物在适宜条件下进行大规模培养、收集和纯化，然后将休眠（未萌发状态）芽孢悬浮于无营养的液体中保存。生物指示剂应避免其他微生物的污染，制备后需进行各性能参数测定。应建立和保存相关的微生物鉴定和制备记录，包括菌株来源，鉴别，与生物指示剂直接相关的材料和成分的溯源记录，传代次数，培养基及其制备方法，以及热激活处理前后数据，芽孢的耐受性（D 值）等信息。

商品化的生物指示剂应具备详细的生物指示剂的性能特征和使用说明，包括明确其可用于何种灭菌程序、灭菌后的微生物培养条件和培养基、对灭菌程序的耐受性（包括 D 值）、D 值测定方法、效期内的微生物总数，以及储存条件（包括温度、相对湿度和其他储存要求）、有效期和使用后的废弃措施等信息。用户亦可根据需求选择可作为生物指示剂的微生物自制供内部使用的生物指示剂。用户应确定自制生物指示剂的纯度、芽孢数、D 值等参数，并制定有效期，以保证灭菌验证和监控的有效性。生物指示剂应在标示条件或验证条件下进行储存，避光，远离毒性物质，防止过热和潮湿。

（三）生物指示剂的应用

在灭菌程序的验证中，生物指示剂的被杀灭程度，是评价一个灭菌程序有效性最直观的指标。用户应根据使用目的制定商品化生物指示剂的验收标准，以保证生物指示剂的性能符合相关要求。在生物指示剂验收前，可考虑对 D 值进行评估，必要时可进行 D 值测定，确认 D 值和微生物数量的稳定性对于长期存放的生物指示剂尤为重要。接收商品化生物指示剂时，应进行微生物纯度和形态的鉴定及测定微生物数量。生物指示剂应在有效期内使用，必要时应重新进行耐受性检查。自制的生物指示剂其性能应符合应用的要求。

在灭菌程序的建立、确定、验证和日常监控中，需对灭菌产品（包括其材料和包装）进行全面了解，确保灭菌参数能达到所需的无菌保证水平。生物指示剂的初始微生物的数量、耐受性（菌体耐受性）和放置的位置、方式等情况都会影响其灭活效果。在湿热灭菌工艺中，生物指示剂的使用是通过生物学的方法来验证其灭菌效果，只要 D 值足够，即使初始微生物数量低于 10^6，使用生物指示剂仍然可以验证其灭菌效果。对湿热灭菌耐受性差的物品，其无菌保证应通过比较生物指示剂与物品灭菌前微生物的污染水平（耐受性及微生物污染数量）及灭菌程序验证所获得的数据进行评估。

二、常用生物指示剂

湿热灭菌工艺常用生物指示剂为嗜热脂肪地芽孢杆菌（*Geobacillus stearothermophilus*）。其他耐热芽孢菌，如生孢梭菌（*Clostridium sporogenes*）、枯草芽孢杆菌（*Bacillus subtilis*）和凝结芽孢杆菌（*Bacillus coagulans*）的生物指示剂也被用于湿热灭菌工艺的建立和验证。

干热灭菌工艺一般使用萎缩芽孢杆菌（*Bacillus atrophaeus*）生物指示剂进行验证，但更多则采用去热原方法加以验证，因为去热原所需的温度远高于灭菌温度。

评价辐射灭菌工艺曾采用短小芽孢杆菌（*Bacillus pumilus*）生物指示剂，目前一般不采用生物指示剂进行微生物挑战试验。

环氧乙烷气体灭菌工艺最常使用萎缩芽孢杆菌生物指示剂进行验证。

过氧化氢（VHP）汽相灭菌法已被证明是一种有效的表面灭菌法或消毒法。生物指示剂可以用于验证表面灭菌效果，一般要求芽孢数下降 3 ～ 6 个 lg 值。过氧化氢蒸汽灭菌工艺用生物指示剂一般选用嗜热脂肪地芽孢杆菌，也可用萎缩芽孢杆菌、生孢梭菌或其他微生物。过氧化氢蒸汽灭菌工艺用生物指示剂可以使用各种含有玻璃、金属或塑料的不透气载体系统。像纤维基质或其他易于吸收 VHP 或水分的高吸附性表面，可能对用于微生物灭活的 VHP 的浓度产生不利影响，因此这类材料不适宜作为 VHP 生物指示剂的载体。

商业化生物指示剂的典型特征实例见表 10-3。

表 10-3　商业化生物指示剂的典型特征实例

灭菌方式	微生物	D 值/min	存活时间/min	杀灭时间/min
干热灭菌[1] 160℃	萎缩芽孢杆菌 （*Bacillus atrophaeus*）	1.0~3.0	4.0~14.0	10.0~32.0
环氧乙烷灭菌[2] 600mg/L，54℃， 60% 相对湿度	萎缩芽孢杆菌 （*Bacillus atrophaeus*）	2.0~5.8	8.0~33.0	25.0~68.0
湿热灭菌[3] 121℃	嗜热脂肪地芽孢杆菌 （*Geobacillus stearothermophilus*）	1.5~3.0	4.5~14.0	13.5~32.0

①芽孢数范围在 1.0×10^6 ～ 5.0×10^6。
②芽孢数范围在 1.0×10^6 ～ 5.0×10^7。
③芽孢数范围在 1.0×10^5 ～ 5.0×10^6。

三、验证要点

（一）无负荷热分布测试

无负荷热分布测试即空腔体测试，在灭菌器内具代表性的空间各点放置 15 支左右的热电偶，热电偶探头不能接触灭菌器（柜）内壁。灭菌周期中定时记录温度，如果空负荷腔体内各点温差大于 2.5℃，说明热分布不合格，设备可能有故障，必须予以调整直至合格，即各点温差 <1℃，重复 3 次均合格才能进行满负荷研究。

（二）满负荷热分布及热穿透测试

这两者是同时测试的，因为热穿透与物品种类、包装材料及灭菌腔内温度分布有关。热电偶应放置在容器或被灭菌物品最冷点，但不应接触灭菌器的内表面。从理论上讲，不同尺寸的物品都要进行热穿透试验，但实际工作中选择代表性物品进行测试。

（三）生物能力认定

生物能力认定通常与满负荷同时进行，接种生物指示剂的物品应放在每个空间的最冷区，旁置热电偶。

此外，消毒灭菌法的验证还包括环氧乙烷灭菌的验证、辐射灭菌的验证、过滤除菌的验证、化学消毒剂灭菌的验证等。验证是证明某个工艺是否始终如一地按规定要求在做，因此要充分搜集证据，对所研究的工艺提供合理的保证。验证已经成为生产质量保证的一个不可分割的部分，是企业动作的一部分，需要所有人员的参与，包括生产、质量控制人员。所有的工艺验证必须有书面的验证大纲，说明验证的目的、概况、验证要素、操作规则、测试方法及合格条件、分析方法和结论，并明确进行验证的人员和职责。验证大纲得到质量控制部门的批准，每个验证步骤需要重复3次，以保证验证结题的准确性和可重现性。验证工作完成后应写出验证报告，由验证工作人员审核、批准。可以预见，质量控制部门的工作中心将转向质量保证，从成品检验转到生产验证上来。

知识框架

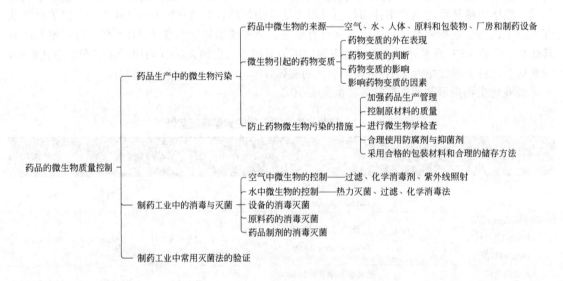

目标检测

一、填空题

1. 空气中微生物的控制方法有 ＿＿＿＿＿、＿＿＿＿＿＿和＿＿＿＿＿＿＿＿。

2. 防止药物中微生物污染的措施有＿＿＿＿＿、＿＿＿＿＿、＿＿＿＿＿、＿＿＿＿＿以及＿＿＿＿＿＿。

3. 变质药物的危害性包括 ＿＿＿＿＿、＿＿＿＿＿和＿＿＿＿＿。

4. 一种理想的防腐剂应有 ＿＿＿＿＿、＿＿＿＿＿、＿＿＿＿＿和＿＿＿＿＿。

二、简答题

1. 药品生产过程中微生物的主要来源有哪些？

2. 药物变质的结果以及影响因素有哪些？

3. 简述制药工艺水中微生物的控制方法。

第三篇

免疫学基础

第十一章
非特异性免疫

📖 **学习目标**

掌握非特异性免疫的组成及功能；熟悉补体系统的组成、理化性质、激活途径及生物学作用；了解机体中发挥非特异性免疫的分子。

📘 **情景导学**

微生物在自然界分布广泛，如土壤中、水中、空气中、动植物体表等均有微生物分布。在日常生活中，人们常会受到病原微生物的侵袭，如细菌、病毒、寄生虫的卵等病原体可通过受损的皮肤、消化道、呼吸道等途径侵入人体，但一般情况下人们基本是健康的，不会生病，这是为什么呢？

❓ **请思考：**

（1）保护人体不被病原微生物感染的是什么？

（2）它们的组成是什么？有何特点？

机体防御机能包括非特异性免疫和特异性免疫。非特异性免疫也称固有性免疫或天然免疫，是机体在长期进化过程中逐渐建立起来的天然防御机能。非特异性免疫主要特点有：①与生俱来，可遗传；②免疫作用无特异性，对多种病原体及异物都起作用；③免疫反应发生迅速，接触抗原即发挥作用；④无记忆性；⑤有种属特异性而无个体差异性，如人对鸡霍乱弧菌天然不感染。非特异性免疫是特异性免疫的基础，主要由机体的屏障结构、非特异性免疫细胞和非特异性免疫分子三部分构成。

第一节　机体的屏障结构

一、皮肤黏膜屏障

正常机体的皮肤和黏膜结构是机体的第一道防线，构成皮肤黏膜屏障（skin mucosal barrier），起着重要的防御作用。

（一）物理屏障

物理屏障（physical barrier）即机械阻挡作用。机体健康完整的皮肤和黏膜可阻挡微生物入侵，而发挥机械阻挡作用。例如，鼻毛可以阻挡过滤空气微生物；呼吸道黏膜表面纤毛定向摆动可清除呼吸系统病原微生物等异物；胃肠蠕动可驱逐胃肠道病原微生物；尿道病原体可随尿液排出。但烧伤、损伤的皮肤黏膜易发生感染。

（二）化学屏障

化学屏障（chemical barrier）即分泌抑菌或杀菌物质的作用。皮肤和黏膜可分泌多种具有抑菌或杀菌作用的物质，如皮肤汗腺分泌的乳酸，皮脂腺分泌的脂肪酸，乳汁、唾液、泪液等体液中的溶菌酶，呼吸道、消化道分泌的黏液中含有的溶菌酶、抗菌肽、抗体等，胃黏膜分泌的胃酸、胃蛋白酶等分泌物质，对病原微生物均有一定抑制或杀灭作用。局部分泌功能的减弱是局部炎症发生的原因之一。

（三）微生物屏障

微生物屏障（microbial barrier）即正常菌群的拮抗作用。寄居在皮肤和黏膜表面的正常菌群能阻止外来微生物的定居和繁殖，对一些病原微生物的生长具有抑制作用。如唾液链球菌产生的抗菌物质能对抗多种革兰氏阴性菌，大肠埃希菌分泌的细菌素能抑制金黄色葡萄球菌、志贺菌等在肠道定居和繁殖，可保持肠道菌群平衡。

二、血脑屏障

血脑屏障（blood brain barrier）是防止中枢神经系统发生感染的防御结构（图 11-1），主要由软脑膜、脉络丛、脑血管和星状胶质细胞等构成，这些组织结构紧密，可阻挡病原微生物及其有害代谢产物或某些药物从血流进入脑组织或脑脊髓。血脑屏障随个体发育而逐渐成熟，婴幼儿由于血脑屏障发育不够完善，容易发生脑膜炎、流行性乙型脑炎等中枢神经系统感染。

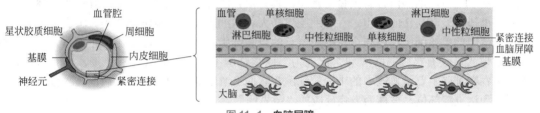

图 11-1　血脑屏障

三、胎盘屏障

胎盘屏障（placental barrier）是保护胎儿免受感染的防御机构，由母体子宫内膜的基蜕膜和胎儿的绒毛膜等共同组成（图 11-2），可阻挡母体血液中病原微生物进入胎儿体内，从而保护胎儿免受感染。胎盘屏障在妊娠前 3 个月发育不够完善，母体感染的某些病原体（如风疹病毒、巨细胞病毒）可通过胎盘感染胎儿，造成流产、早产、死胎或胎儿出生以后畸形等。

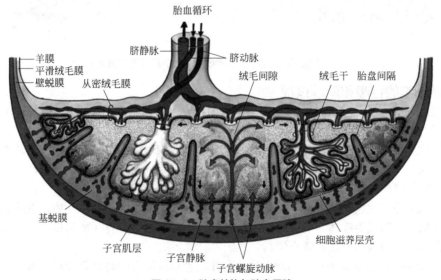

图 11-2　胎盘结构与胎盘屏障

※ 知识考点 ※ 机体屏障结构的组成及功能

第二节　非特异性免疫细胞

非特异性免疫是机体先天具有的正常的生理防御功能，对各类病原微生物和异物入侵都能做出相应的快速免疫应答，对各种入侵的病原微生物都能快速反应，同时在特异性免疫的启动和效应过程也起着重要作用。非特异性免疫细胞主要包括吞噬细胞、自然杀伤细胞、B1 细胞、γδT 细胞、树突状细胞，等等。

一、吞噬细胞

当病原体突破机体屏障结构进入体内时，全身各处的吞噬细胞迅速做出反应，发挥其强大的抗感染功能。

（一）吞噬细胞概述

吞噬细胞（phagocyte）是一类存在于血液、体液或组织中的单核细胞、巨噬细胞、中性粒细胞等（图 11-3），细胞内含有大量溶菌酶，具有很强的吞噬消化能力，能清除进入机体的病原微生物、机体内衰老损伤的细胞。吞噬细胞包括大吞噬细胞和小吞噬细胞 2 类。大吞噬细胞主要是外周血液中的单核细胞和遍布全身组织器官的巨噬细胞，即单核巨噬细胞，它们总是位于可接触抗原的位置，具有极强的吞噬和杀伤能力。巨噬细胞不仅参与非特异性免疫，也参与特异性免疫。小吞噬细胞主要是血液中的中性粒细胞，它们巡游于血液中，一旦有病原体入侵便迅速反应，最先到达炎症部位，被称为炎症反应的"急先锋"。

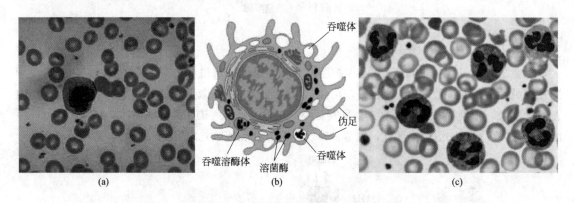

图 11-3　单核细胞（a）、巨噬细胞（b）和中性粒细胞（c）

（二）吞噬细胞的吞噬和杀菌过程

吞噬细胞的吞噬和杀菌过程一般分为趋化作用、吞入病原微生物、杀死和破坏病原微生物 3 个阶段（图 11-4）。

（1）趋化作用。当病原微生物穿过皮肤黏膜屏障进入机体内部时，吞噬细胞可从毛细血管渗出，在趋化因子（如病原微生物及其代谢产物、补体活化片段、活化的淋巴细胞产物等）作用下向病原微生物入侵的部位做定向运动。

（2）吞入病原微生物。当吞噬细胞接触到较大的病原微生物（如细菌）后，细胞膜内陷，伸出伪足将其摄入，形成吞噬体。当吞噬细胞接触到较小的病原微生物（如病毒）后，细胞膜直接内陷将病毒吞入细胞内，形成吞噬小体。

（3）杀死和消化病原微生物。细胞内的溶酶体向吞噬体靠近并与之融合形成吞噬溶酶体，利用溶酶体内的多种消化酶将病原微生物杀死、消化分解，不能消化的残渣排出细胞外。

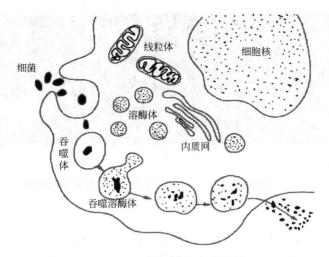

图 11-4　吞噬细胞的吞噬过程示意

（三）吞噬结果

　　因吞入病原微生物不同，机体免疫状态和吞噬结果不同，主要包括完全吞噬、不完全吞噬等。完全吞噬是指病原微生物在吞噬细胞内被杀灭、消化降解为氨基酸、脂质、糖类等，这些物质可离开溶酶体进入细胞质被重新利用，不能被利用的物质则通过胞吐至细胞外。大多数化脓性细菌被吞噬后呈完全吞噬。不完全吞噬是指病原微生物被吞噬细胞吞入后，不被杀死，反而在吞噬细胞内生长繁殖，并随吞噬细胞游走向其他部位扩散，造成感染和损害。如伤寒杆菌、结核分枝杆菌、麻风分枝杆菌及一些病毒等胞内寄生微生物被吞噬后多表现为不完全吞噬（图 11-5）。对于不完全吞噬需要特异性免疫作用才能最终清除病原体。在吞噬过程中，活化的吞噬细胞向胞外释放多种水解酶，导致局部自身组织损伤而引起超敏反应。

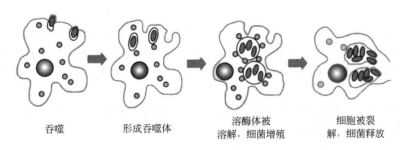

| 吞噬 | 形成吞噬体 | 溶酶体被
溶解，细菌增殖 | 细胞被裂
解，细菌释放 |

图 11-5　不完全吞噬示意

　　※ 知识考点 ※　吞噬细胞的类型、吞噬过程和吞噬结果

二、自然杀伤细胞

　　自然杀伤细胞（natural killer cell，简称 NK 细胞）是一类能够直接地、非特异性地杀伤靶细胞的淋巴细胞［图 11-6（a）］，没有抗体、补体或抗原参与，主要分布在外周血和脾脏中，其在特异性抗体和效应 T 细胞形成之前即可有效地杀伤某些肿瘤细胞和病毒感染细胞。NK 细胞胞浆内储存有穿孔素，穿孔素可在靶细胞膜上形成"孔道"，导致靶细胞崩解破坏。颗粒酶是 NK 细胞内的一类丝氨酸蛋白酶，可经穿孔素在靶细胞膜上形成的"孔道"进入靶细胞内，通过激活与凋亡相关的酶系统导致靶细胞凋亡。NK 细胞在机体抗肿瘤、早期抗病毒或胞内寄生菌感染的免

疫应答中有十分重要的作用。

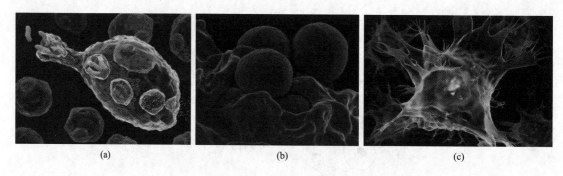

(a)　　　　　　　　　　(b)　　　　　　　　　　(c)

图 11-6　自然杀伤细胞（a）、γδT 细胞（b）和树突状细胞（c）

三、B1 细胞

B1 细胞是 CD5 和 IgM 参与的非特异性免疫 B 细胞，主要分布于胸腔、腹腔和肠壁固有层中，该细胞抗原识别谱较窄，主要识别细菌荚膜多糖和脂多糖。在抗原刺激 48h 内即可产生 IgM 类抗体，不发生 Ig 类别转换，不产生免疫记忆。B1 细胞对机体早期抗感染和维持自身稳定（清除自身衰老、死亡细胞和肿瘤细胞）具有重要意义。

四、γδT 细胞

γδT 细胞是抗原识别受体由 γ 和 δ 两条肽链组成的执行非特异性免疫功能的 T 细胞 ［图 11-6（b）］，主要分布在皮肤、肠道、呼吸道及泌尿生殖道等黏膜和上皮组织。多数为 CD4⁻CD8⁻ 双阴性细胞，少数为 CD8⁺ 单阳性 T 细胞，可直接识别某些完整抗原肽（如热激蛋白、病毒蛋白等），不受主要组织相容性复合体（major histocompatibility complex，MHC）限制，也具有细胞毒功能，可杀伤某些病毒或胞内寄生菌感染的靶细胞和肿瘤细胞，可通过分泌多种细胞因子（如 TNF-α、TNF-γ 等）进行免疫调节和介导炎症。

五、树突状细胞

树突状细胞因表面多形性或树枝状突起而得名 ［图 11-6（c）］，可将固有免疫和适应性免疫有机联系起来。树突状细胞数量少，但几乎分布于所有组织器官中，无吞噬功能，通过摄取抗原异物或捕获抗原异物发挥提呈抗原作用，是目前所知的机体内功能最强的抗原提呈细胞。

其他非特异性免疫细胞如肥大细胞、NKT 细胞、嗜酸性粒细胞等也可通过释放细胞因子或活性介质参与到非特异性免疫应答的调节中。

第三节　非特异性免疫分子

参与非特异性免疫抗感染分子种类很多，重要的有补体、溶菌酶、防御素和细胞因子等。

一、补体

补体（complement，C）是一类存在于人和脊椎动物组织液、血清中的具有酶活性的球蛋白。正常情况下，补体以酶原或非活化形式存在，被激活成为活性酶后产生免疫效应。激活后的补体具有扩大、补充、协助、加强抗体的作用，因此而得名。补体并非单一成分，目前已知补体是由 30 多种可溶性蛋白、膜结合蛋白和补体受体组成的多分子系统，故又称为补体系统。

知识拓展

医学诺贝尔之路（1919）——巧妙的联想、严密的逻辑

1894 年，德国细菌学家 Pfeiffer 报道：向免疫豚鼠腹腔注射霍乱弧菌后，发现这些弧菌的移动减弱，不久后消失了；当霍乱弧菌和该菌的抗毒素血清一起注入未经免疫的豚鼠腹腔时，其结果与第一次相同；而当单独注射霍乱弧菌便会使豚鼠死亡。这些现象在动物体外观察不到。Jules Bordet 受此启发设计了一组实验证实新鲜的霍乱免疫血清具有杀菌作用，但保存在冰箱或 56℃加热 30min 后的霍乱免疫血清不具有杀菌作用。若此时再向其中添加新鲜的、未经加热的血清，原先的血清又恢复了杀菌能力。由此提出：除抗毒素（抗体）外，霍乱免疫血清中也许还含有某种不耐热的有效成分，而免疫血清的治疗效果取决于两种成分的协同工作。这种不耐热的成分存在于正常的动物体内，不会因免疫作用而有所增强，但它可以加强抗体的作用，人们将这种物质命名为"补体"。之后，Bordet 经过多次严密的实验证实了补体的存在，并获得了 1919 年诺贝尔医学奖。

（一）补体系统的组成与理化性质

1. 补体系统的组成

补体系统常由补体固有成分、补体调节蛋白和补体受体组成。补体固有成分是指存在于体液、直接参与补体激活途径的成分，如参与经典激活途径的成分（C1q、C1r、C1s、C2、C4 等）、参与甘露糖结合凝集素（MBL）激活途径的成分［MBL、MBL 相关的丝氨酸蛋白酶（MASP）］、参与旁路激活途径的成分（B 因子、D 因子、P 因子等）以及共同末端通路的成分（C3、C5～C9 等）。补体调节蛋白是指存在于血浆或细胞膜表面，调控补体激活程度和范围的成分，如 H 因子（C3b 灭活促进因子）、I 因子（C3b 灭活因子）、C1 抑制物、C4 结合蛋白、膜反应性溶解抑制因子（CD59）、衰变加速因子等。补体受体（complement receptor，CR）是指存在于不同细胞的细胞膜表面，能与补体活性片段相结合并介导补体生物学效应的成分（如 CR1、CR5、C3aR、C4aR 等）。

2. 补体的性质

补体化学成分均为糖蛋白，故其性质很不稳定，易受理化因素影响。多数补体于 56℃加热 30min 即失去活性。低温可长期保存，但 0～10℃时活性只能保持 3～4 天，故补体应保存在 –20℃以下。其他理化因素如紫外线照射、强酸、强碱、机械振荡、蛋白酶和乙醇等均可使之失活。

（二）补体系统的命名

补体系统成员众多且功能复杂，1968 年 WHO 命名委员会对补体系统进行了统一命名。补体系统的命名按如下规则进行。

（1）按发现的顺序命名：C1、C2、C3……C9。

（2）以英文大写字母表示：B 因子、D 因子、P 因子、H 因子等。

（3）以其功能命名：C1 抑制物、C4 结合蛋白、衰变加速因子等。

（4）补体活化后的裂解片段，以该成分后加小写字母表示，如 C3a、C3b 等，其中 a 为小片段，b 为大片段，但 C2 例外。

（5）具有酶活性的成分或复合物，在其符号上加一横线表示，如 $\overline{C1s}$、$\overline{C4b2b3b}$ 等。

（6）灭活的补体片段，在补体片段名称前加英文字母 i（inactivated 的首字母）表示，如 iC3b。

（三）补体的生物合成

补体的固有成分绝大多数在人体肝脏内生物合成，少量可在单核巨噬细胞、肠黏膜上皮细胞和内皮细胞等细胞内产生。

※ 知识考点 ※ 补体的定义、补体系统的组成与性质

案例 11-1　患者，女，28 岁，因面部、四肢反复发作性水肿 22 年，复发 2 天，呼吸困难入院。患者平时身体欠佳，22 年前无明显诱因出现水肿，多发生于手足及面部，并伴有呼吸困难，该症状反复发作 4 ～ 5 次 / 年，每次发作 3 ～ 4 天。两天前再次发作，入院查体：眼睑、右上肢、前臂等轻度水肿，压之无凹陷，喉镜检查显示喉头水肿。血液补体检查显示 C4 降低，0.085g/L（参考值 0.13 ～ 0.37g/L），血清 C1 酯酶抑制物（C1INH）为 0.052g/L（参考值 0.21 ～ 0.39g/L）。临床诊断为遗传性血管神经性水肿。

请思考：（1）遗传性血管神经性水肿是补体哪种成分引起的？
（2）什么是补体？补体有哪些生物学作用？

（四）补体系统的激活途径

大多数补体生理情况下是以酶原形式存在的，在某些激活物作用下，补体成分按照一定顺序被激活并发挥生物学效应，是一种级联放大反应。根据起始激活物及激活顺序的不同，补体系统激活途径主要有：经典激活途径（classical pathway，CP）、旁路激活途径（alternative pathway，AP）和甘露糖结合凝集素（MBL）激活途径。在进化和抗感染免疫过程中，最先出现并发挥效应的是旁路激活途径和 MBL 激活途径，最后才是经典激活途径。

1. 经典激活途径

经典激活途径参与的补体成分为 C1 ～ C9，激活的物质为抗原 - 抗体复合物（免疫复合物），其中抗体可以是 IgG 或 IgM，其激活过程包括识别阶段、活化阶段和攻膜阶段。

（1）识别阶段。此阶段是由 C1 识别抗原 - 抗体复合物，活化形成 C1 酯酶的阶段。识别单位 C1 是由一个 C1q 分子、两个 C1r 分子和两个 C1s 分子借 Ca^{2+} 连接形成的大分子复合物（见图 11-7）。当抗原和特异性抗体结合导致抗体分子构象改变，使抗体 Fc 段的补体结合位点暴露出来时，C1q 分子识别并与之结合，进一步活化 C1r 分子和 C1s 分子，形成 C1 酯酶，其作用底物为 C4 和 C2。

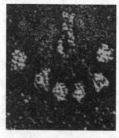
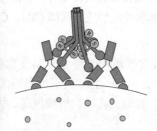
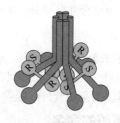

(a) 电镜下 C1q 分子的形态　　(b) C1 识别免疫复合物模式　　(c) C1 分子模式

图 11-7　**C1（C1q、C1r、C1s）结构模式**

（2）活化阶段。即 C3 转化酶和 C5 转化酶形成阶段。C1 酯酶形成后，首先裂解 C4 为 C4a 和 C4b 两个片段，C4a 游离于液相，C4b 迅速与邻近的细胞或抗原 - 抗体复合物结合，形成固相 C4b。接着 C2 与固相 C4b 结合，被 C1 酯酶裂解为 C2a 和 C2b 两个片段。小分子的 C2a 释放于液相，C2b 与 C4b 结合形成 $\overline{C4b2b}$ 复合物，即 C3 转化酶，该酶可裂解 C3 为 C3a 和 C3b 两个片段。C3a 进入液相，C3b 与细胞膜上的 $\overline{C4b2b}$ 结合形成 $\overline{C4b2b3b}$ 复合物，即 C5 转化酶。

（3）攻膜阶段。此阶段表现为形成的攻膜复合体（MAC）导致靶细胞溶解。C5 在 C5 转化酶作用下裂解成 C5a 和 C5b 两个片段。C5a 游离于液相，C5b 结合于细胞膜表面，依次与 C6、C7 形成 $\overline{C5b67}$ 三分子复合物，并结合到邻近细胞膜表面。C8 分子对 $\overline{C5b67}$ 复合物中的 C7 有高度亲和性，与之结合形成 $\overline{C5b678}$ 复合物并牢固地结合在细胞膜上，此时细胞膜开始出现轻微损伤。$\overline{C5b678}$ 能催化 C9 分子聚合，共同组成大分子攻膜复合体 $\overline{C5b6789}$，即 MAC。MAC 可导致

细胞内容物从细胞内逸出，大量水分内流，细胞因过度膨胀而裂解、死亡（图 11-8）。若该细胞为血细胞，称为免疫溶血作用；若是细菌，则称为免疫溶菌作用。

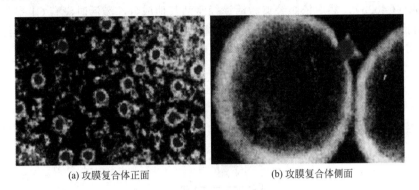

(a) 攻膜复合体正面　　　　　　　　　　(b) 攻膜复合体侧面

图 11-8　攻膜复合体造成细胞膜损伤

※ 知识考点 ※ 经典激活途径

2. 旁路激活途径

旁路激活途径又称为替代途径，参与的补体成分为 C3、C5 ～ C9、B 因子、D 因子、P 因子（备解素）、H 因子、I 因子。激活的物质包括细菌或真菌表面结构（如脂多糖、肽聚糖、酵母多糖等）、某些植物成分（如眼镜蛇毒素、植物多糖）、凝集的 IgG 和 IgA 等物质。旁路激活途径激活过程如下。

在正常生理情况下，血清中 C3 在组氨酸蛋白酶、丝氨酸蛋白酶等作用下缓慢而持续地分解并产生少量 C3b 和 C3a 片段。C3b 通常会被 I 因子迅速灭活，但当有激活物质存在时，C3b 可免受破坏，在 B 因子、D 因子参与下形成 $\overline{C3bBb}$ 复合物，即旁路途径的 C3 转化酶。$\overline{C3bBb}$ 复合物不稳定而迅速被降解，与 P 因子结合后可形成稳定态 C3 转化酶（$\overline{C3bBbP}$）。在 C3 转化酶作用下，C3 裂解产生 C3a 和 C3b，C3b 与 $\overline{C3bBbP}$ 进一步形成大分子复合物 $\overline{C3bnBbP}$，即旁路途径的 C5 转化酶。C5 转化酶裂解 C5 为 C5b 和 C5a 两个片段。随后以与经典激活途径同样的作用方式形成攻膜复合体，最终使靶细胞溶解（图 11-9）。

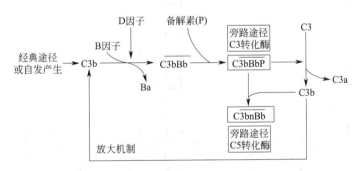

图 11-9　旁路途径激活补体示意

3. MBL 激活途径

MBL 激活途径参与的补体成分有 C2 ～ C9、MBL，激活物质有 MBL、MASP1、MASP2 等。MBL 激活途径激活过程如下。

正常情况下，血清中甘露糖结合凝集素（MBL）水平很低，在微生物急性感染期，肝细胞合成 MBL，使 MBL 水平升高。MBL 可与细菌甘露糖、岩藻糖、N- 乙酰葡萄糖胺等残基结合，使构象发生改变进而激活与之相连的 MBL 相关丝氨酸蛋白酶（MASP）。MASP 有多种成分，其中 MASP1、MASP2 具有蛋白酶活性，活化后的 MASP2 能以类似 C1s 的方式裂解 C4、C2，形成 C3 转化酶（C4b2b），然后依照经典激活途径激活其他成分，激活时没有 C1 参与。活化后的 MASP1 则直接激活 C3，形成旁路途径 C3 转化酶 C3bBb，参与旁路途径。MBL 与经典激活途径及旁路途径均有交叉作用（图 11-10）。

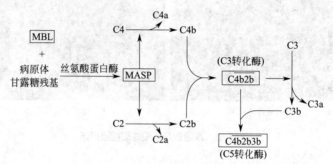

图 11-10 MBL 激活途径激活补体示意

4. 补体三条激活途径的比较

补体三条激活途径的启动机制不同，但具有共同的末端通路（图 11-11）。旁路激活途径和 MBL 激活途径无需特异性抗体参与，而经典激活途径启动必须依赖特异性抗体产生。

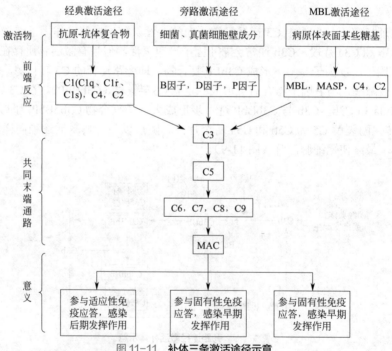

图 11-11 补体三条激活途径示意

补体三条激活途径发挥作用的意义各不同。当病原微生物感染机体后，病原微生物直接激活旁路途径而被溶解、杀伤。急性期蛋白产生后，机体通过 MBL 激活途径杀伤病原微生物，以上两条途径的激活将感染控制在局部，限制其扩散。因此，旁路激活途径和 MBL 激活途径主要是在感染早期发挥抗感染作用。当特异性抗体产生后，通过经典激活途径进一步加强对病原微生物的特异性杀伤作用，故经典激活途径主要是在感染持续过程及后期发挥作用。补体系统三条激活途径的比较见表 11-1。

表 11-1 补体系统三条激活途径的比较

比较项目	经典激活途径	旁路激活途径	MBL 激活途径
激活物质	抗原 - 抗体复合物	肽聚糖、脂多糖、酵母多糖、凝集的 IgG4 和 IgA 等	MBL、MASP1、MASP2 等
起始分子	C1q	C3	MBL
参与的补体成分	C1 ~ C9	C3、C5 ~ C9、B 因子、D 因子、P 因子	C2 ~ C9、MBL
C3 转化酶	C4b2b	C2bBbP	C4b2b
C5 转化酶	C4b2b3b	C3bnBbP	C4b2b3b
生物学作用	参与特异性免疫	参与非特异性免疫	参与非特异性免疫
出现时间	感染后期	最早，感染早期	感染早期

※ 知识考点 ※ 补体系统的经典激活途径和旁路激活途径的异同

（五）补体系统的生物学作用

1. 溶菌、溶解病毒、溶解细胞的细胞毒作用

补体系统活化后，在细胞膜上形成攻膜复合体（MAC）发挥溶菌、溶解病毒、溶解细胞作用，即发挥补体依赖的细胞毒作用（complement dependent cytotoxicity，CDC），这是机体抵抗病原微生物感染的重要防御机制。补体的细胞毒作用不仅具有抗菌（主要为革兰氏阴性菌）、抗病毒（包膜病毒、流感病毒）作用，也具有抗寄生虫感染和抗肿瘤作用。在某些病理情况下，某些自身抗体与自身细胞上的相应抗原结合后形成抗原 - 抗体复合物而激活补体系统产生 MAC，使自身细胞溶解，导致自身免疫性疾病。

2. 调理作用

补体系统激活过程中产生的 C3b、C4b 等片段可作为"桥梁"促进吞噬细胞与抗原 - 抗体复合物的结合，增强机体吞噬作用，即补体调理作用，这种调理作用在机体的抗感染过程中有重要意义。

3. 清除循环免疫复合物

抗原与抗体在体内结合形成循环免疫复合物，如果未被及时清除而沉积于组织中，则可启动经典途径激活补体并造成组织损伤，而补体成分存在可减少免疫复合物，主要机制为通过免疫黏附而清除免疫复合物。可溶性抗原 - 抗体复合物激活补体后，可与补体裂解片段 C3b/C4b 等结合形成抗原 - 抗体 -C3b/C4b 复合物，红细胞通过表面的 CR1 与上述免疫复合物结合即产生免疫黏附，可随血流将免疫复合物转运至肝或脾内，使其被吞噬细胞吞噬清除。红细胞数量巨大，为清除免疫复合物的主要参与者。中性粒细胞、单核细胞也具有此功能。

4. 炎症介质作用

（1）过敏毒素作用。补体系统激活过程中产生的 C3a、C4a、C5a 等活性片段具有过敏毒素作用，可与肥大细胞、嗜碱性粒细胞等细胞膜表面相应受体结合，使其脱颗粒，释放组胺、白三烯等生物活性介质，引起毛细血管扩张、通透性增加、平滑肌收缩等过敏性炎症反应，故 C3a、C4a、C5a 又称为过敏毒素，以 C5a 作用最强。

（2）趋化作用。补体系统激活过程中产生的 C3a、C5a 具有趋化作用，能吸引中性粒细胞、单核巨噬细胞等向组织炎症部位移行、聚集并发挥吞噬作用，增强炎症反应。

（3）激肽样作用。补体系统激活过程中产生的 C2a 具有激肽样作用，能增加血管通透性，引起炎症性充血和水肿，故 C2a 又称为补体激肽。

5. 参与适应性免疫

补体活化产物可通过不同作用机制参与适应性免疫。如 C3b、C4b 介导的调理作用可促进抗原提呈细胞对抗原的摄取和提呈，有助于适应性免疫的启动；抗原 -C3d 复合物（C3d 为 C3b 的降解产物）可使 B 细胞表面 BCR 与辅助受体 CD21/CD19/CD18 复合物交联，促进 B 细胞活化；滤泡树突状细胞通过表面 CR1 将免疫复合物长期滞留于淋巴结皮质区内，可诱导记忆 B 细胞形成。

6. 补体系统与其他酶系统的相互作用

补体系统与体内的凝血、纤溶、激肽等系统间存在着十分密切的关系，相互影响和相互调节，其产生的活化产物均具有致炎效应。

※ 知识考点 ※　补体系统的生物学作用

二、溶菌酶

溶菌酶（lysozyme）是一种小分子、不耐热的碱性蛋白质酶类，主要来源于吞噬细胞，广泛分布于血清、泪液、唾液、乳汁、肠道分泌液和吞噬细胞溶酶体中，能够裂解革兰氏阳性菌细胞壁的糖苷键，破坏细胞壁肽聚糖结构，导致细胞溶解破坏，故对大多数革兰氏阳性菌溶菌作用较强，而革兰氏阴性菌的肽聚糖外有外膜包裹，对溶菌酶不敏感。

三、防御素

防御素（defensin）是一类富含精氨酸的小分子多肽，主要存在于中性粒细胞内，在体液中也有分布，可通过损伤细菌细胞膜而产生杀菌作用，对细菌、真菌、原虫以及包膜病毒等具有广谱的直接杀伤活性。人体内有 α- 防御素和 β- 防御素两种。

四、细胞因子

细胞因子（cytokine，CK）是一类具有高活性、多功能的小分子多肽或糖蛋白，由淋巴细胞、巨噬细胞、成纤维细胞、血管内皮细胞等多种细胞合成并分泌。细胞因子种类很多，如以参与免疫应答与免疫调节为主的集落刺激因子（CSF）、干扰素（IFN）、白细胞介素（IL）、肿瘤坏死因子（TNF）等，以促进细胞增殖为主的表皮生长因子（EGF）、血小板衍生因子（PDGF）等。细胞因子的主要功能是调节免疫应答、激活免疫细胞、介导炎症反应、抑制病毒复制和细胞毒作用等。

※ 知识考点 ※ 溶菌酶、防御素、细胞因子的概念

知识框架

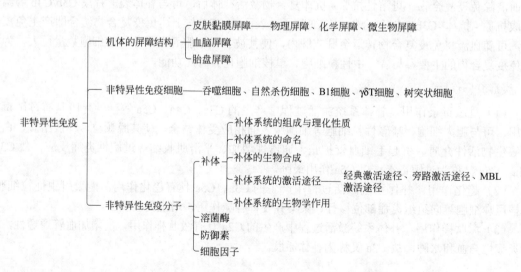

目标检测

一、名词解释

非特异性免疫、完全吞噬、补体、溶菌酶、防御素、细胞因子

二、填空题

1. 机体的屏障机构主要有_____、_____、_____。

2. 吞噬结果主要有两种，一种是_____，另一种是_____。

3. 吞噬细胞的吞噬过程包括_____、_____、_____三个阶段。

4. 补体经典途径的激活物质是_____，激活顺序是_____；旁路途径的激活物质是_____，激活顺序是_____。

5. 补体激活的主要途径有_____、_____、_____三种，其中由抗原 - 抗体复合物启动的是_____。

6. 补体系统由_____、_____、_____三部分组成，补体成分对热_____。

三、选择题（A 型题）

1. 下列哪项不属于机体非特异性免疫范畴（   ）。

A. 皮肤与黏膜　　　B. 正常菌群拮抗作用　　　C. 补体　　　D. 抗体　　　E. 溶菌酶

2. 以下不属于非特异性免疫的是（   ）。

A. 皮肤表面的乳酸具有抑菌作用　　　B. 抗体中和病毒　　　C. 胎盘屏障保护胎儿

D. 肠道中的大肠埃希菌能抑制肠道中致病菌的生长　　　E. 血脑屏障保护中枢神经系统

3. 补体经典激活途径的活化顺序是（   ）。

A.C123456789　　　B.C124356789　　　C.C132456789　　　D.C134256789　　　E.C142356789

4. 关于补体叙述正确的是（   ）。

A. 补体成分在血液中处于活化状态　　　B. 旁路途径的活化是从 C2 开始的

C. 补体的理化性质稳定　　　D. 补体主要是由肝细胞和巨噬细胞产生的

E. 经典途径的活化是从 C4 开始的

5. 能激活补体经典途径的物质为（   ）。

A. 免疫复合物　　　B. 细菌脂多糖　　　C. 抗原　　　D.IgM　　　E.IgG

6. 三条补体激活途径的共同点是（   ）。

A. 参与的补体成分相同　　　B. 所需离子相同　　　C.C3 转化酶的组成相同

D. 激活物质相同　　　E. 攻膜复合体的形成及其溶解细胞效应相同

7. 以下被称为过敏毒素的是（   ）。

A.C3　　　B.C3b　　　C.C2b　　　D.C5a　　　E.C5b

8. 以下被称为调理素的是（   ）。

A.C3a　　　B.C3b　　　C.C2b　　　D.C5a　　　E.C5b

9. 既参与补体经典激活途径又参与补体旁路激活途径的补体成分为（   ）。

A.C3　　　B.C2　　　C.C4　　　D.C1q　　　E.C1r

10. 补体经典激活途径的 C3 转化酶是（   ）。

A.C4b2b　　　B.C4b2b3b　　　C.C3bBbP　　　D.C3bnBbP　　　E.C5b678

四、简答题

1. 机体的屏障机构主要有哪三种？各自发挥的作用是什么？

2. 简述吞噬细胞的吞噬过程。

3. 比较补体激活的经典途径和旁路途径的异同。

4. 简述补体的生物学作用。

第十二章
特异性免疫

 学习目标

掌握抗原的概念及特性，掌握抗体的生物学功能和种类，了解抗体的结构；了解免疫器官和免疫细胞的基本种类；熟悉特异性免疫应答的概念、过程及特点，抗体产生的规律；了解细胞因子的主要种类。

情景导学

我国是乙肝的高发区，人群中有60%的人被乙肝病毒感染，10%的人群乙肝表面抗原（HBsAg）阳性。乙肝主要侵犯儿童及青壮年，是我国病毒性肝炎的主要流行型，是当前威胁人类健康的重要传染病，被WHO列为要加强控制并最终消灭的传染病，注射乙肝疫苗是预防和控制乙肝最有效的措施之一。乙肝疫苗接种过程中，一般易感者免疫程序为0、1、6，即每次注射1支，1个月及6个月时注射第2、第3针，全程注射3次，可达到较理想的免疫效果。

❓请思考：

（1）接种乙肝疫苗是否属于特异性免疫？为什么？

（2）为什么乙肝疫苗需要接种三次？

特异性免疫（specific immunity）又称后天获得性免疫或适应性免疫，是个体在生活过程中受到某种病原微生物等抗原刺激而产生的免疫力，或是直接输入某种特异性抗体而得到的免疫力。特异性免疫的特点有：①是个体出生后受抗原物质刺激产生的，是后天习得的；②不能遗传；③有明显个体差异；④作用具有特异性，如机体受病原体刺激后产生的免疫力只对该病原体有作用，对其他病原体无作用。

本章将介绍引起特异性免疫应答的启动因素——抗原，免疫应答的物质基础——免疫系统（包括免疫器官、免疫细胞和免疫分子等），以及免疫应答过程及免疫应答类型。

※ 知识考点 ※ 特异性免疫的概念

第一节 抗原

一、抗原的概念

抗原（antigen，Ag）是指能刺激机体免疫系统发生特异性免疫应答，并能与相应的免疫应答产物（如抗体和致敏淋巴细胞）在体内或体外特异性结合，发生免疫反应的物质，具有免疫原性（或抗原性）和免疫反应性（或反应原性）两种性能。免疫原性（immuno genicity）指的是抗原能刺激机体免疫系统产生抗体和致敏淋巴细胞的能力；而免疫反应性（immunoreactivity）则指的是抗原能与免疫应答产物抗体或致敏淋巴细胞在体内或体外发生特异性结合的能力。同时具有免疫原性和反应原性的物质称为完全抗原（complete antigen），如病原微生物、异种蛋白等；只有反应原性而无免疫原性的物质称为半抗原（hapten）或不完全抗原（incomplete antigen）。半抗原一般是分子量较小的简单有机化合物（分子量＜4000），如青霉素、磺胺等药物及大多数多糖和脂质等。半抗原与载体蛋白质结合后即可获得免疫原性而成为完全抗原。所以，完全抗原由载体和半抗原两部分组成，前者赋予抗原以免疫原性，后者赋予抗原以反应原性。

　　※ 知识考点 ※ 抗原的定义及性能

二、抗原的分类

　　根据抗原与机体的亲缘关系可将其分为异种抗原、同种异型抗原和自身抗原。根据抗原获得方式可将其分为天然抗原（如细菌、病毒、类毒素、糖蛋白等）、人工抗原（将天然抗原进行人工加工，如碘化蛋白）和合成抗原（如多肽、多聚氨基酸等化学合成多肽分子）。按抗原刺激B细胞产生抗体过程中是否依赖T细胞的辅助，可将抗原分为胸腺依赖性抗原（TD-Ag）和非胸腺依赖性抗原（TI-Ag）。胸腺依赖性抗原需要在T细胞及巨噬细胞辅助下才能激活B细胞产生抗体，大多为天然抗原及蛋白质抗原，如微生物、毒素、异种血清等属此类抗原。非胸腺依赖性抗原不需要T细胞辅助即可直接刺激B细胞产生抗体，主要为多糖类抗原，如细菌脂多糖、荚膜多糖等属此类抗原，此类抗原刺激机体只能产生IgM类抗体，无免疫记忆。依据抗原性质可将其分为完全抗原（如大多数蛋白质、细菌、病毒、细菌外毒素等）和不完全抗原（也称半抗原，如多糖、脂质等）。

三、抗原的基本特性

（一）异物性

　　异物性是抗原的基本特性之一，也是构成抗原物质的首要条件。抗原通常不是机体自身正常组成成分，而是外源性物质或异体物质，是机体区别"自我"与"非我"的主要依据。

（二）具有一定的理化性质

　　（1）分子量与分子结构。抗原物质分子量大小直接影响抗原性质。通常情况下，分子量越大，免疫原性越强，分子量较大的天然蛋白质（＞10000）是良好抗原。

　　（2）物理性状。一般来说，多聚体蛋白免疫原性强于单体蛋白，颗粒性抗原免疫原性强于可溶性抗原，有分支结构的抗原免疫原性强于直链分子。

　　（3）化学组成。抗原性与物质化学组成和结构有关，结构越复杂，抗原免疫原性越强。如复杂的大分子多糖也可成为抗原。

　　（4）抗原分子构象的易接近性。抗原分子表面存在特殊的化学基团能与淋巴细胞表面的相应受体发生特异性结合。

（三）特异性

　　在抗原物质分子表面或其他部位具有一定组成和结构的特殊化学基团，可与相应抗体或致敏淋巴细胞发生特异性结合，这些化学基团称为抗原决定簇（antigenic determinant），已经确定结构的抗原决定簇称为抗原表位（antigenic epitope）。

　　天然抗原物质可以有多种和多个决定簇。一般抗原分子越大，决定簇的数目越多。抗原决定簇可作用于B细胞并与对应体的Fab段结合。有一类抗原决定簇极易引起免疫应答，称为免疫原性决定簇（immunogenicity determinant），可作用在T细胞上，与细胞免疫相关。

　　天然抗原通常有多种不同抗原表位，不同抗原物质可能具有结构相同或相似的抗原表位，将带有共同抗原决定簇的抗原物质称为共同抗原（common antigen）。由共同抗原决定簇刺激机体产生的抗体可分别与两种抗原均发生结合，称为交叉反应（cross reaction）（图12-1）。

　　※ 知识考点 ※ 交叉反应的概念

四、抗原在医药学实践中的应用

（一）医学上重要的抗原

1. 异种抗原

异种抗原（heterologous antigen）主要包括病原微生物、外毒素、类毒素和免疫血清等 4 种。病原微生物化学组成十分复杂，是典型的异种抗原，具有良好免疫原性。病原微生物的菌体、鞭毛和菌毛等多种结构均可成为抗原。当细菌或病毒进入体内，其所含的不同抗原成分就会引起相应的免疫应答。因此，病原微生物是一个含有多种抗原决定簇的复合体。

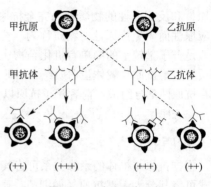

图 12-1　交叉反应示意

外毒素是有些病原菌在其生命活动过程中产生的并能释放到周围环境中的一种毒性强烈的毒素，化学本质为蛋白质，是良好的抗原。由外毒素刺激机体所产生的抗体具有特异性中和毒素的作用，该抗体称为抗毒素（antitoxin）。用 0.3% ～ 0.4% 甲醛处理可使外毒素毒性完全丧失，但仍保持良好抗原性，这种经过脱毒处理的外毒素称为类毒素（toxoid）。抗毒素和类毒素在传染病防治工作中具有重要意义。

免疫血清有多种类型，包括抗毒素、抗菌血清和抗病毒血清等。抗毒素用于紧急预防或治疗外毒素所致的疾病。对机体来说，抗毒素具有抗体作用，可以中和外毒素，但相对于机体自身物质来说，属异种蛋白，具有免疫原性，可刺激机体产生相应抗体，从而导致超敏反应发生（图 12-2）。

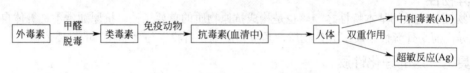

图 12-2　动物免疫血清作用示意

2. 同种异型抗原

同种异型抗原（allogeneic antigen）指的是同一种属的生物，其不同个体间所具有的抗原性物质。人类的同种异型抗原包括血型抗原和主要组织相容性抗原。

红细胞血型抗原指的是位于红细胞膜表面的特异性抗原，包括 ABO 血型系统和 Rh 血型系统。

（1）ABO 血型系统。根据人类红细胞表面 A、B 抗原不同可将血型分为 A 型、B 型、AB 型和 O 型。ABO 血型不符的血液在体外混合可出现凝集现象，血型不合的个体间相互输血，可能会引发严重的输血反应。临床输血前均要进行交叉配血，以防止错误输血引起严重的输血反应。

（2）Rh 血型系统。Landsteiner 和 Wiener 发现用恒河猴红细胞免疫家兔后获得的免疫血清，可与多数人的红细胞发生凝集，表明在人的红细胞上具有与恒河猴红细胞表面相同的抗原，称为 Rh 抗原。有 Rh 抗原的为 Rh 阳性（Rh$^+$），缺乏的为 Rh 阴性（Rh$^-$）。中国人约 99% 为 Rh 阳性，所以 Rh 阴性患者需要用血时，血源较紧张。Rh$^-$ 的母亲妊娠而胎儿为 Rh$^+$ 时，导致体内产生抗 Rh 抗体，如果再次妊娠为 Rh$^+$ 胎儿时，母亲抗 Rh 抗体（IgG）可进入胎儿体内，引起新生儿溶血症。

主要组织相容性抗原（histocompatibility antigen，HCA）是由主要组织相容性复合体编码的分布于生物体有核细胞表面的抗原性物质。人类的 HCA 是人白细胞抗原（human leukocyte antigen，HLA），存在于所有有核细胞表面，是复杂的同种异型抗原系统。不同个体间进行组织器官移植时，主要组织相容性抗原能引发强烈的排斥反应。

3. 自身抗原

自身抗原分为隐蔽的自身抗原（hidden autoantigen）和修饰的自身抗原（modified autoantigen）两类。某些机体自身成分，自发生时就未曾接受免疫细胞识别，称之为隐蔽的自身抗原，机体不能识别为自身物质，如晶状体蛋白、脑组织、精子等。在病原菌感染、化学药物、电离辐射等因素作用下，自身物质成分构象发生改变后具有了免疫原性，会成为自身抗原，引发免疫应答，形成免疫性疾病。

4. 肿瘤抗原

肿瘤抗原（tumor antigen）指的是细胞在发生癌变过程中形成的新抗原物质统称，可分为肿瘤特异性抗原（tumor specific antigen，TSA）和肿瘤相关性抗原（tumor-associated antigen，TAA）。肿瘤特异性抗原是肿瘤细胞所特有或只存在于某种肿瘤细胞而在正常细胞中不会出现的抗原，在结肠癌、乳腺癌和人类黑色素瘤等肿瘤细胞表面可发现此类抗原。肿瘤相关性抗原在正常细胞和其他组织上也存在，并非肿瘤细胞所特有的，但当细胞发生癌变时，含量明显增高。肿瘤相关性抗原只表现出量的变化，并无严格的肿瘤特异性。如甲胎蛋白（alpha fetoprotein，AFP）是胎儿肝细胞合成的一种糖蛋白，在原发性肝癌患者的血清中其含量可达正常含量的 30 倍，广泛用于原发性肝癌的诊断检查。

5. 异嗜性抗原

该类抗原与种属特异性无关，是存在于人、动物、植物、微生物组织间的共同抗原。如人的肾小球基底膜及心肌组织与溶血性链球菌的细胞膜有共同抗原存在，即为异嗜性抗原（heterophilic antigen），故在链球菌感染后，机体所产生的抗体既可以针对溶血性链球菌产生应答，也可以与肾小球基底膜及心肌组织结合，从而引起肾小球肾炎或心肌炎。

※ 知识考点 ※ 医学上重要的抗原

（二）抗原在医药学实践中的应用

抗原可在疾病诊断与辅助诊断、疾病治疗、疾病预防、疾病发生机制研究及药学等方面应用。

抗原特异性是免疫反应最突出的特点，是免疫学诊断和防治的理论依据。当机体受到病原菌感染，理想情况下是从标本中分离到病原菌，但部分病原菌生长繁殖条件复杂，周期长，检出率很低，给疾病快速诊断造成困难。通过特异性抗原检测可进行疾病诊断与辅助诊断，近些年发展起来的免疫诊断技术可通过测定标本中特异性抗原来快速诊断疾病，具有灵敏、快速、特异性强等优点，如人类免疫缺陷病毒（HIV）检测是艾滋病诊断的主要方法。特异性免疫疗法是使用特异性抗原进行的免疫疗法，用于患者脱敏治疗等。该方法是将对患者有致敏反应的过敏原制成不同浓度的溶液对患者进行多次、小剂量皮下注射，逐渐诱导患者对过敏原产生耐受达到脱敏治疗的目的。将病原微生物灭活或将生物毒素减毒制备成用于预防相应疾病的生物制品（即疫苗），注射到机体后可起到保护机体和预防相应疾病的目的。此外，通过抗原研究可获取抗原的生物学信息及致病机制，为探究疾病发生内在机制提供基础。很多药物也属于抗原范畴，如青霉素类药物、磺胺类药物均属于半抗原，与蛋白质载体结合后即成为完全抗原，可引发严重的超敏反应。抗原组学、蛋白质组学的快速发展促进了抗原筛选疫苗抗原的准确性和有效性。

案例 12-1 患者，男，14 岁。因家人发现其尿液呈白色浑浊多泡沫来院就诊。自诉 2 周前感觉咽部不适，有轻微咳嗽，不发热，近两天感觉双腿发胀，轻度腰酸乏力，早晨起床双眼睑水肿，无尿频、尿急、尿痛，无关节痛，既往体健，无过敏史。查体体温正常，眼睑轻微水肿，巩膜无黄染，咽红，无扁桃体肿大，无口腔溃疡，无肝脾肿大，双肾区无叩击痛，双下肢无水肿，未触及浅表淋巴结，无皮疹。实验室检查血常规正常，尿蛋白（++），尿WBC（−），尿RBC（++），偶见颗粒管型，抗链球菌溶血素O抗体效价1∶652，肝功能指标正常。临床诊断：急性咽炎、急性肾小球肾炎（链球菌感染后）。

　　请思考：（1）链球菌对于患者来说扮演了什么角色？

　　（2）患者的急性咽炎与急性肾小球肾炎两种疾病的发生有联系吗？

第二节　抗体

　　抗体（antibody，Ab）是由机体的B淋巴细胞在抗原刺激下分化、增殖、分裂而成的一类具有与该抗原发生特异性结合反应的免疫球蛋白。

　　免疫学发展早期，将细菌或外毒素注射到动物体内，经一段时间后，动物血清中可产生一种能特异性中和外毒素毒性的成分，称为抗毒素，或产生能使细菌发生特异性凝集的成分，称为凝集素（lectin）。随后，将血清中这类具有特异性反应的成分称为抗体，而将能刺激机体产生抗体的物质称为抗原，由此建立了抗体免疫学概念。凡具有抗体活性或结构与抗体相似的球蛋白均称为免疫球蛋白（immunoglobulin，Ig）。免疫球蛋白是结构方面的概念，抗体是生物学功能方面的概念，所有抗体均属于免疫球蛋白，但免疫球蛋白并非全部属于抗体，如骨髓瘤细胞产生的免疫球蛋白无抗体活性。存在于体液中的免疫球蛋白称为分泌型Ig（secreted Ig，sIg）；存在于B细胞膜上的免疫球蛋白称为膜型Ig（membrane Ig，mIg）。人类免疫球蛋白有五类，分别为IgG、IgA、IgM、IgD和IgE。

　　※ 知识考点 ※ 抗体、免疫球蛋白的概念

一、抗体的结构

　　经X射线晶体衍射结构分析发现，免疫球蛋白由四条多肽链组成，可形成"Y"字形结构，称为Ig单体，是构成抗体的基本单位。

（一）重链和轻链

　　天然免疫球蛋白分子含有的四条多肽链中，分子量较大的两条链称为重链（heavy chain，H链），每条重链含有450～550个氨基酸残基（图12-3）。根据重链不同，将Ig分为五类，即IgG、IgA、IgM、IgD、IgE，重链分别为γ、α、μ、δ和ε。分子量较小的两条链称为轻链（light chain，L链），轻链由214个氨基酸残基构成，每条轻链含有两个链内二硫键所组成的环肽，L链有κ与λ两型。同一免疫球蛋白分子中的两条H链和两条L链的氨基酸组成完全相同。

（二）可变区和恒定区

　　免疫球蛋白H链或L链的氨基端（N端）氨基酸序列变化很大，称为可变区（V）；而羧基末端（C端）则相对稳定，变化很小，称为恒定区（C区）。可变区位于L链靠近N端的1/2处和H链靠近N端的1/5处或1/4处。V区氨基酸组成和排列随抗体结合抗原的特异性不同有较大变异（图12-4），因此可形成多种具有不同抗原特异性的抗体。恒定区位于L链靠近C端的1/2处和H链靠近C端的3/4区域或4/5区域，此区域氨基酸组成具有种属特异性，即在同一种属动物Ig同型L链和同一类H链中都比较恒定。例如，人抗白喉外毒素IgG与人抗破伤风外毒素的抗毒素IgG，其C区结构相同，即具有相同抗原性，应用马抗人IgG，即抗抗体，均能与这两种抗不同外毒素的抗体（IgG）发生特异性结合。基于这一特性可制备第二抗体，这也是应用荧光、酶、同位素等标记抗体的重要基础。

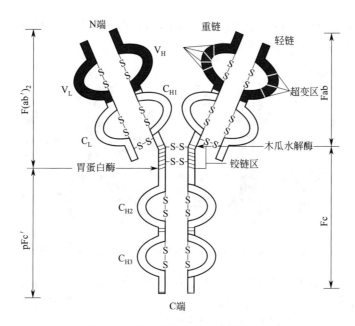

图 12-3 免疫球蛋白（IgG）结构示意

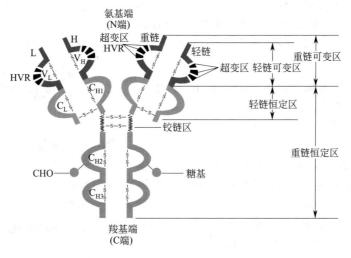

图 12-4 抗体的结构及功能分区

（三）J 链与分泌片

J 链（joining chain）是一条含大量半胱氨酸的多肽链，可将多个免疫球蛋白单体连接形成多聚体，如 2 个分泌型 IgA 单体由 J 链相互连接形成二聚体，5 个 IgM 单体由二硫键与 J 链连接形成五聚体。分泌片（secretory piece，SP）是分泌型 IgA 分子上的一个辅助成分，为一种含糖的肽链，以非共价形式结合于 IgA 二聚体上，分泌片能保护 sIgA 的铰链区不被蛋白水解酶破坏。

二、抗体的功能区和水解片段

（一）功能区

免疫球蛋白的空间构型含有若干功能区，即结构域，是肽链经 β 折叠后形成的球状结构，由二硫键相连。轻链有 V_L 和 C_L 两个功能区。IgG、IgA 和 IgD 的重链有 V_H、C_{H1}、C_{H2} 和 C_{H3} 四个功能区（图 12-4），IgM 和 IgE 的重链有五个功能区，即多一个 C_{H4} 功能区。IgG、IgA、IgD、IgM 和 IgE 的结构相同点与差异如图 12-5 所示。

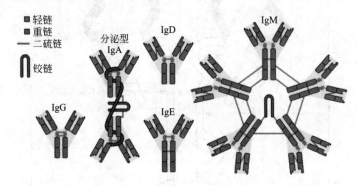

图 12-5　IgG、IgA、IgD、IgM 和 IgE 的结构相同点与差异

每个结构域由约 110 个氨基酸组成，氨基酸序列具有相似性。各功能区的功能不同，其中 V_L 和 V_H 为抗原特异性结合部位，C_L 和 C_H 上具有部分同种异型的遗传标记，C_{H2} 具有补体结合位点，C_{H3} 可与免疫细胞表面的 IgG 受体特异性结合。

（二）铰链区

铰链区（hinge region）不是一个独立的功能区，位于 C_{H1} 与 C_{H2} 之间（图 12-4）。铰链区包括 H 链间二硫键，富含脯氨酸，易发生弯曲、伸展和转动，通过空间改变与抗原结合部位的距离和角度，有利于抗体结合位于不同位置的抗原表位，IgM 和 IgE 缺乏铰链区。

（三）水解片段

R. Porter 最早用木瓜蛋白酶作用于 IgG，获得了两个分子质量相同的片段和一个分子质量较大的片段，前者具有抗原结合活性，称为 Fab 片段，后者在冷藏后形成结晶，称为 Fc 片段。A. Nisonoff 用胃蛋白酶水解消化 IgG（图 12-6），得到一个有双价抗体活性的 F（ab′）₂ 片段，其功能与 Fab 片段相同，Fc 段则被降解为小的碎片，失去生物学活性。如马血清抗毒素经胃蛋白酶消化后，Fc 段被降解为碎片，免疫原性下降，使机体发生超敏反应的可能性大大降低。

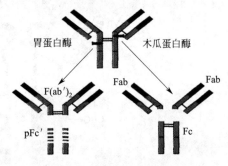

图 12-6　免疫球蛋白水解片段示意图

※ 知识考点 ※ 抗体的基本结构

三、抗体的生物学功能

（一）抗体的主要功能

抗体的主要功能有特异性识别结合抗原、激活补体、结合细胞表面 Fc 受体和穿过胎盘和黏膜等。

（1）特异性识别结合抗原。抗体能够特异性地与相应抗原结合，可产生沉淀或发生凝集，并被吞噬细胞吞噬（中和作用）。在体内可中和毒素、阻断病原体入侵和清除病原微生物等。

（2）激活补体。抗体（IgG、IgM）与相应抗原结合后可因构象改变而使补体结合点（C_{H2}/C_{H3}）暴露，C1q 与之结合从而通过经典途径激活补体，产生清除抗原等多种生物学效应。IgA、IgE 的凝聚物能激活补体旁路途径。

（3）结合细胞表面 Fc 受体。抗体可与多种细胞表面 Fc 受体结合发挥生物学作用，主要作用介绍如下。

① 调理作用。IgG 抗体的 Fc 段与中性粒细胞、巨噬细胞表面相应 Fc 受体结合，可增强吞噬细胞的吞噬作用。

② 抗体依赖细胞介导的细胞毒作用（antibody dependent cell-mediated cytotoxicity，ADCC）。某些免疫细胞通过其表面 Fc 受体识别位于靶细胞表面抗原（如病毒感染细胞或肿瘤细胞）上的抗体 Fc 段，通过细胞毒作用直接杀伤靶细胞。NK 细胞是介导 ADCC 的主要细胞。

③ Ⅰ型超敏反应。IgE 可通过其 Fc 段与肥大细胞和嗜碱性粒细胞表面的受体结合，促使这些细胞合成和释放生物学活性物质，介导Ⅰ型超敏反应。

（4）穿过胎盘和黏膜。IgG 可通过胎盘在新生儿免疫方面发挥重要作用，形成婴儿自然被动免疫。分泌型 IgA 可转运至黏膜，释放至外分泌液中发挥局部黏膜免疫作用。

（二）各类抗体的分布及主要特性

IgG 是血清中含量最多的抗体（约占 80%），为单体形式。依据分子中 γ 链不同，可将 IgG 分为 IgG1、IgG2、IgG3 和 IgG4 亚类，IgG 不同亚类理化特点与生物学活性有所差异（表 12-1）。

表 12-1 人 IgG 不同亚类理化特点和生物学特性比较

性质	IgG1	IgG2	IgG3	IgG4
单体分子质量 /kDa	146	146	170	146
血浆中半衰期 / 天	21～23	21～23	7～8	21～23
血清浓度 /（mg/dL）	800	400	80	40
固定补体	++	+	+++	－
结合葡萄球菌 A 蛋白	+	+	+	－
通过胎盘	++	+	++	++

IgG 在机体免疫防御中起主要作用，大多数抗菌、抗病毒、抗毒素抗体都属于 IgG 类抗体，是主要抗感染抗体，半衰期较长（约 20～30 天），可通过经典激活途径活化补体，是唯一能通过胎盘的抗体，在自然被动免疫中起重要作用。通常婴儿出生后 3 个月合成 IgG，3～5 岁达成人水平，40 岁以后逐渐下降。IgG 也可参与Ⅱ、Ⅲ型超敏反应。

IgA 有血清型和分泌型 2 种，含量仅次于 IgG。存在于血清中的血清型 IgA 以单体为主，无明显免疫作用。分泌型 IgA（sIgA）为双聚体，是外分泌型抗体（图 12-5），存在于唾液、初乳、呼吸道、消化道、泌尿生殖道分泌液和泪液等机体外分泌液中，介导局部黏膜免疫，具有显著的抗菌、抗毒素和抗病毒功能，对保护呼吸道和消化道黏膜有重要作用，婴幼儿多发呼吸道感染和消化道感染相关疾病与此项免疫机制尚不完善有关。新生儿出生后可经由母乳获得 sIgA 以提高消化道黏膜免疫水平。

IgM 是个体发育过程中最早合成和分泌的抗体，占血清 Ig 总量的 5%～10%。由成熟浆细胞分泌的 IgM 为五聚体（图 12-5），是分子量最大的 Ig，称巨球蛋白（macroglobulin）。IgM 是初次体液免疫应答中最早出现的抗体，也是新生儿最先合成的免疫球蛋白。IgM 在杀菌、溶菌、促吞噬、凝集等方面效应均强于 IgG，但由于分子巨大，不易扩散，一般不能通过血管壁，主要存在于血液中，在胞间组织中浓度低，加之半衰期远远短于 IgG，所以 IgM 并不能成为主要抗感染抗体。血清中 IgM 升高，提示新近发生感染，可用于感染的早期诊断。

正常血清中 IgD 含量很低，约为 Ig 总量的 0.3%。IgD 分为血清型和膜结合型 2 类，前者生物学功能尚不清楚；后者是 B 细胞分化发育成熟的标志，成熟 B 细胞膜上带有 mIgD，是 B 细胞表面抗原受体。

IgE 是血清中含量最少的一种 Ig，仅占血清 Ig 总量的 0.02%，主要由黏膜下淋巴组织中的浆细胞分泌，为亲细胞抗体，可与肥大细胞和嗜碱性粒细胞上的 IgE 高亲和力 Fc 受体结合，介导 I 型超敏反应。

　　※ 知识考点 ※ 抗体的功能，五类抗体的特性

四、人工制备抗体的类型

　　根据制备方法不同，人工抗体可分为多克隆抗体、单克隆抗体和基因工程抗体三类。天然抗原常含有多种抗原表位，刺激机体产生多种针对不同抗原表位的抗体，称为多克隆抗体（polyclonal antibody，PcAb）。多克隆抗体主要从动物免疫血清、恢复期患者血清或免疫接种人群的血清中获得，制备简单，作用全面，来源广泛，具有多种免疫学作用，但特异性不高，易发生交叉反应，应用范围受限。1975 年 Kohler 和 Milstein 首创杂交瘤技术获得了单克隆抗体（monoclonal antibody，McAb）。将免疫小鼠的 B 淋巴细胞与小鼠骨髓瘤细胞融合生成杂交瘤细胞，它既具有瘤细胞在体外培养中迅速增殖的能力，又具备免疫脾细胞合成和分泌特异性抗体的特性。由于每一个 B 细胞克隆只针对单一抗原决定簇产生相应的抗体，选育单个杂交瘤细胞，只产生单一特异性抗体，具有高度特异性、高度均一性、可大量制备、低温条件下可长期保存等优点，在临床诊断、治疗及临床试验中取得广泛应用。基因工程抗体又称重组抗体，目前制备的抗体均为鼠源性，属异种抗原，会引起不良反应，但具有广阔开发前景，目前已获得表达产物的基因工程抗体有嵌合抗体、重构抗体和单链抗体。

第三节　细胞因子

一、细胞因子的概念

　　细胞因子（cytokine，CK）是由免疫细胞或某些非免疫细胞合成、分泌的一类具有广泛生物学活性的小分子蛋白质，是细胞间的交流介质。目前已发现并正式命名的细胞因子有 200 多种。一种细胞因子可由多种细胞产生，一种细胞也可产生多种细胞因子，它们的作用相互联系，相互调节，反应迅速，微量表达即可发挥明显生物学作用，具有免疫调节、促进造血、抗感染、抗肿瘤等多种生物学效应，亦可介导炎症或诱发自身免疫病。

　　※ 知识考点 ※ 细胞因子的概念

二、细胞因子的分类

　　细胞因子主要包括白细胞介素、干扰素、肿瘤坏死因子、集落刺激因子、生长因子和趋化因子等。

　　白细胞介素（interleukin，IL）主要由淋巴细胞、单核细胞或其他非免疫细胞产生，是在细胞间发挥调节作用的一组细胞因子，正式命名的已有 30 多种（IL-1 ～ IL-38）。如 IL-4 由活化 T 细胞产生，可刺激 T 细胞、B 细胞增殖和分化；IL-12 可诱导 Tc 细胞形成，促进 NK 和 LAK 细胞增殖分化，可增强其杀伤作用。

　　干扰素（IFN）是由微生物或干扰素诱生剂刺激细胞产生的一种细胞因子，可干扰病毒的胞内感染和复制过程。根据来源和结构不同可将其分为 I 型（包括 IFN-α 和 IFN-β）和 II 型（也称 IFN-γ）。IFN 具有抗病毒、抗肿瘤和免疫调节等作用。

　　肿瘤坏死因子（tumor necrosis factor，TNF）是一类对肿瘤细胞有特异性杀伤作用的细胞因子，可分为 TNF-α（由单核巨噬细胞产生）和 TNF-β（由活化 T 细胞产生）2 类，也称淋巴毒素（lymphotoxin，LT），参与免疫调节过程，具有抗病毒和杀伤肿瘤细胞作用，还会引起发热和炎症。

　　集落刺激因子（colony stimulating factor，CSF）由成纤维细胞、血管内皮细胞、单核巨噬细

胞和活化 T 细胞产生，可刺激造血干细胞或分化不同阶段的造血细胞在半固体培养基中形成不同的细胞集落。CSF 分为 G（粒细胞）-CSF、M（巨噬细胞）-CSF、GM（粒细胞 - 巨噬细胞）-CSF、Multi（多能）-CSF、干细胞因子（SCF）、红细胞生成素（EPO）等。不同 CSF 可刺激不同发育阶段造血干细胞增殖分化，对血细胞生成不可或缺。

　　生长因子（growth factor，GF）是存在于生物体内的活性蛋白质或多肽类物质，能与细胞膜特异性受体结合，对生长发育具有广泛调节作用，是一类通过与特异性、高亲和的细胞膜受体结合来调节细胞生长与其他功能等多效应的蛋白质，具有调控细胞生长发育的作用，对免疫、造血调控、肿瘤发生、炎症与感染、细胞分化与细胞凋亡等有重要作用。肿瘤细胞具有不依赖生长因子自主生长的特点。生长因子包括表皮生长因子（EGF）、血小板衍生生长因子（PDGF）、成纤维细胞生长因子（FGF）、肝细胞生长因子（HGF）、血管内皮细胞生长因子（VEGF）等。

　　趋化因子（chemokine）是一类小分子蛋白质，包括 CXC 类、CC 类、C 类和 CX3C 类四个亚族。巨噬细胞、血管内皮细胞、成纤维细胞和平滑肌细胞等均能产生趋化因子，对表达有趋化因子受体的细胞有定向趋化效应，可引导相应淋巴细胞定向迁移，促进淋巴因子释放，参与免疫调节等多种功能。

三、细胞因子的生物学作用

　　细胞因子的生物学作用包括抗感染和抗肿瘤、免疫调节、参与炎症反应，以及刺激造血、促进细胞生长和组织修复等。具有抗感染和抗肿瘤作用的细胞因子主要有 IL-1、IL-12、TNF 及 IFN 等，其可直接作用于组织细胞或肿瘤细胞，有些也可通过激活效应细胞间接发挥作用；免疫细胞间关系错综复杂，细胞因子是传递这种调节信号必不可少的信息分子，如免疫细胞应答过程中 T 淋巴细胞、B 淋巴细胞活化增殖与分化离不开巨噬细胞及 Th 细胞产生的 IL-1、IL-2、IL-4 及 IL-6 等细胞因子，细胞因子可通过细胞因子网络对免疫应答发挥双向调节作用；IL-1、IL-8、TNF-α 等能促进单核巨噬细胞和中性粒细胞等聚集于炎症部位，并诱导这些炎症细胞、血管内皮细胞或成纤维细胞活化并释放炎症介质，引起或加重炎症反应。IL-1、TNF-α 作为内源性致热原可直接作用于下丘脑体温调节中枢引起发热反应；在免疫应答和炎症反应过程中，血细胞被大量消耗，器官组织细胞也有损伤。集落刺激因子等细胞因子可刺激骨髓造血、调控血细胞生长和补充，生长因子可促进细胞生长，IL-8 可促进血管新生和修复损伤组织。

　　※ 知识考点 ※ 细胞因子的生物学作用

四、细胞因子与临床医药学

　　细胞因子的作用有双重性。在生理条件下，细胞因子通过多种机制发挥上述对机体有利的多种生物学效应；而在某些特定条件下，又可导致或促进某些疾病产生，介导对机体有害的病理作用，细胞因子水平发生变化可作为疾病辅助诊断指标之一。细胞因子既可发挥免疫调节作用，也参与多种疾病的发生，如类风湿关节炎、强直性脊椎炎、银屑病关节炎和银屑病患者体内可检测到高水平 TNF-α，拮抗 TNF-α 的生物制剂对这些疾病有一定治疗作用。多种趋化因子可促进类风湿关节炎、肺炎、哮喘和过敏性鼻炎的发展。某些肿瘤细胞可通过分泌 TGF-β 和 IL-10 等细胞因子抑制机体免疫功能，与肿瘤免疫逃逸有关。黑色素瘤、宫颈癌、膀胱癌、浆膜细胞瘤细胞可产生高水平 IL-6，IL-6 以自分泌形式促进肿瘤细胞生长。在感染 H5N1 禽流感病毒的人类个体也观察到细胞因子过度产生。

　　鉴于细胞因子具有多种生物学功能并参与多种疾病发生和发展，故应用细胞因子或其拮抗剂治疗疾病成为可能。利用基因工程和蛋白质工程技术研发的重组细胞因子、细胞因子抗体和细胞因子受体拮抗蛋白已获得广泛临床应用，为多种疾病（如恶性肿瘤、炎症疾病、感染疾病）的辅助治疗提供了新型生物制剂。

📖 知识拓展

细胞因子风暴

　　细胞因子风暴是一种由于在短期内分泌大量多种细胞因子而引起的致死性全身免疫反应。细胞因子风暴可发生于感染性及非感染性疾病，如移植物抗宿主病、急性呼吸窘迫综合征、脓毒血症、系统性炎症反应综合征和流感等。各种致病因素可通过不同机制刺激机体内巨噬细胞产生多种细胞因子，其中 TNF-α、IL-6、IFN-γ 是主要炎性细胞因子。细胞因子风暴可引起肺水肿、肺泡出血、急性肺炎、组织损伤和坏死，以及多器官功能衰竭等。

第四节　免疫器官

　　免疫系统（immune system）是机体内执行免疫功能的组织结构，由免疫器官、免疫细胞和免疫分子三部分组成，它们是机体非特异性免疫和特异性免疫的物质基础。免疫器官包括中枢免疫器官和外周免疫器官，通过血液循环和淋巴循环形成相互联系的网络结构。

一、中枢免疫器官

　　中枢免疫器官又称初级免疫器官，是免疫细胞发生、分化和成熟的场所，人类和其他哺乳动物的中枢免疫器官包括骨髓和胸腺。骨髓位于骨髓腔中，是成年人和动物所有血细胞的唯一来源，各种免疫细胞也是从骨髓的多能干细胞发育而来的，主要功能是产生血细胞，多能干细胞在骨髓中发育成各种血细胞（图 12-7）。骨髓是 B 细胞分化成熟的场所，而后 B 细胞离开骨髓进入外周免疫器官。骨髓还是再次免疫应答发生的主要场所，活化的记忆 B 细胞经淋巴液和血液返回骨髓，在骨髓中成熟分化为浆细胞，产生大量抗体。胸腺（图 12-8）位于胸骨后方，器官前方，心脏上方的位置，是 T 细胞成熟的器官，人胸腺大小和结构随年龄不同有差异。胸腺是发生最早的免疫器官，在胚胎 20 周左右发育成熟，以后逐渐增大，至青春期可达 30 ～ 40g。胸腺随年龄增长而逐渐退化，到老年逐渐萎缩，功能衰退，细胞免疫力下降，免疫监视功能降低，易发感染和肿瘤。胸腺还可建立和维持自身耐受。

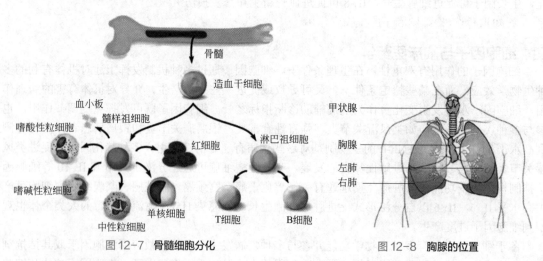

图 12-7　骨髓细胞分化　　　　　　　　　图 12-8　胸腺的位置

二、外周免疫器官

　　外周免疫器官又称次级淋巴器官，包括脾脏、淋巴结和黏膜相关淋巴组织等，是免疫细胞定居和免疫应答发生的场所。淋巴结沿淋巴管遍布全身，形成网络结构（图12-9）。

淋巴结（图12-10）大小似豆粒，正常淋巴结直径小于1cm，是结构最为完备的外周免疫器官，是淋巴细胞定居的场所，具有过滤净化淋巴液的作用，是免疫应答发生的场所，B细胞受刺激活化后，在此增殖分化并生成大量浆细胞。T细胞也可在淋巴结内增殖分化为致敏淋巴细胞。任何免疫应答的发生都会引起局部淋巴结肿大。

脾（图12-11）是人体最大的外周免疫器官，分红髓和白髓两部分。红髓含有大量B细胞、浆细胞和巨噬细胞。白髓含淋巴组织，有T细胞区、B细胞区，是淋巴细胞集中存在的部位。抗原刺激后，白髓增多增大，引起体液免疫反应。因此，脾脏是免疫应答发生的场所，脾脏也具有造血功能，能够过滤血液，去除血液中衰老死亡细胞和其他有害物质。

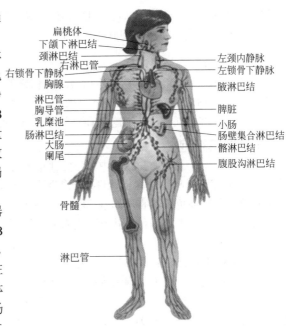

图12-9 淋巴组织在全身的分布

黏膜相关淋巴组织主要是指扁桃体、阑尾、肠集合淋巴结，以及呼吸道、胃肠道、泌尿生殖道黏膜固有层和上皮细胞下层的弥散淋巴组织等，组成机体抗感染的防线，组织抗原性异物从黏膜部位侵入机体，刺激相关免疫组织和免疫细胞的活化，激活局部黏膜免疫，发挥特异性抗感染作用。

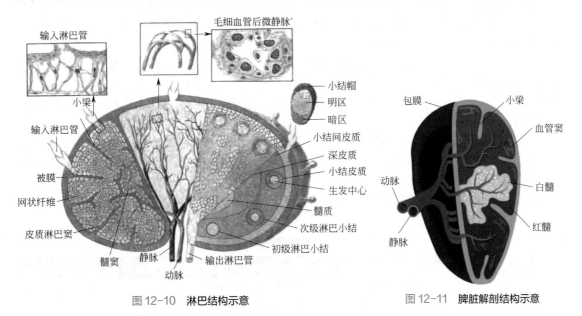

图12-10 淋巴结构示意

图12-11 脾脏解剖结构示意

※ 知识考点 ※ 中枢免疫器官和外周免疫器官

第五节 免疫细胞

所有参与免疫应答和与免疫应答有关的细胞统称免疫细胞（immune cells），包括造血干细胞、各类淋巴细胞（T 细胞、B 细胞、D 细胞、NK 细胞、NS 细胞、K 细胞和 N 细胞等）、粒细胞、单核细胞和各种类型的巨噬细胞等。

一、淋巴细胞

淋巴细胞（lymphocyte）是体积最小的白细胞，主要存在于淋巴液中，是机体免疫应答重要组成部分，占白细胞总量的 20% ～ 50%，是一类具有免疫识别功能的细胞系，包括 T 淋巴细胞（T 细胞）、B 淋巴细胞（B 细胞）和自然杀伤（NK）细胞等。

（一）T 淋巴细胞

T 细胞起源于骨髓，在胸腺中大量分化增殖并成为成熟 T 细胞（故称胸腺依赖性淋巴细胞），再经血流分布到外周免疫器官（如淋巴结、脾脏或外周血液）中定居、继续增殖，并不断进入血液循环及淋巴液中发挥细胞免疫功能，同时还可以调节体液免疫。T 细胞具有许多重要的表面标志，包括表面受体和表面抗原，是 T 细胞识别抗原、活化、增殖、分化及发挥免疫效应的分子基础，其表面标志包括 T 细胞抗原受体、CD4 和 CD8 分子、共刺激分子、丝裂原受体及细胞因子受体。其中，T 细胞抗原受体（TCR）是所有 T 细胞表面的特征性标志，是 T 细胞特异性识别抗原的表面结构。TCR 在抗原识别过程中要与 CD3 分子结合，CD3 分子将抗原信号传入 T 细胞内（图 12-12）。

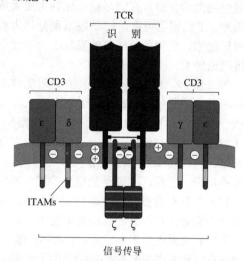

图 12-12 **TCR-CD3 复合物**

ITAMs：免疫受体酪氨酸活化基序（immunoreceptor tyrosine-based activation motifs，ITAMs）

T 细胞群体不均一，T 细胞可细分为许多亚群（表 12-2），常用分类方式介绍如下。

（1）根据所处活化阶段将 T 细胞分为初始 T 细胞、效应 T 细胞和记忆 T 细胞。初始 T 细胞是指未受到抗原刺激的 T 细胞；效应 T 细胞是指受到抗原刺激后活化、增殖、分化的具有免疫学效应的 T 细胞；而记忆 T 细胞是指受到抗原刺激后，在分化过程中停下来，在再次刺激时可发生明显免疫应答的 T 细胞。

（2）根据是否表达 CD4 或 CD8 分子将 T 细胞分为 CD4⁺T 细胞和 CD8⁺T 细胞，前者可识别外源性抗原，受到 MHC Ⅱ 类分子限制，而后者可识别内源性抗原，受到 MHC Ⅰ 类分子限制，分化为细胞毒性 T 细胞（CTL）。

（3）根据免疫功能将 T 细胞分为辅助性 T 细胞（Th）、细胞毒性 T 细胞（CTL）和调节性 T 细胞（Tr）。

表 12-2 **T 细胞亚群及作用**

T 细胞亚群	亚群内细胞名称	免疫作用
CD4⁺ 亚群	辅助性 T 细胞 1（Th1）	辅助和参与细胞免疫应答
	辅助性 T 细胞 2（Th2）	辅助体液免疫应答
CD8⁺ 亚群	细胞毒性 T 细胞（Tc 或 CTL）	杀伤抗原靶细胞，如肿瘤细胞及胞内寄生病原体的细胞
	抑制性 T 细胞（Ts 细胞）	抑制细胞免疫应答和体液免疫应答

（二）B 淋巴细胞

B 淋巴细胞由哺乳动物骨髓的淋巴样干细胞分化发育而来，又称骨髓依赖性淋巴细胞。成熟 B 细胞随血液循环分布于外周淋巴器官的非胸腺依赖区内，占外周血中淋巴细胞总数的

10%～15%，主要功能是产生特异性抗体和介导体液免疫应答。B 细胞来源于骨髓的多能干细胞，体积比 T 淋巴细胞略大，受抗原刺激后会增殖分化为大量浆细胞，合成分泌抗体并在血液中循环而发挥体液免疫功能。B 细胞重要的表面标志包括表面受体和表面抗原，这些表面标志在识别抗原、与免疫细胞相互作用方面发挥重要作用，也是分离和鉴别 B 细胞的重要依据，主要包括 B 细胞抗原受体（BCR）和传递抗原信号的 Igα/Igβ 组成的复合物（图 12-13）、IgG Fc 受体、补体受体、丝裂原受体和细胞因子受体等。每个 B 细胞克隆具有特异性的 B 细胞抗原受体，只能识别一种抗原表位，是 B 细胞特异性识别抗原的决定因素。B 细胞表面的 CD19/CD21/CD81 以非共价键相连，形成 B 细胞多分子活化辅助受体。B 细胞可根据不同分类方式进行亚群的分类，如根据其产生抗体时是否需要 T 细胞辅助，可分为 B1 和 B2 亚群。B1 细胞产生抗体时不需要 T 细胞辅助，在个体发育中较早出现；而 B2 细胞是通常所说的 B 细胞，产生抗体时需要 T 细胞辅助，为 T 细胞依赖性亚群，必须在 T 细胞协助下才产生抗体，抗体类型以 IgG 为主。

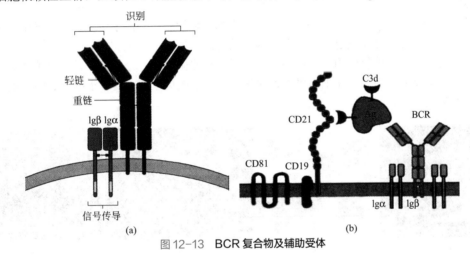

图 12-13　BCR 复合物及辅助受体

（三）自然杀伤细胞

自然杀伤细胞（natural killer cell，NK 细胞）是发现较晚的一群淋巴细胞，占血液淋巴细胞总数的 10%～15%，由骨髓中的淋巴干细胞分化而来。NK 细胞缺乏 B 细胞和 T 细胞的分子标记特征，它可直接非特异性杀伤靶细胞，如发生胞内病毒感染的细胞、肿瘤细胞等。无 MHC 限制性，通过释放穿孔素、颗粒酶、凋亡因子等细胞毒性物质将靶细胞杀死。

二、造血干细胞

造血干细胞（hematopoietic stem cells）在胚胎期出现在卵黄囊中，胎儿出生后定居于骨髓。骨髓中造血干细胞能分化为中性粒细胞、单核细胞、嗜酸性粒细胞、嗜碱性粒细胞、B 细胞、T 细胞等，参与特异性免疫和非特异性免疫，是各种血细胞的共同祖先，在骨髓、胸腺微环境作用下分化为定向干细胞及其成熟的子代血细胞（图 12-14）。

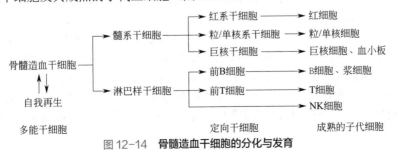

图 12-14　骨髓造血干细胞的分化与发育

人体造血干细胞的主要标志是分化抗原 CD34 和 CD117。分化抗原（differentiation antigen）是指血细胞在分化的不同阶段及细胞活化过程中出现或消失的表面分子，以分化群（cluster of differentiation，CD）命名，应用 CD 单克隆抗体检测及编号。

三、抗原提呈细胞

抗原提呈细胞（antigen presenting cell，APC）是指在免疫应答过程中，能摄取、加工、处理并将抗原信息提呈给淋巴细胞的免疫细胞，也称抗原递呈细胞，主要包括树突状细胞（DC）、单核巨噬细胞和 B 淋巴细胞（图 12-15）。

树突状细胞（DC）广泛分布于皮肤、呼吸道和淋巴器官等部位，因细胞表面具有星状或树枝状突起得名，是功能最强的专职抗原提呈细胞，能高效地摄取、加工、处理和递呈抗原，未成熟 DC 具有较强的迁移能力，成熟 DC 能有效激活初始 T 细胞，处于启动、调控并维持免疫应答的中心环节。

单核巨噬细胞是指血液中的单核细胞和组织中的巨噬细胞，来源于骨髓，在骨髓中分化为单核细胞后进入血液，再经血液进入肝、脾、淋巴结等组织器官，是机体重要的免疫细胞，具有抗感染、抗肿瘤和免疫调节等作用，能够吞噬杀伤多种病原微生物，是非特异性免疫重要的组成部分。在特异性免疫应答中，巨噬细胞可将抗原加工处理形成抗原肽，提呈于细胞表面，供 T 细胞识别，启动免疫应答。

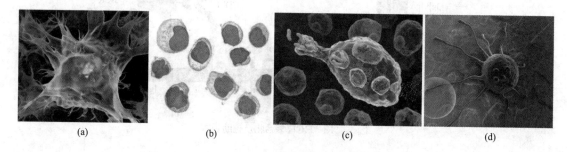

图 12-15　树突状细胞（a）、单核细胞（b）、巨噬细胞（c）和 B 淋巴细胞（d）

活化 B 细胞具有提呈抗原功能，也属抗原提呈细胞，细胞表面的 BCR 可结合相应抗原，通过内吞和加工后以抗原肽 -MHC Ⅱ 类分子复合物形式提呈给 CD4$^+$T 细胞。

※ 知识考点 ※　T 淋巴细胞、B 淋巴细胞

第六节　免疫应答

免疫应答（immune response）是指抗原进入机体后被免疫细胞识别，刺激免疫活性细胞（T 细胞、B 细胞）活化、增殖、分化，最终产生抗体和致敏淋巴细胞及淋巴因子，并发生免疫反应的一系列复杂的过程，包括非特异性免疫应答（nonspecific immune response）和特异性免疫应答（specific immune response）。

非特异性免疫应答对抗原无特异性识别能力，如皮肤屏障的保护作用、吞噬细胞的吞噬作用、NK 细胞的杀伤作用等，是防止抗原入侵的第一道防线。特异性免疫应答对抗原的识别具有特异性，包括抗原的提呈与识别（感应阶段），免疫细胞活化、增殖和分化（反应阶段），以及效应阶段。免疫应答表现出对机体有利的方面为抗原性异物的清除、稳定生理功能的平衡。在某些情况下，免疫应答也可造成对机体的病理性损伤（如超敏反应），而引发免疫性疾病。

根据参与免疫应答的细胞种类及产生效应的方式不同，特异性免疫应答可分为以 B 细胞介导为主的体液免疫和以 T 细胞介导为主的细胞免疫两大类。

一、T 细胞介导的细胞免疫应答

细胞免疫应答是指 T 细胞受到抗原刺激后，分化、增殖、转化为效应 T 细胞发挥免疫学效应的过程。效应 T 细胞可通过 CD4⁺Th1 细胞介导的炎症反应和 CD8⁺CTL 细胞对靶细胞的特异性杀伤作用清除抗原（见图 12-16）。

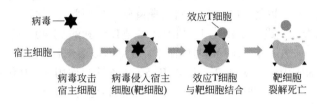

图 12-16　**细胞免疫过程示意**

（一）T 细胞对抗原的识别

CD4⁺ Th 细胞识别外源抗原物质产生的细胞免疫通常由 TD 抗原引起，抗原提呈细胞摄取外源性抗原并对其进行加工、处理后，与 APC 内的 MHC Ⅱ类分子形成抗原肽 -MHC Ⅱ类分子复合物，提呈于 APC 表面，供 CD4⁺Th 细胞识别，Th 细胞表面的抗原受体（TCR）可特异性识别复合物中的抗原肽，CD4 分子识别复合物中的 MHC Ⅱ类分子，这是 Th 细胞的双识别现象，该过程表明 CD4⁺Th 细胞的识别过程受到 MHC Ⅱ类分子限制；CD8⁺Tc 细胞识别内源抗原物质产生的细胞免疫常由胞内合成的病毒蛋白、肿瘤蛋白等内源性抗原引起，其在 APC 内被降解为小分子抗原肽，与 MHC Ⅰ类分子形成抗原肽 -MHC Ⅰ类分子复合物，表达于 APC 表面供 CD8⁺CTL 识别，该过程表明 CD8⁺CTL 的识别受到 MHC Ⅰ类分子限制。

（二）T 细胞的活化、增殖与分化

CD4⁺Th 细胞与抗原肽 -MHC Ⅱ类分子复合物的相互识别在黏附因子的作用下被活化，表达生成细胞因子（如 IL-2、IL-4、IL-12 等）受体，在细胞因子作用下增殖分化，成为 CD4⁺Th1 细胞；CD8⁺Tc 细胞与抗原肽 -MHC Ⅰ类分子复合物的相互识别在黏附因子的作用下被活化，在细胞因子作用下增殖分化，成为效应细胞毒性 T 细胞（CTL 细胞）。

（三）T 细胞应答的效应

CD4⁺Th1 细胞活化后再次接受抗原刺激会产生多种细胞因子，如 IL-2、IFN-γ、TNF-β 等，造成局部组织的慢性炎症反应，也就是迟发型超敏反应。

效应 CTL 细胞再次与特异性抗原相作用，可释放穿孔素，分泌颗粒酶，表达凋亡因子（FasL），引起细胞膜穿孔，转导凋亡信号，造成靶细胞凋亡。效应 CTL 细胞对靶细胞的细胞毒作用具有抗原特异性，一个 CTL 细胞可连续高效杀伤多个靶细胞。

二、B 细胞介导的体液免疫应答

体液免疫是抗原刺激机体后，B 细胞增殖分化为浆细胞产生抗体以发挥其特异性免疫效应的过程，因为抗体存在于体液（如血液或组织液）中，所以称为体液免疫。

（一）B 细胞对 TD 抗原的识别

TD 抗原被抗原提呈细胞摄取并进行加工、处理后，与 APC 内的 MHC Ⅱ类分子形成抗原肽 -MHC Ⅱ类分子复合物，提呈于 APC 表面供 CD4⁺Th 细胞识别，实现 TCR 与 MHC Ⅱ类分子的双识别过程。

（二）Th 细胞辅助 B 细胞活化、增殖与分化

B 细胞的活化需要 Th 细胞的辅助作用，Th 细胞的活化才能激活 B 细胞。

（1）Th2 细胞的活化、增殖与分化。Th 细胞与抗原肽 -MHC Ⅱ类分子复合物的相互识别，在黏附因子的作用下被活化，表达生成细胞因子（如 IL-2、IL-4、IL-12 等）受体，并分泌多种细胞因子与之结合，在细胞因子 IL-4 作用下增殖分化，成为 CD4+Th2 细胞，此过程中部分 T 细胞停止分化，转化为记忆 T 细胞。

（2）B 细胞的活化、增殖与分化。B 细胞活化需要双重信号。一是 B 细胞抗原受体与抗原发生特异性识别。B 细胞本身也是 APC，也可将抗原降解为抗原肽，形成抗原肽 -MHC Ⅱ类分子复合物，并提呈于细胞表面，进一步活化 Th 细胞。二是 B 细胞的 CD40 分子与 Th2 细胞的 CD40L 分子发生结合，形成共刺激信号。在双信号刺激下，B 细胞被活化后可表达多种细胞因子受体，在 Th2 细胞释放的多种细胞因子（如 IL-2、IL-4、IL-5、IL-6 等）作用下，B 细胞分化为浆细胞，浆细胞可产生分泌抗体。部分 B 细胞在此过程中停止分化而转化为记忆 B 细胞，参与再次免疫应答。

（三）抗体的免疫效应

当抗原再次侵入机体时，分布于体液中的抗体即可与之发生特异性结合，发挥抗体对病原微生物或毒素的中和作用，形成抗原 - 抗体复合物，通过 Fc 段结合补体、吞噬细胞的吞噬作用等将其清除。抗体免疫应答的过程如图 12-17 所示。

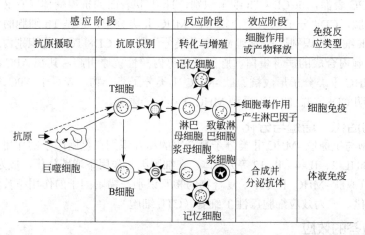

图 12-17　免疫应答的过程

（四）抗体产生的一般规律

机体初次接受抗原刺激后，经一段潜伏期，血液中即出现特异性抗体，称为初次应答。该时期的特点主要有：抗体效价低，潜伏期较长（约为 1～2 周，潜伏期为 B 细胞受抗原刺激分化后增殖为浆细胞的时期），持续时间也短，抗体亲和力低，以 IgM 为主；再次应答是当相同抗原再次侵入机体时发生的免疫应答，该时期的特点主要有：潜伏期明显缩短，抗体在体内维持时间长，抗体效价高，多为高亲和力抗体，以 IgG 类抗体为主（图 12-18）。

抗体产生规律具有广泛的临床意义。根据再次应答的特点，通常在预防接种时，间隔一定时间再进行疫苗或类毒素的第二次注射，可起到加强免疫的作用。如乙肝疫苗接种采用 0、1、6 接种程序，即第一针接种后，间隔 1 个月进行第二针接种，再间隔 5 个月进行第三次接种，可获得理想的免疫效果。根据抗体出现的时间，IgM 出现较早，故特异性的 IgM 检测可用于疾病早期诊断检测或作为近期感染的诊断指标。

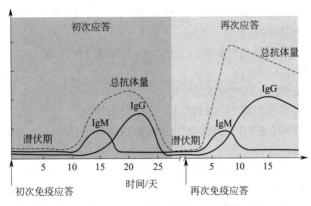

图 12-18 **抗体产生的一般规律**

知识框架

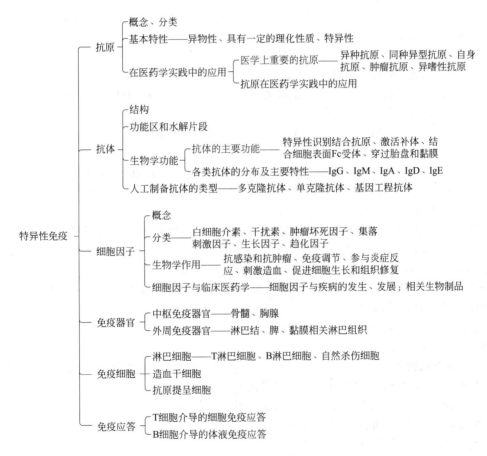

目标检测

一、名词解释

抗原、抗原表位、抗体、单克隆抗体、抗原提呈细胞

二、单项选择题（A 型题）

1. 人体中体积最大的免疫器官是（　　）。

A. 胸腺　　　　　B. 法氏囊　　　　　C. 脾脏　　　　　D. 淋巴结　　　　　E. 骨髓

2.T 细胞和 B 细胞定居的场所是（　　）。

A. 骨髓　　　　　B. 外周免疫器官　　C. 中枢免疫器官　D. 胸腺　　　　　E. 腔上囊

3.Ig 分子的基本结构是（　　）。

A. 由 2 条重链和 2 条轻链组成的四肽链结构

B . 由 1 条重链和 1 条轻链组成的二肽链结构

C. 由 2 条相同的重链和 2 条相同的轻链组成的四肽链结构

D. 由 1 条重链和 2 条轻链组成的三肽链结构

E. 由 4 条相同的肽链组成的四肽链结构

4. 抗原提呈细胞不包括（　　）。

A. 单核巨噬细胞　　B. 并指状细胞　　　C.B 细胞　　　　D. 树突状细胞　　　E. NK 细胞

5. 引起同胞兄弟之间移植排斥反应的抗原属于（　　）。

A. 异种抗原　　B. 同种异型抗原　C. 自身抗原　　　　D. 异嗜性抗原　E. 感染的微生物抗原

6. 抗体与抗原结合的部位是（　　）。

A.V_H　　　　　B. V_L　　　　　C. C_H　　　　　D. C_L　　　　　E. V_H（可变区）和 V_L

7. 根据移植物来源，哪种肾存活率最高？（　　）

A. 异种肾　　B. 同种肾　　C. 同卵双生同胞供体肾 D. 亲属供体肾　E. 父母的肾

8. 新生儿从母乳中获得的 Ig 是（　　）。

A.IgA 类抗体　　B.IgM 类抗体　　C.IgG 类抗体　　　D.IgD 类抗体　　E.IgE 类抗体

9. 预防接种后首先产生的抗体是（　　）。

A.IgA　　　　　B. IgM　　　　　C.IgG　　　　　D. IgD

10. 外周免疫器官是（　　）。

A. 淋巴结、脾脏、胸腺　B. 胸腺、淋巴结、黏膜组织　C. 脾脏、淋巴结、黏膜相关淋巴组织

D. 骨髓和黏膜相关淋巴组织　　　　　　　　E. 扁桃体、淋巴结和骨髓

11. 下列备选答案中，错误的是（　　）。

A. 分子量最大的是 IgM　B. 血清含量最高的是 IgM　C. 个体发育中产生最早的是 IgM

D. 血清中含量最低的 Ig 是 IgE　　　　E. 与抗原结合后激活补体能力最强的 Ig 是 IgM

12. 机体内最先发挥非特异性抗肿瘤作用的细胞是（　　）。

A.CTL 细胞　　B.NK 细胞　　C.LAK 细胞　　D. 单核巨噬细胞　　　E. 中性粒细胞

13.O 血型的天然抗体是（　　）。

A.IgA　　　　　B. IgM　　　　　C. IgG　　　　　D. IgD

14. 下列说法正确的是（　　）。

A. 免疫球蛋白就是抗体　　　　　　　　　　B. 抗体不等于免疫球蛋白

C. 抗体是免疫球蛋白，而免疫球蛋白也就是抗体

D. 所有的抗体都是免疫球蛋白，但免疫球蛋白不一定是抗体

E. 免疫球蛋白和抗体两者不相同也无关

15.T 细胞分化成熟的场所是（　　）。

A. 骨髓　　　　　B. 胸腺　　　　　C. 法氏囊　　　　D. 脾脏　　　　　E. 淋巴结

16. 以下属于外周免疫器官的是（　　）。

A. 淋巴结　　B. 胸腺　　C. 骨髓　　D. 肝

17. 血清中含量最低的 Ig 是（　　）。

A.IgA　　　　B.IgM　　　　　C.IgG　　　　　D.IgD　　　　　E.IgE

18. 人类血清中含量最高、半衰期最长的 Ig 类别是（　　）。

A.IgA   B.IgM   C.IgG   D.IgD   E.IgE

19. 人类的中枢免疫器官是（   ）。

A. 淋巴结和脾脏   B. 胸腺和骨髓   C. 淋巴结和胸腺

D. 骨髓和黏膜相关淋巴组织   E. 淋巴结和骨髓

20. 免疫应答对机体是（   ）。

A. 有利的反应   B. 不利的反应

C. 有时有利，有时不利   D. 适当时有利，不适当时不利

21. 抗原的特异性决定于（   ）。

A. 抗原分子质量的大小   B. 抗原决定簇的性质

C. 抗原的异物性   D. 抗原决定簇的性质、数目和空间构型

22. 关于体液免疫，下列哪项是错误的？（   ）。

A. 需有抗原刺激   B. 不需 APC 参与

C. B 细脑活化、增殖、分化为浆细胞   D. 浆细胞合成并分泌 Ig

23. 机体再次应答时产生 Ig 的特征是（   ）。

A.IgM 抗体显著高于初次应答   B.IgM 和 IgG 抗休显著低于初次应答

C. 抗体的特异性改变   D. 抗体的亲和力增强

三、简答题

1. 什么是抗原？抗原物质有哪些特点？

2. 简述免疫器官的组成和各自的功能。

3. 简述 Ig 的分类和作用。

第十三章
超敏反应

学习目标

掌握各型超敏反应的特点；熟悉各型超敏反应的临床常见疾病；了解各型超敏反应的发生机制及Ⅰ型超敏反应的防治原则。

情景导学

据呼和浩特日报报道，2012年8月27日，内蒙古医院和解放军第253医院接诊哮喘患者97人，主要临床表现症状有打喷嚏、流鼻涕、眼痒，相当一部分患者出现胸闷、咳嗽、呼吸困难等症状。多名病例自述所患哮喘呈季节性发作，均于每年9月前后发作，都与接触蒿属植物花粉有关，注射糖皮质激素及抗组胺药物能迅速缓解症状。综上所述，初步怀疑此次事件为蒿属植物花粉引起的超敏反应及过敏性哮喘集中爆发。

请思考：

（1）何为超敏反应？为什么有些人会对花粉过敏？花粉过敏究竟是如何发生的？

（2）出现花粉过敏引起哮喘如何防治？

（3）是否还存在其他类型的超敏反应？

超敏反应（hypersensitivity reaction）亦称变态反应（allergic reaction），是指机体对某些抗原初次应答后，再次接受相同抗原刺激时发生的一种以生理功能紊乱或组织细胞损伤为主的适应性免疫应答。引起超敏反应的抗原称为变应原。根据发生机制和临床特点不同，将超敏反应分为Ⅰ型超敏反应（速发型超敏反应）、Ⅱ型超敏反应（细胞毒型超敏反应）、Ⅲ型超敏反应（免疫复合物型超敏反应）和Ⅳ型超敏反应（迟发型超敏反应）。Ⅰ、Ⅱ、Ⅲ型超敏反应均为体液免疫，反应均有抗体介导，可经血清被动转移；Ⅳ型超敏反应为细胞免疫，由T细胞介导，可经淋巴细胞被动转移。

※ 知识考点 ※ 超敏反应的概念及分类

第一节　Ⅰ型超敏反应

Ⅰ型超敏反应即速发型超敏反应，也称过敏反应，是临床上最常见的超敏反应，可局部或全身发生此类过敏反应。Ⅰ型超敏反应发生迅速，消退也迅速，一般在第2次接触抗原后，数分钟内出现反应。由IgE抗体介导，多种血管活性胺类物质参与反应，使机体发生生理功能紊乱，一般不发生严重组织破坏，发病与否有明显的个体差异和遗传倾向。

一、参与反应的主要成分

（一）变应原

变应原能选择性诱导机体产生特异性IgE抗体的免疫应答，多为水溶性小分子物质，分子质量 10 ～ 40kDa。临床常见变应原主要有以下几类。

1. 吸入性变应原

吸入性变应原可引起支气管哮喘、过敏性鼻炎及过敏性皮炎等疾病，广泛存在于自然界，预防难度较大，主要有以下几种。

（1）植物花粉。低剂量即可诱发反应，包括各种树木和花草的花粉，我国北方秋季主要是蒿类植物花粉。

（2）昆虫变应原。包括飘散在空气中的飞蛾、蝴蝶、蜜蜂、蚊蝇等动物鳞片、毒液、脱屑和排泄物等。

（3）真菌。真菌孢子和菌丝是室内外空气中数量最大的微粒，是引起呼吸道超敏反应的主要变应原之一。

（4）其他吸入性变应原。包括尘螨及其排泄物、动物脱落皮毛、羽毛、空调灰尘、尼龙、化纤等，这些物质会与真菌成分掺杂在一起，组成污尘悬浮于空气中，成为吸入性变应原。

2. 食入性变应原

食入性变应原主要引起呼吸道、皮肤黏膜及消化道症状，这类变应原在高剂量时诱发反应，如牛奶、鸡蛋、海产品类（鱼、虾、蟹、海贝等）、豆类、坚果等食物。食物添加剂、防腐剂、保鲜剂和调味剂为一类新的食物变应原来源。

3. 药物变应原

某些药物或化学物质本身没有免疫原性，但进入机体后可作为半抗原与某种组织蛋白结合成为变应原而诱发反应，如青霉素、链霉素、磺胺、水杨酸盐、麻醉药物和有机碘等。这些药物变应原可经口服、注射和吸入途径进入人体，少数病人用药后出现局部或全身药物过敏反应，如药疹、阿司匹林哮喘、青霉素过敏性休克等。

4. 其他变应原

近年来研究发现，某些酶类物质可作为变应原引起Ⅰ型超敏反应。例如，尘螨中半胱氨酸蛋白酶可引起呼吸道超敏反应，蜂毒中磷脂酶 A2、透明质酸酶、磷酸酶和蜂毒肽等可引起局部或全身超敏反应；细菌酶类物质，如枯草菌素溶素可引起支气管哮喘等。

（二）IgE

IgE 是介导Ⅰ型超敏反应的主要抗体，由呼吸道、消化道黏膜固有层淋巴组织中的浆细胞合成，变应原也是经这些部位进入机体内的。因此，呼吸道和消化道是Ⅰ型超敏反应好发的部位。IgE 半衰期很短（2 天），大多数人血清 IgE 水平很低，但特异性素质个体对变应原发生免疫应答以后会促使 IgE 水平升高。IgE 具有很强的亲细胞性，可与不同细胞表面的 IgE Fc 受体（FcεR）结合。

（三）主要的效应细胞

1. 肥大细胞

肥大细胞可分为两类：一类为结缔组织肥大细胞，主要分布于皮下小血管周围的结缔组织中；另一类为黏膜肥大细胞，主要分布于黏膜下层。超敏反应发生部位的细胞数量会明显高于正常组织，反复发作的局部组织变化尤为明显。肥大细胞活化后主要通过合成和释放多种生物活性物质，包括组胺、肝素、前列腺素（PG）、5-羟色胺、白三烯（LT）等以及多种细胞因子，引起过敏性炎症反应，造成靶器官和组织的病理改变。

2. 嗜碱性粒细胞

嗜碱性粒细胞来自髓样干细胞前体，与肥大细胞形态相似，主要分布于外周血中，数量极少，但当Ⅰ型超敏反应发生时，可通过募集作用造成反应局部组织中嗜碱性粒细胞浸润。嗜碱性粒细胞和肥大细胞表面均具有高亲和力，IgG Fc受体细胞内含有相似的嗜碱性颗粒，被变应原激活后，释放的生物活性介质的生物学作用也大致相似。

3. 嗜酸性粒细胞

嗜酸性粒细胞主要分布于呼吸道、消化道和泌尿生殖道黏膜上皮下的结缔组织内。循环血液中的嗜酸性粒细胞数量很少，即为结缔组织的 0.3% ~ 1%。

（四）生物活性介质

Ⅰ型超敏反应介质诱导发生血管通透性增加、腺体分泌增加、平滑肌痉挛等病理改变。参与Ⅰ型超敏反应的介质根据其在细胞内合成时间先后分为两类，即细胞颗粒内预先储备的介质和受刺激后新合成的介质。

1. 颗粒内预先储备的介质

颗粒内预先储备的介质通常以复合物形式存在于颗粒内，颗粒排出胞外后与胞外离子交换而释放，主要有组胺与激肽原酶等。组胺是肥大细胞和嗜碱性粒细胞颗粒的主要成分，很多类型细胞均有组胺受体。组胺是常见的致炎和致痉挛物质，可使毛细血管扩张并使其通透性增加，可刺激支气管、子宫和膀胱等处平滑肌收缩，可促进黏膜、腺体分泌增多。组胺在体内作用时间短，少量组胺主要作用于局部组织，大量释放时可造成全身毛细血管通透性增加、血压下降，引起过敏性休克。激肽原酶亦称激肽释放酶，可作用于血浆中的激肽原生成缓激肽，成为有生物学效应的激肽分子，可刺激平滑肌收缩，使支气管痉挛；可强烈地扩张血管，使毛细血管通透性增加，其作用强度超过组胺；对嗜碱性粒细胞、中性粒细胞等有趋化作用，同时还可刺激痛觉神经纤维引起疼痛。

2. 细胞中新合成的介质

细胞中新合成的介质主要是细胞膜磷脂代谢产物，包括白三烯、前列腺素 D_2、血小板活化因子和细胞因子等。白三烯（LT）是花生四烯酸经脂氧化酶途径代谢生成的介质，是一种含硫的酸性脂质，能导致支气管平滑肌强烈而持久收缩，是引起支气管哮喘的主要生物活性介质，还具有增强毛细血管通透性和促进黏膜分泌等功能。前列腺素 D_2（PGD_2）是花生四烯酸经环氧合酶途径代谢生成的，可与平滑肌细胞上的受体结合，是血管扩张剂和支气管收缩剂。阿司匹林和其他非甾体消炎药通过抑制环氧合酶作用途径阻断 PGD_2 合成。血小板活化因子（PAF）是由嗜碱性粒细胞产生的，具有疏水性，在细胞质内可被酶迅速破坏，有直接收缩支气管的作用，可引起内皮细胞退缩和松弛血管平滑肌。多种细胞因子在Ⅰ型超敏反应不同环节发挥重要作用，如 IL-1、IL-6、CSF、TNF 参与迟发型反应，造成组织细胞损伤，刺激其他炎症细胞，加重过敏反应。

※ 知识考点 ※ Ⅰ型超敏反应的特点、变应原、抗体及生物活性介质

二、发生机制

Ⅰ型超敏反应发生过程可分为致敏阶段、发敏阶段和效应阶段，发生机制见图 13-1。

（1）致敏阶段。变应原初次进入机体，产生的特异性抗体 IgE 与肥大细胞或嗜碱性粒细胞表面受体结合，使机体处于致敏状态，可持续半年至一年，如长期不接触过敏原，致敏状态可逐渐消失。

（2）发敏阶段。相同变应原再次进入机体时，通过与致敏肥大细胞或嗜碱性粒细胞表面 IgE 抗体特异性结合，以及 FcεR 桥联使之脱颗粒，释放生物活性介质（图 13-2）。释放的生物活性介质有组胺、白三烯、前列腺素、激肽等。

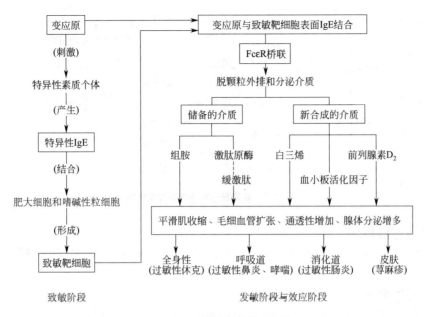

图 13-1 Ⅰ型超敏反应发生机制

（3）效应阶段。生物活性介质作用于相应组织或器官引起局部或全身过敏反应。组胺、白三烯、前列腺素等生物活性介质使平滑肌痉挛、毛细血管扩张、毛细血管通透性增加、腺体分泌增加等作用，导致出现皮肤荨麻疹、过敏性鼻炎、支气管哮喘、腹泻、腹痛、恶心、呕吐、过敏性休克等一系列过敏的症状。

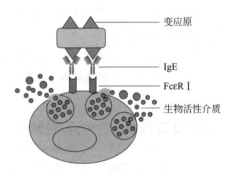

图 13-2 IgE FcεR 桥联介导的肥大细胞脱颗粒

三、临床常见过敏性疾病

（一）全身过敏反应

过敏性休克是临床上最严重的Ⅰ型超敏反应，包括药物过敏性休克和血清过敏性休克。

1. 药物过敏性休克

能引起过敏性休克的药物很多，如青霉素、头孢菌素、链霉素、普鲁卡因和磺胺类药物等。部分中药针剂如穿心莲、板蓝根也可引起过敏性休克。最常见的是青霉素过敏性休克，主要症状为心慌气短、哮喘、出冷汗、脸色苍白、呼吸困难、血压下降甚至休克，少数人若抢救不及时，会短暂时间内窒息死亡。主要是因为青霉素进入人体后很快分解为青霉烯酸和青霉噻唑等小分子半抗原，其与组织蛋白结合后成为完全抗原，刺激机体产生了 IgE，当青霉素再次进入人体时可诱发过敏性休克。青霉素诱发过敏反应的机制如图 13-3 所示。

因青霉素稀释后很快可降解生成青霉烯酸，所以临床上需新鲜配制。极少数人在初次使用青霉素时也出现过敏性休克，可能与其既往有青霉素接触史有关，如吸入青霉素降解产物及青霉菌孢子，以及使用过青霉素污染的注射器，等等。

2. 血清过敏性休克

临床上，动物免疫血清（如破伤风抗毒素、白喉抗毒素等）常用来紧急预防和治疗相应外毒素所致疾病，但极少数患者在再次注射相同血清时会引起过敏性休克，称血清过敏症。

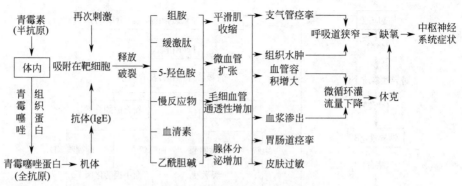

图 13-3　青霉素过敏性休克发病机制

（二）呼吸道过敏反应

通过接触变应原，如吸入性变应原中的花粉、尘螨、真菌孢子、动物皮毛或呼吸道病原微生物等会导致呼吸道过敏反应，常见疾病有过敏性鼻炎和过敏性哮喘。

（三）消化道过敏反应

少数人在食用鱼、虾、蛋、奶、坚果等食物后可发生消化道过敏反应（过敏性胃肠炎），主要表现为呕吐、腹痛、腹泻等症状。过敏原有鱼肌浆蛋白、牛奶中的 β- 乳清蛋白、鸡蛋卵白蛋白、黏蛋白和溶菌酶等食物蛋白，这些抗原进入机体与引发机体致敏有密切关系。

（四）皮肤过敏反应

皮肤过敏反应可由食物、药物、花粉、油漆或冷热刺激、日光照射、肠内寄生虫感染等引起，主要表现为荨麻疹、特应性皮炎（湿疹）、血管神经性水肿、皮炎等，以皮肤荨麻疹最为常见。

四、防治原则

（一）寻找变应原，避免再次接触

查明变应原并避免再次接触是预防Ⅰ型超敏反应最有效的方法。变应原可经询问病史和皮肤试验被检出，最常用的是皮肤试验。临床上可通过检测患者血清中特异性 IgE 水平来确定变应原。皮肤试验是在皮内注射少量变应原，若机体处于致敏状态，皮下结缔组织中的致敏靶细胞脱颗粒，释放血管活性介质，20min 内局部出现红疹视为阳性反应。

（二）脱敏疗法

脱敏疗法分为异种免疫血清脱敏疗法和特异性变应原脱敏疗法两类。前者主要针对临床上抗毒素皮试阳性，但又急需使用的患者，可采用小剂量、短间隔（20 ～ 30min）、连续多次注射的方法使其脱敏；后者针对已查明但难以避免的变应原（如花粉、尘螨）可采用小剂量间隔一段时间，一周左右反复多次皮下注射的方法达到治疗目的。近年来，也有用人工合成变应原肽段进行脱敏的疗法。

（三）药物治疗

药物治疗可采用抑制生物学活性介质合成和释放的药物、生物学活性介质作用的拮抗药物、改善效应器官反应性的药物或免疫治疗药物进行治疗。

1. 抑制生物学活性介质合成和释放的药物

如色甘酸二钠可稳定细胞膜，防止靶细胞脱颗粒；阿司匹林为环氧合酶抑制剂，能抑制前列腺素 D_2 和白三烯合成；肾上腺素和异丙肾上腺素等可促进 cAMP 合成，阻止其释放，提高胞内 cAMP 含量可抑制生物学活性介质产生和释放；甲基黄嘌呤和氨茶碱等可抑制磷酸二酯酶活性，阻止 cAMP 分解，从而提高 cAMP 水平并抑制细胞脱颗粒。

2. 生物学活性介质作用的拮抗药物

如氯苯那敏（扑尔敏）、苯海拉明、异丙嗪、特非拉定等药物对组胺有竞争性抑制作用，可与组胺竞争效应器官细胞膜上的组胺受体而发挥抗过敏作用。新一代抗组胺药物有氯雷他定、西替利嗪、咪唑斯汀。阿司匹林为缓激肽拮抗剂。

3. 改善效应器官反应性的药物

如肾上腺素可解除支气管平滑肌痉挛，收缩毛细血管，升高血压，用于缓解哮喘症状和抢救过敏性休克。升高血压药物是抢救过敏性休克的首选药物。葡萄糖酸钙等钙制剂和维生素 C 可缓解平滑肌痉挛，降低毛细血管通透性，减轻皮肤和黏膜炎症反应。此外，也可以使用免疫药物对 Ⅰ 型超敏反应进行免疫治疗，如使用人源化 IgE 单抗、IL-5 单抗可降低血液 IgE 和嗜酸性粒细胞水平，治疗持续性哮喘。

※ 知识考点 ※　Ⅰ型超敏反应的发生机制及常见临床疾病与防治原则

案例 13-1　张某，男，28 岁，1h 前进食螃蟹约 500g 并饮用 100mL 白酒后出现上肢皮肤瘙痒，双手肿胀，自行服用阿司匹林之后症状未缓解，入院前半小时出现头晕、眼花、心慌、出汗、胸闷伴全身无力。曾多次食用少量螃蟹出现荨麻疹，每次自服阿司匹林可缓解，否认乙醇及药物过敏史，否认外伤，1 周内未使用头孢类等其他药物。查体可见双上肢大小不一风疹团块，双手肿胀明显。给予生理盐水、异丙嗪、多巴胺注射 10min 后，不适症状明显缓解，逐渐停用升压药物、停止补液后，观察 2h，生命体征平稳出院。

请思考：（1）张某患了哪类疾病？致病机制是什么？

（2）针对该类疾病如何进行预防？

案例 13-2　女，38 岁，反复鼻痒、喷嚏、流涕 2 月，加重 1 周。有高血压病史 2 年余，不规则服药中，否认心脏病、肺炎、肝炎病史。患者 2 月前出现反复鼻痒、喷嚏、流涕，晨起较重，喷嚏数约 10 个，喷嚏后清水样鼻涕较多，平时鼻痒，喜欢揉鼻，无涕中带血，无耳鸣耳闷不适，未行特殊检查及治疗，近 1 周来因换季大扫除后，症状明显加重，神清，气平，血压 85/140mmHg，双鼻道鼻甲黏膜苍白，水肿明显，下鼻甲肿大，表面可见黏涕，双侧鼻道欠通畅，出现严重鼻塞，影响生活，遂来就诊。

请思考：（1）考虑患者为何疾病？需要进一步做哪些检查？

（2）怎样进行药物治疗及其他治疗？

案例 13-3　苏某，女，27 岁，由于病情需要护士遵医嘱给予静脉点滴青霉素，在输入后片刻，患者在与家属行走在走廊交谈过程中突然意外倒地，护士马上呼叫医生，经医生检查初步诊断为呼吸道痉挛。

请思考：（1）患者到底发生了什么？

（2）为什么会发生这种情况？

第二节　Ⅱ型超敏反应

Ⅱ 型超敏反应表现为以细胞溶解或组织损伤为主的免疫病理反应，故又称为细胞毒型或细胞溶解型超敏反应。Ⅱ 型超敏反应与 IgG 和 IgM 类抗体有关，表现为 IgG 和 IgM 类抗体与靶细胞表面抗原或半抗原结合，在补体、单核巨噬细胞和 NK 细胞参与下造成细胞损伤和溶解。

一、变应原

Ⅱ 型超敏反应的抗原都存在于靶细胞膜上，或因为靶细胞自身成分或外源性抗原吸附于靶细胞；药物和微生物等外源性抗原吸附于靶细胞表面，微生物感染和药物因素导致自身抗原改变，外源性抗原与正常组织细胞之间具有共同抗原。靶细胞为正常组织细胞，如输入的异形红细胞、改变的自身细胞、吸附有外来抗原或半抗原及免疫复合物的自身组织与细胞、与外源性抗原具有共同抗原的次生细胞等，均可成为Ⅱ型超敏反应中被攻击杀伤的靶细胞。

二、发生机制

（一）引起Ⅱ型超敏反应的变应原

引起Ⅱ型超敏反应的变应原是某些靶细胞表面的抗原或细胞外基质抗原，主要有以下几类。

（1）同种异型抗原。这一类主要是正常细胞表面固有抗原，如ABO血型抗原、Rh抗原。ABO血型抗原是引起血型不相符输血反应的关键成分，Rh抗原是Rh阴性妇女妊娠时引起Rh阳性胎儿溶血反应的抗原。

（2）改变的分子成为自身抗原。在外界因素影响下，某些自身分子可发生构象或结构改变，以致被免疫系统视为"非己"而成为抗原，并刺激自身抗体产生引发Ⅱ型超敏反应，如感染和理化因素所致的自身细胞或自身细胞外基质抗原改变。

（3）交叉反应性抗原。外源性抗原与正常组织细胞之间具有的共同抗原，如乙型溶血性链球菌细胞壁的成分与心脏瓣膜、关节组织之间的共同抗原。

（4）吸附在组织细胞上的外来抗原或半抗原。某些化学制剂可作为载体或半抗原进入体内细胞或血清中，某些成分如血细胞碎片、变性DNA等可作为半抗原或载体，两者构成完全抗原并刺激机体产生抗体，从而诱发Ⅱ型超敏反应。

（二）抗体的产生及其作用

Ⅱ型超敏反应的主要抗体是IgG和IgM类抗体，这些抗体与靶细胞表面抗原或吸附的抗原、半抗原结合，或形成免疫复合物并黏附于细胞表面，通过三条途径破坏靶细胞：激活补体，溶解靶细胞；激活吞噬细胞发挥调理作用；结合NK细胞通过ADCC作用杀伤靶细胞。Ⅱ型超敏反应发生机制如图13-4所示。

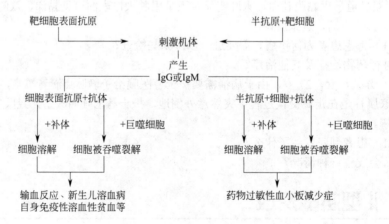

图13-4　Ⅱ型超敏反应发生机制示意

※ 知识考点 ※　Ⅱ型超敏反应的特点

三、临床常见疾病

（一）输血反应

输血反应多由ABO血型不符输血所致。输入的异型血红细胞迅速与受血者血清中相应的天然血型抗体IgM结合，激活补体，出现血管内溶血。如A型血个体血液中含有抗B的IgM类抗体，B型血个体血液中含有抗A抗体。若误将B型血输入A型血人体内则可发生补体介导的溶血反应，患者迅速出现寒战、发热、恶心、呕吐、低血压、意识障碍、血红蛋白尿（酱油尿）等临床症状，严重者甚至死亡。

（二）新生儿溶血症

多发生于母子Rh血型不符，如Rh^-血型的母亲初次妊娠时因流产、胎盘出血或分娩时胎盘剥离，胎儿少量的Rh^+红细胞进入母体，刺激母体产生IgG类抗体；母亲再次妊娠，胎儿仍为Rh^+时，母体内的Rh抗体通过胎盘进入胎儿体内并与Rh^+红细胞结合，激活补体及相关细胞，导致红细胞破坏，引起流产、死产、患新生儿溶血症。

（三）药物过敏性血细胞减少症

药物性半抗原（如青霉素、磺胺、奎宁、异烟肼、对氨基水杨酸、氨基比林、甲基多巴、氯霉素、苯海拉明等）与血细胞膜表面蛋白质结合，刺激机体产生针对药物的特异性抗体，此种抗体与结合于血细胞表面的药物结合，通过激活补体、调理吞噬及ADCC作用，导致血细胞溶解。药物半抗原也可与血浆中的蛋白质结合成完全抗原，刺激机体产生相应抗体，以抗原-抗体复合物形式吸附到血细胞上。通过上述机制损伤血细胞，由于损伤血细胞种类不同，临床上可出现药物过敏性溶血性贫血、粒细胞减少症和血小板减少性紫癜。

（四）自身免疫性溶血性贫血

由药物感染引起或患自身免疫病时自然发生，如服用甲基多巴类药物或机体感染某些病毒（如流感病毒、EB病毒）后，使自身红细胞膜表面抗原成分发生改变，刺激机体产生抗红细胞IgG类抗体，通过吞噬作用激活补体使红细胞溶解破坏，从而引起自身免疫性溶血性贫血。

（五）急性肾小球肾炎和风湿性心肌炎

某些乙型溶血性链球菌M蛋白与人类肾小球基底膜有共同抗原，故链球菌感染后产生的抗体可与肾小球基底膜结合导致肾小球肾炎，约占肾小球肾炎的15%左右。链球菌蛋白质与心肌细胞有共同抗原，链球菌感染后产生的抗体可与心肌细胞发生反应引起风湿性心肌炎。

（六）肺肾综合征

可能机制是病毒感染或吸入某些有机溶剂诱导机体产生抗肺基底膜的自身抗体，造成肺组织损伤。由于肺泡基底膜和肾小球基底膜有共同抗原成分，该抗体也能和肾小球基底膜发生反应，并造成肾小球损伤，临床表现为咯血、贫血及肾炎等症状。

（七）甲状腺功能亢进症

此病是一种特殊类型的Ⅱ型超敏反应。患者体内产生一种能与甲状腺细胞表面TSH（促甲状腺激素）受体结合的自身抗体，该抗体与TSH受体结合后不引起细胞损伤，而是刺激甲状腺细胞合成分泌甲状腺素，故出现甲状腺功能亢进症的临床表现，又称抗体刺激型超敏反应。有些还表现有重症肌无力症，患者表现为在体内生成抗乙酰胆碱受体的自身抗体，该抗体与乙酰胆碱受体结合，可致乙酰胆碱受体数量减少，功能降低，以致肌无力。

※ 知识考点 ※ Ⅱ型超敏反应发生机制及临床常见疾病

第三节　Ⅲ型超敏反应

Ⅲ型超敏反应又称免疫复合物型或血管炎型超敏反应，是由中等大小可溶性免疫复合物沉积于局部或全身毛细血管基膜后，通过激活补体并在血小板嗜碱性粒细胞、肥大细胞等参与作用下引起的以充血水肿、局部坏死和中性粒细胞浸润为主要特征的炎症反应和组织损伤。Ⅲ型超敏反应由IgG、IgM、IgA介导，变应原为可溶性抗原，变应原与抗体形成中等大小的可溶性免疫复合物沉积于血管等基底膜。复合物沉积是致病的关键，激活补体后吸引中性粒细胞，中性粒细胞释放溶酶体酶是引起损伤的主要因素，以血管炎和血管周围炎为主的免疫病理改变是Ⅲ型超敏反应主要的临床特征。

一、变应原

各种病原微生物、寄生虫、药物、异种血清、肿瘤抗原、类风湿关节炎的变性 IgG、全身性红斑狼疮的核抗原等都可能是Ⅲ型超敏反应的变应原。

二、发生机制

（一）中等大小免疫复合物的形成与沉积

可溶性抗原与相应抗体（IgG、IgM、IgA）结合形成免疫复合物（immune complex，IC），当 IC 可被单核吞噬细胞吞噬清除时不会引起疾病，但在宿主补体功能障碍、吞噬细胞功能异常或所形成的复合物超过其承受能力时，免疫复合物就会在组织中沉积并导致疾病。可能导致免疫复合物沉积的因素有血管通透性增加，即免疫复合物激活补体后，酶活化肥大细胞、嗜碱性粒细胞和血小板使其释放血管活性胺类物质，导致局部血管通透性增加，有利于免疫复合物向组织内沉积。最常见的沉积部位是肾小球基底膜、动脉血管的蛋白层内、关节滑膜、皮下等处。

（二）组织损伤的发生

免疫复合物沉积后，激活补体产生补体裂解片段 C3a、C5a 等，于是肥大细胞和嗜碱性粒细胞脱颗粒释放组胺、血小板活化因子等生物活性介质，导致血管通透性增加，渗出增多，局部出现水肿，同时局部血小板激活，促进血栓形成，局部出现出血坏死；C5a 还可趋化中性粒细胞向炎症局部聚集，聚集的中性粒细胞在吞噬清除免疫复合物的同时，还可释放多种溶酶体酶，损伤血管基底膜和周围组织。血小板活化后释放血管活性胺类物质，又进一步导致血管通透性增加，加重了局部组织的充血水肿。

Ⅲ型超敏反应发生机制如图 13-5 所示。

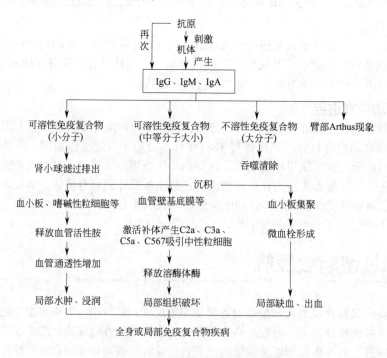

图 13-5　Ⅲ型超敏反应发生机制示意图

三、临床常见疾病

（一）局部免疫复合物病

1. Arthurs 反应

1903 年，Arthurs 发现给家兔皮下多次注射马血清后，注射局部出现红肿出血和坏死等剧烈炎症反应，称为 Arthurs 反应。反应机制是多次注射一种蛋白刺激机体产生大量抗体，局部注射抗原与相应抗体结合形成免疫复合物，沉积在局部血管基底膜导致病理损伤。

2. 类 Arthurs 反应

胰岛素依赖型糖尿病患者需反复注射胰岛素，体内可产生过量抗胰岛素抗体，再次注射胰岛素时可在局部出现类似 Arthurs 反应的变化。

（二）全身免疫复合物病

1. 血清病

治疗破伤风、白喉等外毒素性疾病早期需要大剂量注射抗毒素动物免疫血清，有些患者在注射后 1～2 周出现发热、皮疹、淋巴结肿大、关节肿痛和蛋白尿等表现，称为血清病。这是因为患者体内产生的抗毒素抗体与体内残留的抗毒素结合形成的免疫复合物沉积于皮肤、关节、肾小球等部位引起了Ⅲ型超敏反应。血清病具有自限性，随着抗原组件被清除，疾病可自行恢复。大剂量应用青霉素、磺胺等药物时也可引起类似血清病样的反应。

2. 链球菌感染后肾小球肾炎

部分患者在链球菌感染后 2～3 周可发生急性肾小球肾炎，这是由于链球菌可溶性抗原蛋白（M 蛋白）与相应抗体形成免疫复合物沉积于肾小球基底膜，引起炎症损伤所致的。此病在其他病原微生物，如葡萄球菌、肺炎链球菌、某些病例病毒或者疟原虫等感染后也可发生。

3. 类风湿关节炎

可能机制是在病毒或支原体持续感染情况下，机体 IgG 类抗体发生变性，继而刺激机体产生 IgM 类自身抗体（即类风湿因子），类风湿因子与变性 IgG 结合成中等大小可溶性免疫复合物沉积在关节滑膜上引起炎症损伤。

4. 系统性红斑狼疮

系统性红斑狼疮患者体内出现多种自身抗体，如抗核抗体。自身抗体与自身成分结合成中等大小可溶性免疫复合物沉积在全身多处血管基底膜，导致组织损伤，表现为全身多器官病变。

※ 知识考点 ※ Ⅲ型超敏反应临床常见疾病

第四节　Ⅳ型超敏反应

Ⅳ型超敏反应是由致敏 T 细胞受到抗原再次刺激造成的，免疫病理过程也称细胞免疫型超敏反应，超敏反应发生和消失都比较慢，当机体再次接受相同抗原刺激后，通常需经 24～72h 方出现炎症反应，因此又称迟发型超敏反应。Ⅳ型超敏反应由 T 细胞介导，多在变应原进入局部发生，引起的病变表现为以单个核细胞（淋巴细胞和单核细胞）浸润为主的炎症反应，抗体和补体不参与，无明显个体差异。

一、变应原

变应原为细菌（多为胞内寄生菌，如结核分枝杆菌、麻风分枝杆菌）、病毒、真菌、寄生虫、化学物质（如药物、油漆、农药、塑料、染料等）、异体组织器官等。

二、发生机制

　　能引起Ⅳ型超敏反应的抗原种类繁多，如各种胞内寄生菌、病毒、寄生虫及化学物质等。当抗原初次进入机体时，可通过形成抗原肽-MHC Ⅰ／Ⅱ 的形式激活 T 淋巴细胞，使其迅速分化成 CTL 细胞和 Th1 细胞，从而使机体处于致敏阶段，这一阶段耗时 1 ～ 2 周，此阶段称为 T 细胞致敏阶段。当抗原再次进入机体时，致敏 CTL 细胞释放穿孔素和颗粒酶等介质，同时激活 FasL/Fas 途径，导致靶细胞溶解和凋亡。致敏 Th1 细胞释放 IL-2、IL-3、TNF-α、LT-α、INF-γ、GM-GSF、MCP-1、IL-8 等细胞因子，这些细胞因子可趋化单个核细胞到达抗原部位，促进局部血管内皮细胞黏附分子表达，聚集巨噬细胞和淋巴细胞到达抗原存在部位，产生细胞毒作用，引起组织损伤，结合巨噬细胞增强细胞吞噬与细胞毒作用，加重组织损伤，最终导致在发生细胞免疫的同时，局部出现以单个核细胞（单核巨噬细胞和淋巴细胞）浸润为主的炎症反应和组织损伤。

　　Ⅳ型超敏反应发生机制见图 13-6。

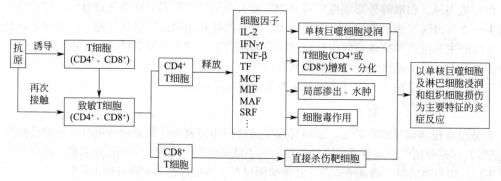

图 13-6　Ⅳ型超敏反应发生机制

三、临床常见疾病

（一）传染性超敏反应

　　传染性超敏反应多发生于细胞内病原体感染。机体对细胞内感染的病原体，如胞内寄生菌、病毒、某些寄生虫和真菌等主要以细胞免疫为主，但在清除病原体或阻止病原体扩散时，可因迟发型超敏反应而导致组织炎症损伤。例如，肺结核患者对结核分枝杆菌产生的迟发型超敏反应，大量单个核细胞的浸润是局部病变，严重者可出现干酪样坏死、肺空洞等单病灶。基于超敏反应与细胞免疫的关系，临床上借助结核菌素试验以判定机体是否对结核分枝杆菌有细胞免疫力。

（二）接触性皮炎

　　油漆、染料、塑料、农药、化妆品或某些药物（如磺胺等小分子物质）等作为半抗原可与皮肤表皮细胞内角蛋白结合成完全抗原，刺激机体产生针对半抗原的致敏 T 细胞，从而使机体处于致敏状态。当再次接触相同变应原 24h 以后，机体接触部位出现红斑、丘疹、水疱等皮炎症状，48 ～ 96h 达最高峰，严重者可出现剥脱性皮炎。

（三）移植的排斥反应

　　同种异体器官或组织移植时，若供受者双方组织相容性抗原（HLA）不完全相同，就会导致Ⅳ型超敏反应，最终移植物坏死、脱落、排除，称移植排斥反应。为减轻或延缓移植排斥反应，通常在移植术后需大剂量、长期使用免疫抑制剂。

※ 知识考点 ※ Ⅳ型超敏反应临床常见疾病

第五节　各型超敏反应的比较与相互关系

一、各型超敏反应的特征比较

依据发生机制将超敏反应分为Ⅰ型、Ⅱ型、Ⅲ型、Ⅳ型，但不能过于绝对，实际上同一变应原可引起不同反应类型，相似临床表现也可以由不同变应原引起。临床上，超敏反应性疾病常不是单一型的，而是以某一型损伤为主的混合表现。超敏反应的发生机制及参与成分均不同，甚至同一组分所表现的作用也不相同。各型超敏反应的主要特征比较如表 13-1 所列。

表 13-1　**各型超敏反应的主要特征比较**

反应类型	Ⅰ型	Ⅱ型	Ⅲ型	Ⅳ型
抗原	吸入性、食入性变应原和药物	靶细胞膜抗原药物吸附靶细胞	可溶性抗原	化学物质、细胞内寄生病原体
抗体	仅 IgE 参与	IgM、IgG	IgM、IgG、IgA	个参与
补体及作用	不参与	细胞溶解作用为主	过敏毒素作用与趋化作用为主	不参与
其他成分	肥大细胞、嗜碱性粒细胞	巨噬细胞、NK 细胞	血小板、中性粒细胞	单核细胞、巨噬细胞、致敏 T 细胞
病理变化机制	肥大细胞、嗜碱性粒细胞脱颗粒，释放过敏介质	活化补体，介导 ADCC，促进吞噬细胞吞噬，刺激或抑制靶细胞	激活补体产生补体裂解片段，活化肥大细胞、血小板、中性粒细胞，释放血管活性物质凝血酶和溶酶体酶	释放淋巴因子，直接杀伤靶细胞
表现	速发型，生理功能紊乱；仅迟发型出现嗜酸性/中性粒细胞浸润	细胞溶解或组织损伤；无炎症	IC 沉积，引起组织损伤；以中性粒细胞浸润为主	迟发型；单核细胞、巨噬细胞、淋巴细胞浸润
免疫类型	体液免疫	体液免疫	体液免疫	细胞免疫
临床疾病	药物过敏性休克、支气管哮喘、花粉症、食物过敏、超敏性鼻炎、荨麻疹	溶血性贫血、输血反应、新生儿溶血症、Graves 病	肾小球肾炎、血清病、类风湿关节炎、系统性红斑狼疮	接触性皮炎、移植排斥反应、传染性皮炎

二、各型超敏反应与疾病发生发展的关系

虽然四种类型超敏反应是根据其发生机制和参与成分不同区分的，但临床实际表现却极为复杂。某些超敏反应性疾病患者并非单一型和几种类型同时存在，而以某一型别为主，如肾小球肾炎可能有Ⅱ型、Ⅲ型、Ⅳ型超敏反应机制参与。因自身抗体损伤肾小球基底膜引起的肾小球肾炎，大部分属Ⅲ型超敏反应；由免疫复合物引起的损伤，如系统性红斑狼疮、血清病、疟疾或病毒感染后的肾炎均属Ⅲ型超敏反应；大鼠实验性肾炎为Ⅳ型超敏反应损伤。药物所引起的超敏反应也非常常见，约 10% 的人可因药物引发超敏反应，轻者发生药疹、药热、接触性皮炎，重者发生严重的血细胞减少症、剥脱性皮炎、过敏性休克。因变应原进入人体内途径不同，同一变应原对同一个体或不同个体引起的超敏反应类型各异。如青霉素常引起过敏性休克、荨麻疹、哮喘等Ⅰ型超敏反应，长期大剂量静脉注射可因Ⅱ型超敏反应引起溶血，也可引起局部 Arthus 反应和关节炎等Ⅲ型超敏反应，多次涂抹皮肤则可由Ⅳ型超敏反应引起接触性皮炎。磺胺、巴比妥类药物也有类似情况。常用药物所致超敏反应如表 13-2 所列。

表 13-2　常用药物所致的超敏反应

超敏反应	疾病/症状	青霉素	磺胺	巴比妥
Ⅰ型	过敏性休克	++	−	−
	荨麻疹	+++	+++	+
	哮喘	+	−	+
Ⅱ型	溶血性贫血	++	−	+
	粒细胞减少症	−	+++	+
	血小板减少症	−	+	+
Ⅲ型	局部 Arthus 反应	++	+	−
	关节炎	+	+	+
	发热	+	+	+
Ⅳ型	接触性皮炎	++	+	+++
	剥脱性皮炎	+	+	++

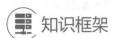

知识框架

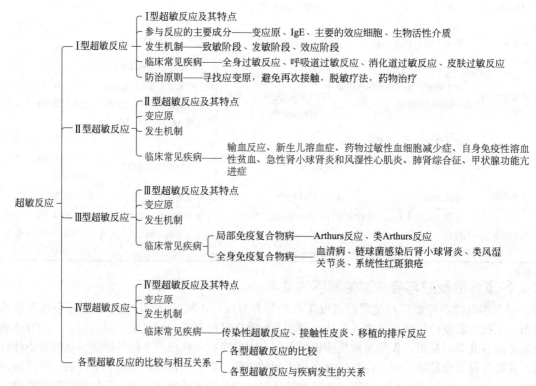

超敏反应
- Ⅰ型超敏反应
  - Ⅰ型超敏反应及其特点
  - 参与反应的主要成分——变应原、IgE、主要的效应细胞、生物活性介质
  - 发生机制——致敏阶段、发敏阶段、效应阶段
  - 临床常见疾病——全身过敏反应、呼吸道过敏反应、消化道过敏反应、皮肤过敏反应
  - 防治原则——寻找应变原，避免再次接触，脱敏疗法，药物治疗
- Ⅱ型超敏反应
  - Ⅱ型超敏反应及其特点
  - 变应原
  - 发生机制
  - 临床常见疾病——输血反应、新生儿溶血症、药物过敏性血细胞减少症、自身免疫性溶血性贫血、急性肾小球肾炎和风湿性心肌炎、肺肾综合征、甲状腺功能亢进症
- Ⅲ型超敏反应
  - Ⅲ型超敏反应及其特点
  - 变应原
  - 发生机制
  - 临床常见疾病
    - 局部免疫复合物病——Arthurs反应、类Arthurs反应
    - 全身免疫复合物病——血清病、链球菌感染后肾小球肾炎、类风湿关节炎、系统性红斑狼疮
- Ⅳ型超敏反应
  - Ⅳ型超敏反应及其特点
  - 变应原
  - 发生机制
  - 临床常见疾病——传染性超敏反应、接触性皮炎、移植的排斥反应
- 各型超敏反应的比较与相互关系
  - 各型超敏反应的比较
  - 各型超敏反应与疾病发生的关系

目标检测

一、名词解释

超敏反应、变应原

二、填空题

1. Ⅰ型超敏反应又称为_____或_____，参与的抗体是_____，临床最常见最严重的疾

病是___。

2. Ⅱ超敏反应又称为_____，属于_____免疫应答，参与的抗体是_____或_____，通过_____、_____和_____参与引起组织损伤。

3. Ⅲ型超敏反应又称_____，属于_____免疫应答，参与的抗体是_____、_____、_____，形成_____，沉积在局部或全身毛细血管基底膜而引发血管及周围组织的炎症反应。

4. Ⅳ型超敏反应又称_____，属于_____免疫应答，形成_____炎症反应。

三、选择题（A型题）

1. 预防 Rh 血型不合的新生儿溶血症的方法是（　　）。

A. 用高 Rh 血清级新生儿进行人工被动免疫

B. 给胎儿输入母亲的红细胞

C. 用过量的抗原中和母亲的抗 Rh 球蛋白

D. 用免疫抑制剂抑制母体产生抗 Rh 抗体

E. 分娩 72h 内给产妇注射抗 Rh 免疫血清

2. 关于Ⅳ型超敏反应的特点叙述错误的是（　　）。

A. 属于细胞免疫应答　　　　B. 反应速度慢　　　　C. 炎症区以单个核细胞浸润为主

D. 需补体参与　　　　　　　　　　　　　　　　　　E. 效应 Th1 细胞和 Tc 细胞参与

3. 查明变应原最常用的方法是（　　）。

A. 询问病史　　　　　　　　B. 皮肤斑贴试验　　　　C. 结核菌素试验

D. 血清特异性 IgE 检测　　　　　　　　　　　　　　E. 皮肤试验

4. 关于Ⅲ型超敏反应下列说法不正确的是（　　）。

A. 参与的抗体是 IgG、IgM 和 IgA

B. 有补体、吞噬细胞和 NK 细胞的参与

C. 由中等大小可溶性免疫复合物引起

D. 免疫复合物沉积于毛细血管壁

E. 系统性红斑狼疮属于Ⅲ型超敏反应

5. 下列疾病属于Ⅱ型超敏反应的是（　　）。

A. 接触性皮炎　　　B. 消化道过敏反应　　　C. 输血反应　　　D. 类风湿关节炎　　　E. 血清病

6. 能引起Ⅰ型超敏反应的 Ig 是（　　）。

A.IgA　　　B.IgM　　C.IgG　　D.IgD　　E.IgE

四、简答题

1. 青霉素过敏性休克属于哪一型超敏反应？其发生机制是什么？如何预防？

2. 超敏反应有哪些类型？各有何特点？

第十四章
免疫学的实际应用

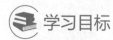 学习目标

掌握疫苗的基本类型；了解主动免疫与被动免疫的区别；掌握抗原抗体检测技术的基本原理；了解常用的免疫学检测方法。

情景导学

小张的手臂在工作中被金属工具割伤，送医后进行紧急消毒处理并缝合。医生要求小张同时注射破伤风抗毒素，小张觉得没有必要，并拒绝医生建议，没有注射破伤风抗毒素。2周后，小张出现牙关紧闭、阵发性痉挛等症状，经医生诊断为破伤风感染。遂紧急注射破伤风抗毒素，辅助其他手段进行治疗。

? 请思考：

（1）小张受伤后伤口已经处理完毕还需要注射破伤风疫苗吗？该免疫类型属主动免疫还是被动免疫？

（2）抗毒素的治疗机制是什么？为什么抗毒素处理后可以保证小张的生命安全？

目前，免疫学已广泛应用于医学的各个领域。临床免疫学可用免疫学理论阐述免疫性疾病和与免疫相关疾病的发生原理、发生规律，应用免疫学检测技术也可进行如肿瘤、自身免疫病、超敏反应性疾病等免疫相关疾病的诊断、预防和治疗。

第一节　免疫学防治

免疫学防治依据免疫学的基本原理，应用免疫制剂或免疫调节剂去诱导和调节机体的免疫功能，以达到预防和治疗疾病的目的。免疫学防治包括免疫学预防和免疫学治疗两个方面。

一、免疫学预防

特异性免疫获得方式包括自然免疫和人工免疫。自然免疫主要指机体通过感染病原体后建立的特异性免疫，包括胎儿或新生儿经胎盘或乳汁从母体获得抗体而产生的免疫。人工免疫则通过人为方式给机体注射抗原或抗体，使机体获得相应的特异性免疫能力，包括人工主动免疫和人工被动免疫，通过这种方式获得的预防疾病的能力称免疫学预防。免疫学预防对尚无有效治疗方法的传染性疾病的有效控制具有重大意义，如接种新型冠状病毒疫苗可以帮助人体建立起很好的免疫保护，当注射疫苗人群达到一定规模时，可产生群体免疫。早期一些病毒性疾病在没有有效治疗药物的情况下，免疫学预防发挥了重要的作用，如天花、脊髓灰质炎等疾病的预防治疗。

（一）人工主动免疫

用人工接种的方法向机体输入疫苗、抗毒素等抗原性物质，使机体主动产生特异性免疫力的方式称为人工主动免疫。如向机体注射破伤风类毒素可帮助机体产生抗破伤风的免疫力。人工主

动免疫能诱导机体产生相应抗体，免疫力出现较慢，但维持时间长，免疫效果理想，通常用于疾病的特异性预防。疫苗（vaccine）是主动免疫的常用制剂，是指用各类病原微生物制作的用于预防接种的生物制品。用细菌或螺旋体制作的疫苗亦称为菌苗，用病毒、立克次氏体等制成的生物制品称为疫苗，使用上通常将二者统称为疫苗；用细菌外毒素脱毒制成的制品称为类毒素。

1. 传统疫苗

（1）灭活疫苗。选用免疫原性高、毒性强的细菌、病毒、立克次氏体或螺旋体等，用物理或化学方法将其杀死，但仍保持其免疫原性，由此制备成的预防制剂称为灭活疫苗（inactivated vaccine）。如百日咳、伤寒、流行性乙型脑炎和狂犬病的疫苗等，仍保持原有免疫原性，使用安全可靠，保存时间长。灭活疫苗由于病原微生物已被杀死，不能在体内进行生长繁殖，对机体刺激时间短，需多次重复接种，接种量大，免疫效果有局限性，局部及全身副反应明显。

（2）减毒疫苗。减毒疫苗（attenuated vaccine）是指病原体经过甲醛处理后，毒性减弱，但仍保持免疫原性的一类疫苗。将其接种到机体内，类似于轻微感染过程，但不会引起疾病的发生，病原体可诱导机体产生免疫应答，刺激机体产生特异性的记忆 B 细胞和记忆 T 细胞，由此机体获得长期或终生保护作用，如卡介苗、脊髓灰质炎疫苗和麻疹疫苗等。减毒疫苗除无毒性或毒力降低外，其他性质与致病菌极为相似，故免疫强度高于灭活疫苗。减毒疫苗进入机休后可生长繁殖，一般只需接种一次，接种量少，持续时间长，免疫效果好，局部反应轻。减毒疫苗由于本身具有活性，因此不宜保存和运输，稳定性差，有回复突变的潜在危险，孕妇及免疫缺陷病患者一般不宜接种。

（3）类毒素。某些革兰氏阳性菌如白喉棒状杆菌、破伤风梭菌等产生的外毒素毒性极强，可采用 0.3% ～ 0.4% 的甲醛将其脱毒后制成类毒素（toxoid）。类毒素仍然保留免疫原性，注射入机体后可产生抗毒素，从而中和外毒素的毒性，常用的类毒素有白喉类毒素和破伤风类毒素等。

2. 新型疫苗

（1）亚单位疫苗。通过化学分解或蛋白质酶解方法提取细菌、病毒的特殊蛋白质结构，去除与免疫无关或有害的成分，筛选出具有免疫活性的片段制成的疫苗，称为亚单位疫苗（subunit vaccine）。亚单位疫苗可特异性地防治某种疾病，如流感亚单位疫苗、乙型肝炎亚单位疫苗等。

（2）基因工程疫苗。利用 DNA 重组技术将病原微生物的致病基因提取后，定向插入细菌、酵母菌或哺乳动物细胞（如 CHO 细胞）中并使之充分表达，将表达产物纯化后加工制成的疫苗即为基因工程疫苗（genetically engineered vaccine），如 DNA 重组乙型肝炎疫苗、重组新型冠状病毒疫苗（CHO 细胞）。

（3）多肽疫苗。用由化学方法人工合成的寡肽作为抗原，配以适当的载体和佐剂制成的疫苗，称为多肽疫苗（polypeptide vaccine）。这种疫苗成分更加简单，质量更易控制，安全稳定，易于大量生产，无血缘性疫苗污染可能性，但所含抗原表位少，免疫原性比活疫苗差。

（二）人工被动免疫

人工被动免疫采用人工方法向机体输入由他人或动物产生的免疫效应物，如免疫血清、淋巴因子等，使机体立即获得免疫力。人工被动免疫维持时间较短，仅 2 ～ 3 周，这类免疫用制剂能使机体迅速获得免疫力，常用于疾病的治疗或紧急预防（见表 14-1）。

表 14-1 人工主动免疫与人工被动免疫的区别

项目	人工主动免疫	人工被动免疫
输入物质	抗原	抗体、免疫血清等
产生免疫力的时间	慢，约 2 ～ 3 周	快，立即生效
免疫力维持时间	长，数月至数年	短，约 2 ～ 3 周
作用	疾病的预防	紧急预防或治疗

1. 抗毒素

用类毒素多次免疫动物，将血清进行分离纯化后即得抗毒素，主要用于细菌外毒素引起疾病的治疗或应急预防，如白喉抗毒素、破伤风抗毒素等。

2. 人血浆丙种球蛋白和胎盘球蛋白

人免疫球蛋白是取健康献血员的新鲜血浆或保存期不超过 2 年的冰冻血浆或健康产妇胎盘血提取制成的，分别称为人血浆丙种球蛋白和胎盘球蛋白，主要用于预防麻疹和传染性肝炎。由于健康成年人多数发生过麻疹、脊髓灰质炎、甲型肝炎等疾病的显性或隐性感染，血液中存在相应抗体，可应用于此类疾病的紧急预防或辅助治疗。

3. 特异性免疫球蛋白

特异性免疫球蛋白是针对某种特异性病原微生物，以具有高效价的特异性抗体血浆为原料制备的免疫球蛋白制剂，应用于针对某种特定病原微生物的紧急预防或治疗，如乙肝病毒免疫球蛋白血清、抗蛇毒血清、SARS 特异性免疫球蛋白等。

案例 14-1 村民张某和刘某同时被野犬咬伤。张某因创口较大，前往当地医院，进行彻底清洗消毒，并遵照医嘱注射抗狂犬病血清和狂犬病疫苗。刘某因创口没有淌血，没有前往医院，只在家用草药敷于患处进行处理。5 个月后，刘某出现胸痛、发热、恐水、怕风、畏惧、咽肌痉挛和进行性瘫痪等症状，被医生诊断为狂犬病，不久死亡。张某暂时安然无恙，但张某回家路上又被野犬咬伤。

请思考：（1）张某和刘某同时被犬咬伤，为何张某安然无恙？

（2）张某又被犬咬伤，此时应该怎么处理？

※ 知识考点 ※ 人工自动免疫与人工被动免疫的区别

（三）计划免疫

计划免疫是指根据人群免疫状况和传染病流行情况，及各种生物制品的性能和免疫期限，科学地安排接种对象和时间，有计划地进行预防接种，以提高整体免疫水平，有效控制传染性疾病的发生。在全国范围内推行计划免疫，尤其是在儿童中推行计划免疫措施，能够有效地控制和消灭传染性疾病（见表 14-2）。

表 14-2　我国儿童计划免疫接种参考表

年龄	疫苗种类							
	卡介苗	乙肝疫苗	脊灰疫苗	百白破	麻疹	乙脑	甲肝	流脑疫苗
出生	1 剂	第 1 剂						
1 个月		第 2 剂						
2 个月			第 1 剂					
3 个月			第 2 剂	第 1 剂				
4 个月			第 3 剂	第 2 剂				
5 个月				第 3 剂				
6 个月		第 3 剂						
8 个月					麻风或麻疹	第 1 剂		
6～18 个月								A：2 剂
18～24 个月				第 4 剂	麻腮风或麻风或麻疹	第 2 剂	第 1 剂	
3 岁								A+C
4 岁			第 4 剂					
6 岁				1 剂白破				A+C

二、免疫学治疗

机体免疫功能亢进或低下均有可能引起机体发病，导致免疫性疾病发生，如免疫缺陷、肿瘤、自身免疫病等。免疫学治疗（immunotherapy）是指针对机体低下或亢进的免疫状态，通过人为地增强或抑制机体的免疫功能达到治疗疾病的目的的治疗方法，分为以抗体为基础的免疫学治疗、以细胞因子为基础的免疫学治疗和以细胞为基础的免疫学治疗等。

（一）以抗体为基础的免疫学治疗

单克隆抗体是目前癌症免疫治疗中最广泛应用的方法，如抗体导向药物治疗就是用高度特异的抗肿瘤单克隆抗体特异性结合细胞毒物质，从而有针对性地杀灭肿瘤细胞。单克隆抗体主要采用大量合成的人造抗体来引发免疫应答。抗体免疫治疗在肿瘤疾病及遗传性疾病治疗中具有广阔的应用前景。

（二）以细胞因子为基础的免疫学治疗

细胞因子具有促进造血与免疫功能重建或杀伤肿瘤细胞的作用，细胞因子补充和添加疗法已应用于自身免疫病、肿瘤等疾病的治疗领域，如 IFN-γ 用于治疗病毒性感染疾病、细胞因子拮抗疗法等。

（三）以细胞为基础的免疫学治疗

此法通过给机体输入细胞制剂以激活或增强机体特异性免疫应答，如骨髓移植、免疫效应细胞的转移及过继免疫疗法等。细胞免疫治疗疗法应用人体自身细胞，在体外培养过程中增强其靶向性杀伤功能，回输到人体可清除体内的病原体、癌细胞和突变细胞，打破免疫耐受，提高机体免疫能力，具有治疗和保健的双重功效。

（四）免疫调节剂

免疫调节剂包括生物应答调节剂和免疫抑制剂。生物应答调节剂主要针对免疫功能低下者有促进或调节作用，包括细胞因子制剂和微生物制剂。细胞因子制剂是近年来研究的新型免疫治疗剂，已用于感染性疾病、肿瘤、移植排斥、血细胞减少症、超敏反应、自身免疫性疾病等的治疗，目前细胞因子制剂主要有 IFN、TNF、IL-2、胸腺肽等。而微生物制剂可活化巨噬细胞和 NK 细胞以提高和增加机体免疫力，如卡介苗、短小棒状杆菌制剂、灵芝多糖等。免疫抑制剂是一类可以抑制机体免疫功能的生物制剂或非生物制剂，主要用于治疗移植排斥反应和超敏反应性疾病等，免疫抑制剂长期或不当使用可致机体免疫功能下降。临床常用的免疫抑制剂有糖皮质激素、环磷酰胺、硫唑嘌呤化学合成药和环孢素 A、F-K560、雷帕霉素等微生物制剂。

第二节 免疫学诊断

免疫学检测方法具有高度特异性、灵敏性、准确快速等诸多优点，在临床作为疾病的快速诊断方法，发挥着重要的作用。

一、抗原或抗体的检测

通过抗原与抗体之间特异性的结合反应，利用表现出来的各种现象进行抗原（体）检测，可定性和（或）定量。通过已知抗体可检测未知抗原，或通过已知抗原可检测未知抗体。在检测过程中，把一方浓度固定，另一方做系列稀释，以出现明显可见反应的最高稀释倍数称之为效价。抗原抗体反应过程具有高度特异性，且某些反应过程具有可逆性。抗原与抗体反应体系需适当的浓度和比例才能达到最大反应程度。反应具有阶段性，包含不可见反应阶段和可见反应阶段。常见抗原抗体反应试验包括凝集反应、沉淀反应和免疫标记技术。

（一）凝集反应

颗粒性抗原（完整的病原微生物或红细胞等）与相应抗体结合，在有电解质存在的条件下，经过一定时间会出现肉眼可见的凝集现象，包括直接凝集反应与间接凝集反应。直接凝集反应是指颗粒状抗原（如细菌、红细胞等）与相应抗体直接结合所出现的凝集现象，常有玻片法、试管法等，如ABO血型鉴定、检测伤寒的肥达试验均属此法，该方法简单快速，主要用于定性检测。间接凝集反应是将可溶性抗原（或抗体）先吸附于载体表面形成致敏颗粒，然后与相应抗体（或抗原）作用，在适宜条件下可发生凝集反应。直接与间接凝集反应的原理如图14-1所示。

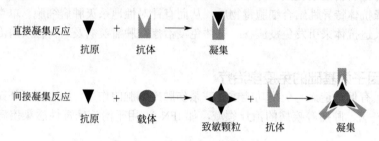

直接凝集反应　抗原　+　抗体　→　凝集

间接凝集反应　抗原　+　载体　→　致敏颗粒　+　抗体　→　凝集

图14-1　直接与间接凝集反应的原理

（二）沉淀反应

毒素、细菌滤液及血清中的蛋白等可溶性抗原与相应抗体反应后，在一定条件下可出现肉眼可见的沉淀物，称为沉淀反应，有环状法、絮状法、琼脂扩散法和免疫比浊法等，以琼脂扩散法较为常用。琼脂扩散法分为单向琼脂扩散法和双向琼脂扩散法。利用抗原与抗体在恰当比例下结合反应可在琼脂介质中形成白色沉淀环或沉淀线，可进行定量测定。

（三）免疫标记技术

免疫标记技术（immunolabeling technique）是指用可微量检测的荧光素、酶、放射性同位素或电子致密物质等标记抗原或抗体进行的抗原抗体反应。将标记物的微量灵敏性与抗原抗体反应的特异性相结合，具有准确、灵敏、特异的优点，可进行定量、定性和定位等多种检测，是目前应用最广的免疫诊断技术，包括酶免疫技术、荧光免疫技术、放射性同位素标记技术、免疫胶体金技术等。酶联免疫吸附试验（enzyme linked immunosorbent assay，ELISA）是应用最广泛的酶免疫测定技术，是将已知抗原或抗体吸附于固相载体表面，使酶标记的抗原抗体反应在固相表面进行，再用洗涤法将液相中未结合的游离成分洗除，加入酶底物，使之显色，以此判定抗原抗体反应量，有双抗体夹心法和间接法，前者常用于检测抗原，后者常用于检测抗体。ELISA法试验原理示意如图14-2所示。

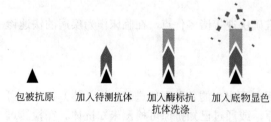

包被抗原　加入待测抗体　加入酶标记抗体洗涤　加入底物显色

图14-2　ELISA法试验原理示意

二、免疫细胞及其功能的检测

由于介导细胞免疫的是T细胞，与细胞免疫功能相关的检测大多是进行T细胞检查或者其产生的淋巴因子检测。测定外周血中T细胞数量和功能是分析判断细胞免疫状态的重要指标。检测T细胞数量可通过检测其细胞表面CD抗原进行，应用单克隆抗体技术可检测T细胞表面CD3。还可采用免疫荧光法在荧光显微镜下观察，计算荧光阳性细胞的百分比，即为T细胞百分数。正常外周血淋巴细胞中荧光阳性细胞占60%～80%。T细胞功能可通过淋巴细胞转化试验检测，通过皮肤试验[如植物血凝素（PHA）

皮肤试验、结核菌素试验等] 可检测细胞免疫功能。

三、细胞因子检测

通过细胞因子检测可判断机体的免疫功能，在疾病诊断、疗效判断、病程观察、治疗监测等方面有重要指导意义。应用生物分析法、免疫分析法、分子杂交技术、分子生物学技术等可进行细胞因子检测，如某些肿瘤细胞必须依赖细胞因子才能进行增殖，可依据这一特性监测相应细胞因子，也可依赖于一些细胞因子（如干扰素、肿瘤坏死因子等）的功能特性，建立活性测定方法。

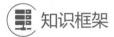 知识框架

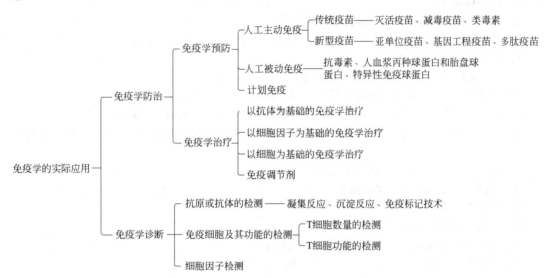

免疫学的实际应用
- 免疫学防治
  - 免疫学预防
    - 人工主动免疫
      - 传统疫苗——灭活疫苗、减毒疫苗、类毒素
      - 新型疫苗——亚单位疫苗、基因工程疫苗、多肽疫苗
    - 人工被动免疫——抗毒素、人血浆丙种球蛋白和胎盘球蛋白、特异性免疫球蛋白
    - 计划免疫
  - 免疫学治疗
    - 以抗体为基础的免疫学治疗
    - 以细胞因子为基础的免疫学治疗
    - 以细胞为基础的免疫学治疗
    - 免疫调节剂
- 免疫学诊断
  - 抗原或抗体的检测——凝集反应、沉淀反应、免疫标记技术
  - 免疫细胞及其功能的检测
    - T细胞数量的检测
    - T细胞功能的检测
  - 细胞因子检测

目标检测

一、名词解释

疫苗、抗毒素、直接凝集反应、酶联免疫吸附试验

二、填空题

1. 人工主动免疫常用的生物制品有_____、_____、_____和_____。
2. 抗原抗体检测常用的方法包括_____、_____和_____。
3. 抗原抗体反应的主要特点是_____、_____、_____和_____。

三、单选题

1. 下列哪项属于人工主动免疫？（   ）
A. 注射丙种球蛋白预防麻疹   B. 接种卡介苗预防结核
C. 注射免疫核糖核酸治疗恶性肿瘤   D. 静脉注射 LAK 细胞治疗肿瘤
E. 骨髓移植治疗白血病
2. 关于类毒素，下列说法正确的是（   ）。
A. 有毒性   B. 有抗原性   C. 注射前需皮试
D. 用于某些疾病的紧急预防   E. 用于某些疾病的治疗
3. 用于人工被动免疫的制剂是（   ）。
A. 活疫苗   B. 灭活疫苗   C. 类毒素

　　　　D. 抗毒素　　　　　　　　　　　E. 外毒素

4. 卡介苗可用于下列哪种疾病的治疗？（　　　）

　　　A. 结核病　　　　　　　　B. 皮肌炎　　　　　　　　C. 膀胱癌
　　　D. 类风湿关节炎　　　　　E. 甲状腺功能亢进

5. 胎儿从母体获得 IgG 属于（　　　）。

　　　A. 过继免疫　　　　　　　B. 人工被动免疫　　　　　C. 人工自动免疫
　　　D. 自然自动免疫　　　　　E. 自然被动免疫

6. 属于人工主动免疫生物制品的是（　　　）。

　　　A. 抗毒素　　　　　　　　B. 毒素　　　　　　　　　C. 类毒素
　　　D. 丙种球蛋白　　　　　　E. 抗狂犬病毒血清

7. 关于活疫苗的特点，下列哪项是错误的？（　　　）

　　　A. 接种量少　　　　　　　B. 易保存　　　　　　　　C. 免疫效果好
　　　D. 接种次数少

8. 下列哪项不是抗原抗体反应所应具有的特征？（　　　）

　　　A. 特异性结合后可立即出现可见反应　　B. 表面结合，也可解离
　　　C. 反应需适当的浓度比例　　　　　　　D. 反应受电解质、酸碱度和温度的影响

9. 应用 ELISA 法检测抗破伤风类毒素抗体，最后一步加入酶底物显色，所测定的颜色的光密度值（　　　）。

　　　A. 同病人血清中特异性抗体的浓度成正比
　　　B. 同病人血清中特异性抗体的浓度成反比
　　　C. 同固相上结合的抗原成正比
　　　D. 同酶底物的浓度成反比

10. 给机体注射疫苗使其获得免疫力的方式称为（　　　）。

　　　A. 人工主动免疫　　　　　　　B. 人工被动免疫
　　　C. 非特异性免疫　　　　　　　D. 天然主动免疫

四、简答题

1. 试比较人工自动免疫和人工被动免疫的异同。
2. 简述抗原抗体反应的特点。
3. 临床常用的免疫学治疗制剂有哪些？

第四篇

实验技能

实验一　光学显微镜的使用及细菌形态检查

一、实验目的

1. 熟练使用和保养显微镜，掌握油镜的使用与保养方法。
2. 能辨认细菌基本形态和特殊结构。
3. 学会细菌涂片技术，掌握革兰氏染色法并能正确分析染色结果。

二、实验原理

微生物体积微小，需要借助显微镜放大数百倍、上千倍才能看清楚，因此显微镜是研究微生物形态结构最基本的工具之一。显微镜种类繁多，根据不同目的和要求，可选用普通光学显微镜、暗视野显微镜、相差显微镜、荧光显微镜、电子显微镜等进行微生物形态与结构的观察。在微生物学实验中，应用最多的是普通光学显微镜，简称显微镜。显微镜物镜包括低倍镜、高倍镜和油镜3种，在细菌形态结构观察中油镜最为常用。

三、实验内容

（一）光学显微镜的基本构造及功能

普通光学显微镜的基本构造主要包括三个部分。①机械部分，包括镜座、镜臂、镜筒、物镜转换器、载物台和调节器；②光源部分，包括聚光器和光源；③光学部分，包括物镜和目镜。普通光学显微镜的构造如实验图1-1所示。

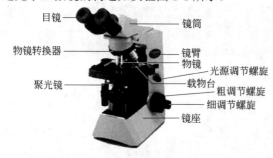

实验图1-1　普通光学显微镜的构造

1. 机械部分

（1）镜筒。是安装在显微镜最上方和镜臂前方的圆筒状结构，上端装有目镜，下端与物镜转换器相连。根据镜头数目不同可分为单筒式和双筒式两类。

（2）物镜转换器。又称物镜转换盘。安装在镜头下方，呈圆盘状构造，可顺时针或逆时针方向自由旋转，其上均匀分布有3～4个圆孔，用于安装不同放大倍数的物镜。转动物镜转换器可使不同放大倍数的物镜到达指定工作位置。

（3）镜臂。为支持镜筒和镜座的弯曲状构造，是取用显微镜时手握拿的部位。使用临时装片时注意不要倾斜镜臂，以免液体或染料流出而污染显微镜。

（4）调节器。也称调节螺旋，为调节焦距的装置，分粗调节螺旋和细调节螺旋两种。粗调节螺旋可使镜筒或载物台以较快速度或较大幅度升降，能迅速调节好焦距，使物象呈现在视野中，适于低倍镜观察时焦距的调节。细调节螺旋只能使镜筒或载物台缓慢以较小幅度升降，适用于高倍镜和油镜聚焦或观察标本的不同层次。一般在粗调节螺旋调节焦距的基础上再使用细调节螺旋精细调节焦距，使标本成像更清晰。

（5）载物台。是位于物镜转换器下方的方形平台，用于放置被观察标本片，中央有一圆孔或椭圆孔，称为通光孔，来自下方的光线经此孔照射到标本片上。

（6）标本移动器。又称标本推进器，是在载物台的移动器上安装的弹簧夹，可用于固定标本片，转动与移动器相连的两个螺旋可使标本片前后或左右移动。

（7）镜座。位于显微镜最底部的构造，为整个显微镜的基座，用于支持和稳定镜体，有的显微镜在镜座内装有照明光源等构造。

2. 光学部分

普通光学显微镜的光学系统由光源、目镜、物镜和聚光器等组成。

（1）光源。早期普通光学显微镜是用自然光检视物体，镜座上装有反光镜。当前显微镜镜座上安装有光源并有调节螺旋，可通过调节电流大小调节光照强度大小。

（2）目镜。又称接目镜，安装在镜头上端，通常配置 2～3 个不同放大倍数的目镜，常见有 5×、10× 和 15× 目镜（× 表示放大倍数），最常用的是 10× 目镜。目镜能把物镜已放大的实像再放大一次，并把物像映入观察者眼中。物体放大倍数 = 物镜放大倍数 × 目镜放大倍数，如物镜放大倍数为 100 倍，目镜放大倍数为 10 倍，则被观察标本放大倍数为 1000 倍。

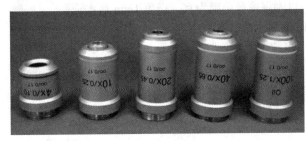

实验图 1-2　光学显微镜物镜的主要参数

（3）物镜。又称接物镜（实验图 1-2），安装在物镜转换器上，一般配备有 3～4 个不同放大倍数的物镜，常用放大倍数有 4×、10×、40× 和 100× 等几种。习惯上将放大 10 倍以下（含 10 倍）的物镜称为低倍镜；放大 40 倍左右的物镜称为高倍镜；放大至 100 倍的物镜常为油镜（这种镜头在使用时需浸在镜油中），在物镜头上常标有油或 "oil" 字样。

（4）聚光器。位于载物台通光孔的下方，由聚光镜和光圈构成，主要功能是使光线聚焦到所要观察标本上。聚光镜由 2～3 个透镜组合而成，相当于一个凸透镜，可将光线汇聚成束，在聚光器左下方有一调节螺旋可使其上升或下降来调节光线强弱，升高聚光器可使光线增强，反之光线变弱。

（二）显微镜的使用和养护

（1）应轻拿轻放，不要将镜台倾斜，以免因镜油流出污染镜台。

（2）将载玻片放在载物台上并用移动器或固定夹进行固定。

（3）转换油镜头，放大光圈，升高聚光器。在载玻片上滴一滴香柏油，然后从显微镜侧面观察，慢慢将镜头下降至油内，但不要碰到载玻片，以免损伤镜头。

（4）注视目镜，先用粗调节螺旋将油镜缓慢调至有模糊物像，再用细调节螺旋调至物像清晰。

（5）油镜使用完毕，必须及时将镜头上的香柏油擦拭干净，可采用少许清洁剂或二甲苯将香柏油擦拭干净以防止香柏油干涸于镜头，导致物镜无法看清。

（6）将物镜头转为 "八" 字形，载物台降至低点，下降聚光器，关闭光圈，套好镜套，将显微镜放入到镜盒中。

（三）细菌基本形态和特殊结构的观察

1. 实验材料和用具

（1）标本：金黄色葡萄球菌、淋病奈瑟菌、大肠埃希菌、枯草杆菌、霍乱弧菌等。

（2）试剂：香柏油、二甲苯、革兰氏染色液。

（3）其他：显微镜、擦镜纸、载玻片、接种环、酒精灯、生理盐水。

2. 实验方法

用油镜观察上述细菌的示教片，注意染色细菌的形态、颜色和特殊结构。

（四）细菌涂片和革兰氏染色

1. 细菌涂片的制作

（1）涂片：移取生理盐水各 1 滴滴于载玻片两侧，无菌操作条件下用接种环分别挑取金黄色葡萄球菌和大肠埃希菌菌落少许于生理盐水中，并研成浑浊菌膜（如果是液体标本，则不加生理盐水，直接涂于载玻片上）。

（2）干燥：室温自然干燥为好，也可将菌膜面向上于酒精灯火焰上方不烤手处缓慢烘干，注意不可将菌膜烤焦。

（3）固定：将载玻片菌膜背面以钟摆速度通过火焰三次，将细菌杀死并固定于载玻片。

2. 染色

将制备好的标本片按以下步骤进行染色。

（1）初染：滴加结晶紫染液 1 ～ 2 滴，以刚好覆盖菌膜为宜，染色 1min 后水洗。

（2）媒染：滴加卢戈碘液数滴，染色 1min 后水洗。

（3）脱色：滴加 95% 乙醇数滴，摇动载玻片至无紫色脱下，0.5 ～ 1min 后水洗。

（4）复染：滴加稀释番红（或沙黄）数滴，0.5min 后水洗，用滤纸吸干。

3. 镜检

标本干燥后，油镜镜检。

四、实验报告

1. 绘制显微镜下所见细菌的基本形态和特殊结构图。
2. 简述革兰氏染色的操作步骤，记录革兰氏染色的结果并加以分析。

五、思考与讨论

1. 使用显微镜时，为什么要先使用低倍镜，然后再使用高倍镜或油镜进行标本观察？
2. 如何正确使用和保养显微镜？

实验二　培养基的制备与灭菌

一、实验目的

1. 掌握培养基制备的基本程序。
2. 熟悉高压蒸汽灭菌方法。
3. 熟悉玻璃器皿的包扎方法。

二、实验原理

培养基是人工配制的适合微生物生长繁殖及积累代谢产物的无菌营养基质。根据培养对象不同，可分为细菌培养基、放线菌培养基、真菌培养基等。细菌培养基常以蛋白胨作为氮源，牛肉膏作为碳源，再加适量无机盐和水，经灭菌后制得；放线菌分解淀粉能力强且对无机盐要求较高，培养基大多含有淀粉，并要求加入 K、Na、S、P、Fe 等元素；真菌喜糖，常在培养基中添加麦芽糖或葡萄糖等糖类。培养基制备后应及时彻底灭菌，可采用高压蒸汽灭菌法进行灭菌，含不耐热成分培养基可用过滤除菌或其他适宜方法灭菌。

三、实验材料

（一）材料与仪器

天平、称量纸、玻璃纸、pH 试纸（pH 值 5.4 ～ 9.0）、量筒、试管、锥形瓶、漏斗、分装架、玻璃棒、烧杯、药匙、试管架、铁丝筐、棉花、线绳、牛皮纸或报纸、干燥箱、高压蒸汽灭菌锅等。

（二）试剂

牛肉膏、蛋白胨、可溶性淀粉、氯化钠、磷酸氢二钾、琼脂、硝酸钾、硫酸镁、硫酸亚铁、麦芽糖、葡萄糖、1mol/L 氢氧化钠溶液和 1mol/L 盐酸溶液。

四、实验步骤

（一）培养基的制备

1. 培养基制备的基本方法

原料称量→加水溶解（固体、半固体培养基需要加适量琼脂）→补水→调节 pH 值→过滤分装→加塞包扎、做标记→灭菌。若制备斜面培养基，灭菌后立即摆斜面。

（1）原料称量。按培养基配方依次准确称取各种原料放入适当大小烧杯中。添加原料时注意：①牛肉膏黏稠，牛肉浸粉、蛋白胨易吸潮，称量要迅速，且要用玻璃纸称量；②若配方含有淀粉，可先将淀粉用少量冷水调成糊状并在火上加热搅拌，然后再加其他原料；③用量很少的原料可先配成高浓度溶液，按比例换算后取一定体积溶液加入容器；④培养基中琼脂要在一般原料溶解后再加，琼脂粉则直接加，琼脂条剪成小段后再加；⑤不耐热和高温易破坏的原料，如葡萄糖等，要在其他原料包括琼脂溶解后最后再加；⑥不能用热力法灭菌的成分，要单独过滤除菌后，再加入灭菌培养基中混匀使用。

（2）溶解。量取一定量（约占总量1/2）蒸馏水倒入烧杯中，夹套中加热并用玻璃棒搅拌以防液体溢出或烧焦，待各种原料完全溶解后停止加热，并补足水分。

（3）调节 pH 值。根据培养基 pH 值要求，用 1mol/L NaOH 溶液或 1mol/L HCl 溶液调至所需 pH 值。高压蒸汽灭菌后培养基 pH 值略有降低，灭菌前培养基 pH 值一般比配方高出 0.2 左右。

（4）过滤分装。若是液体培养基，玻璃漏斗中放一层滤纸，若是固体或半固体培养基，则需在漏斗中放多层纱布或两层纱布夹一层薄薄的脱脂棉，趁热进行过滤，过滤后立即进行分装。分装时注意不要沾染在管口或瓶口，以免浸湿棉塞而引起污染。液体分装高度以试管高度1/4左右为宜，固体分装量为试管的1/5～1/3为宜，半固体分装试管一般以试管高度的1/3为宜，锥形瓶装量以不超过锥形瓶容积一半为宜。

（5）加塞包扎、做标记。培养基分装后加好塞子或试管帽，再用牛皮纸或报纸包好瓶（管）口，用橡皮圈或棉线扎紧，在包装纸上标明培养基名称、组别或姓名、日期等信息。

（6）灭菌。按配方规定条件及时灭菌，普通培养基为 121℃、20min；如含有不耐高热物质（如糖类、血清和明胶等）的培养基，应采用低温灭菌法或间歇灭菌法；一些不能加热的试剂，如亚硫酸钾、卵黄、TTC 和抗生素等在培养基高压灭菌后晾至 50℃ 左右再加入，以保证灭菌效果和不破坏培养基有效成分。如需做斜面培养基，灭菌后应立即摆成斜面，斜面长度一般以不超过试管长度1/2为宜。半固体培养基灭菌后垂直冷却成半固体深层琼脂。

2. 灭菌前物品的包扎

所有需要灭菌的物品首先应清洗干净、晾干、包扎好后再进行灭菌。

（1）棉塞的制作。装有培养基或稀释液的锥形瓶或试管需加上棉塞。瓶（管）口上的棉塞可以过滤空气，防止杂菌侵入，并可减缓培养基水分蒸发，保持容器内空气流通。好的棉塞形状和大小应与锥形瓶口（试管口）完全配合，松紧适度。棉塞制作方法如实验图 2-1 所示。

为了便于无菌操作，减少棉塞污染机会，或因棉花纤维过短，可在棉花外面包上 1～2 层纱布，医用纱布可延长其使用时间。瓶（管）口塞好棉塞后，在塞子与瓶口外再用牛皮纸或报纸包好，用棉绳或用橡皮圈扎紧（实验图 2-2），以防染菌。

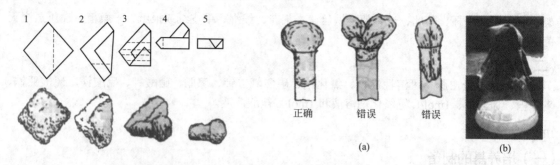

实验图 2-1　棉塞的制作过程

实验图 2-2　棉塞（a）和锥形瓶的包扎（b）

（2）吸量管包扎。将吸量管洗净晾干，在管口上端塞上 1 ~ 2cm 棉花（不要太紧），然后用 4 ~ 5cm 宽的长条纸，逐支以螺旋式包扎，以防止松开，可将多余的纸反折后打结（实验图 2-3）。

（3）培养皿的包扎。洗净晾干的培养皿每 10 套左右一组。培养皿可用报纸或牛皮纸包好，也可以用金属套管直接装好（实验图 2-4），然后进行高压蒸汽灭菌。

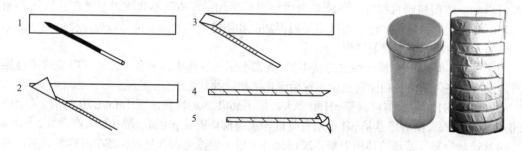

实验图 2-3　吸量管包扎

实验图 2-4　培养皿包扎

（二）灭菌

1. 高压蒸汽灭菌

高压蒸汽灭菌是微生物应用最为广泛的灭菌方法，是基于水的沸点随蒸气压升高而升高的原理设计的。当蒸气压达到 0.1MPa 时，水蒸气温度升高至 121.3℃，经 15 ~ 30min 可全部杀死锅内物品上的各类生物。多数培养基、玻璃器皿、耐高温药物、原辅料、注射剂、传染性标本和工作服等都可用此法灭菌。常用高压蒸汽灭菌器有手提式灭菌锅、立式灭菌锅和卧式灭菌锅（实验图 2-5），实验室常用灭菌锅主要为手提式灭菌锅和立式灭菌锅两类。

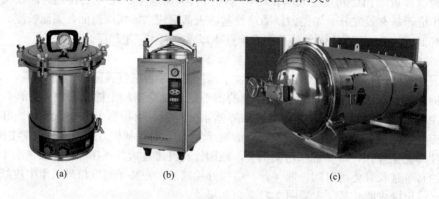

实验图 2-5　常见的三种类型高压蒸汽灭菌器

（1）高压蒸汽灭菌器操作方法。

① 加水。向高压灭菌锅内加水至水位线，最好用煮沸过的冷水或热水，以减少水垢积存。灭菌前务必要保证灭菌锅内水足量，以防止灭菌过程中干锅。

② 装料、加盖。将包扎好需灭菌的材料放入灭菌锅后，将灭菌锅盖软管插入灭菌桶槽内，盖好灭菌器盖，采用对角式均匀拧紧锅盖上的螺旋使灭菌器密闭，防止灭菌过程漏气。

③ 加热排气。打开电源对灭菌锅进行加热，以排出灭菌锅内的冷空气，以免灭菌压力显示不正确，待有大量蒸汽排出时维持约 5min 使锅内冷空气排净。

④升压保压和降压取料。冷空气排尽后关闭排气阀，灭菌锅压力开始上升，当锅内压力达到 0.1MPa（或温度达到 121℃）时维持恒温并开始计算灭菌时间，灭菌时间达到要求后停止加热。待压力降至接近零时，打开排气阀取出灭菌材料，趁热烘干。注意不能过早过急排气，否则会由于瓶内压力下降速度比锅内慢而造成瓶内液体冲出容器外造成染菌。

⑤ 灭菌后的培养基。灭菌后的培养基冷却至室温可放至冰箱中短期存放，若需制作斜面培养基，取出后立即摆成斜面。培养基经检验合格方可使用。

（2）注意事项。高压灭菌时，注意锅内水分要充足，灭菌物品装量不宜太满，以不超过容积的 85% 为宜；灭菌初期先排尽锅内冷空气冉升压；锅内达到规定压力和温度才开始计时；灭菌结束后应缓慢减压，趁热取出灭菌物品。高压蒸汽灭菌法灭菌温度与时间如实验表 2-1 所列。

实验表 2-1　高压蒸汽灭菌器灭菌温度与时间

灭菌条件	不含糖的耐热物质培养基	含糖类等的不耐热培养基	染菌培养物	器械、器皿
灭菌温度 /℃	121.3	115	121.3	121.3
灭菌压力 /MPa	0.1	0.069	0.1	0.1
灭菌时间 /min	15～30	20～30	15～30	15～30

2. 烘烤灭菌

用干热的空气杀灭微生物的方法叫烘烤灭菌，常用于培养皿、锥形瓶、试管、吸管等玻璃器皿及陶瓷、金属制品等的灭菌，油类灭菌培养基及带有胶皮的物品不能用此法灭菌。

（1）装料。将包扎好的物品放入电烘箱内，注意不要摆放太密，以免妨碍空气流通，器皿不得与烘箱的内层底板直接接触。

（2）升温后维持恒温。将烘箱温度设定在 160～170℃，打开电源开关升到规定温度后，恒温维持 2h；注意勿使温度过高，若超过 170℃，器皿外包装的纸张、棉花会被烤焦燃烧；如果仅用于烤干玻璃器皿，120℃持续 30min 即可。

（3）降温。灭菌结束后关闭电源开关使其自然降温，降至 60～70℃时方可打开箱门取出物品，否则玻璃器皿会因骤冷而爆裂。

五、实验报告

1. 写出制备培养基的一般程序及培养基配制过程的注意事项。
2. 请简述高压蒸汽灭菌法灭菌的基本操作及注意事项。

六、思考与讨论

1. 高压蒸汽灭菌时，为何要排尽锅内冷空气？
2. 电烘箱烘烤灭菌有哪些注意事项？

实验三　皮肤消毒试验

一、实验目的

1. 了解细菌在人体皮肤上的分布情况。
2. 掌握碘酒、乙醇等杀菌原理及皮肤消毒的基本操作。

二、实验材料

普通琼脂平板、2% 碘酒、75% 乙醇、镊子、无菌棉签、培养箱、酒精灯。

三、实验方法

（1）取普通琼脂平板一块，在平板底部用记号笔均匀划分为五格，标记为 1、2、3、4、5。

（2）点燃酒精灯，在酒精灯旁打开平板一角，两位同学分别用未消毒的一个手指按压第 1 格和第 2 格，然后其中一位同学用 2% 碘酒消毒手指后按压第 3 格，另一位同学将用 75% 乙醇消毒后的手指按压第 4 格，第 5 格留作空白对照。

（3）将平板置恒温培养箱中 35℃培养 18～24h，观察微生物生长结果。

四、实验结果

皮肤消毒试验结果填入实验表 3-1 中。

实验表 3-1　**皮肤消毒试验结果记录**

项目	35℃、18～24h 培养细菌生长情况	结果分析
消毒前手指皮肤		
乙醇消毒手指皮肤		
碘酒消毒手指皮肤		
对照格		

实验四　微生物接种与分离技术

一、实验目的

1. 学会正确使用常用细菌接种工具，掌握各种接种技术与无菌操作技术。
2. 熟悉细菌在不同培养基中的生长现象，并能正确描述细菌的菌落特征。

二、实验原理

将微生物培养物或含有微生物的样品移植到培养基上的操作技术称为接种，是微生物实验最基本的操作技术，在微生物分离培养、纯化鉴定、形态观察及生理研究中都需进行接种操作。接种关键是要严格无菌操作。常用细菌接种技术有斜面接种技术、液体培养基接种技术和穿刺接种技术。含 2 种或 2 种以上微生物的培养称为混合培养，只含一种微生物的培养称为纯培养。自然条件下微生物以混合形式存在，微生物实验一般要求纯培养。从混合培养微生物中得到纯培养的过程称为分离纯化。常见分离纯化技术有平板划线分离法和稀释平板分离法。平板划线分离法是先制备好无菌平板，在无菌环境下用接种环蘸取少许待分离微生物，在培养基表面连续划线或分区划线以得到单个菌落。一般认为只有一个细胞大量繁殖后而形成的菌团才称为纯培养物。

稀释平板分离法是先把待分离微生物进行一系列稀释后，先将预先熔化并冷却至45～50℃的琼脂培养基倒平板，凝固后再取菌体稀释液均匀涂布在平板上，或先把菌体稀释液移至平皿中，再倒入预先熔化并冷却至45～50℃的琼脂培养基并混合均匀，这两种方法分别称为涂布法和倾注法。

三、实验材料

（1）仪器：酒精灯、火柴、试管架、接种环、恒温培养箱、培养皿、试管、标签等。
（2）菌种：大肠埃希菌、金黄色葡萄球菌以及大肠埃希菌和金黄色葡萄球菌混合菌液。
（3）培养基：营养肉汤培养基、营养肉汤半固体培养基、营养琼脂斜面和平板。
（4）常用的接种与分离工具及用途。常用工具见实验图4-1。

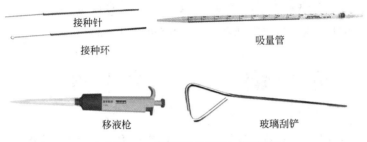

接种针
接种环
吸量管
移液枪
玻璃刮铲

实验图4-1　**常用微生物接种与分离工具**

接种环主要用于收取液体培养物或菌苔，用于划线分离、纯种接种及涂片制备等；接种针专用于蘸取纯培养物做深层固体、半固体培养基穿刺接种及菌落挑取；玻璃刮铲用于将含菌菌液均匀涂布在琼脂平板上；吸量管、移液枪、注射器、滴管可用于菌液接种。

四、实验步骤

接种和分离纯化必须严格在无菌环境中操作。微生物实验中，小规模接种可使用超净工作台；大规模接种使用无菌室接种，要求严格在无菌室内，再结合使用超净工作台。接种时要点燃酒精灯，在以酒精灯火焰为中心的半径约5cm的无菌区操作。

（一）接种技术

1. 斜面接种技术

斜面接种技术是从已生长好的菌种上挑取少量菌种转接到新鲜斜面的接种方法，主要用于菌种活化、培养和保藏。斜面接种技术操作过程如实验图4-2所示。

2. 液体培养基接种技术

液体培养基接种与斜面培养基接种基本相同，不同之处是接种环取菌后接种到含液体培养基的试管中，涂于下端接近液面的倾斜管壁并轻轻研磨，再直立试管，转接菌种即溶于液体培养基中（实验图4-3）。然后，灼烧接种环放回原处，试管口经火焰灭菌后塞上棉塞。最后，在新接种试管上写明菌种名称、接种日期，直立置于恒温培养箱于规定温度下培养。

3. 半固体培养基穿刺接种法

该种培养基接种时用接种针，接种针使用方法基本同接种环。用接种针蘸取菌种后，从半固体培养基的中央位置自上而下穿入，直刺至接近试管底但是不触及试管底，接种针原路抽回，于37℃恒温培养箱中培养18～20h后观察结果。该法可用于保存菌种和观察细菌的运动能力，也可以用于检测细菌的生化反应，如凝胶培养基的接种。操作方法如实验图4-4所示。

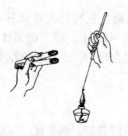

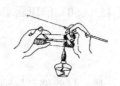

(1) 左手挟住试管,右手拿接种环　　　(2) 将棉塞夹在手掌、小指与无名指之间

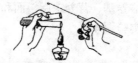

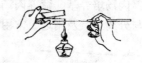

(3) 拔出棉塞,将试管置于火焰旁　　　(4) 灼烧接种环,从菌种斜面中取一环菌

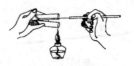

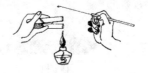

(5) 将所取菌移至新鲜斜面培　　　(6) 将接种环在酒精灯上灼烧灭菌
养基,并由里至外轻轻划Z形

(7) 在火焰旁边将棉塞塞回试管,并将
接种好的斜面放入培养箱中进行培养

实验图 4-2　斜面接种技术操作示意

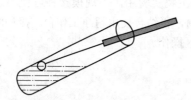

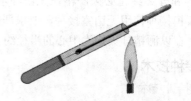

实验图 4-3　液体试管接种　　　　　实验图 4-4　半固体培养基穿刺接种过程

（二）分离技术

1. 平板划线分离法

（1）平板连续划线分离法。首先，需制备无菌平板，根据倒平板方式不同，分为手持培养皿倒平板和叠加培养皿倒平板 2 种操作（实验图 4-5）。将冷却至 40 ～ 50℃的已灭菌固体培养基倒入培养皿后，在无菌操作台混合后静置，待凝固后即为无菌平板。

用酒精灯灼烧接种环并在培养皿盖表面冷却，用灭菌的接种环挑取适量菌液涂布于平板一端，可在培养基表面划连续"之"字形线，直至划完整个平面（实验图 4-6），标记后培养。

（2）平板分区划线分离法。首先制备无菌平板，然后在无菌区域中左手持培养皿，用左手中指、拇指、小指配合手掌托起培养皿底部，拇指和食指将培养皿盖打开约呈 45°角。将蘸有菌液的接种环从开口处伸入平皿内，把菌液涂布于平板的一端。灼烧接种环冷却后稍蘸涂布处，在培养基表面连续划 3 ～ 5 条线；将接种环灼烧冷却后，转动培养皿约 45°，从之前划线处开

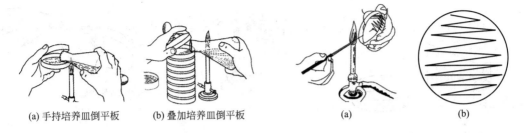

<table>
<tr><td>(a) 手持培养皿倒平板</td><td>(b) 叠加培养皿倒平板</td><td>(a)</td><td>(b)</td></tr>
</table>

实验图 4-5　**制备无菌平板**　　　　实验图 4-6　**平板连续划线分离操作与结果**

始，划 3 ～ 5 条线；转动培养皿约 45°，从上一次划线处开始再划 3 ～ 5 条线，以此类推。划线完成后将平皿倒置于 37℃ 恒温培养箱中培养 18 ～ 20h 后观察结果。平板分区划线结果如实验图 4-7 所示。

2. 稀释平板分离法

　　将混合菌液先进行 10 倍稀释，稀释至合适浓度后再通过平板进行分离，10 倍稀释法具体操作如实验图 4-8 所示。菌液稀释至适当倍数后，可通过倾注平板法或涂布平板法将菌液转至培养皿进行菌种分离与纯化操作。

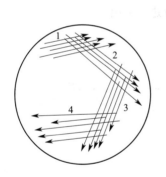

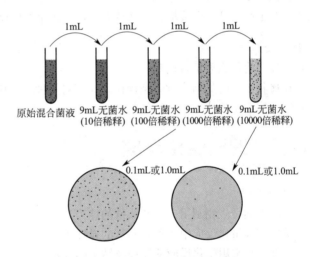

实验图 4-7　**平板分区划线法**　　　　实验图 4-8　**混合菌液的稀释操作**

倾注法一般取样 1.0mL，涂布法一般取样 0.1mL

　　（1）倾注平板法。按无菌操作法用吸量管吸取一定量的混合菌液先放入培养皿中，然后倒入熔化并冷却至 45℃ 左右的固体培养基，在无菌操作台上迅速摇匀使菌液均匀分布，待平板凝固之后，倒置于 37℃ 恒温培养箱培养即可长出单个菌落，此法可用于微生物的分离和计数（实验图 4-9）。

　　（2）涂布平板法。先制备好平板，然后用吸量管吸取一定量菌液加入平板，左手持平板，右手拿玻璃棒（涂布棒）灼烧灭菌并冷却后平放在平板表面，将菌液沿同心圆方向轻轻地向外扩展涂布，使菌液分布均匀，室温下静置 5 ～ 10min 使菌液浸入培养基，然后将培养基倒置于恒温培养箱培养，即可长出单个菌落，此法亦可用于细菌的分离和计数（实验图 4-10）。

　　（3）混合接种。混合接种可采取倾注平板法或涂布平板法进行。以倾注平板法为例，移取一定量混合菌悬液于无菌培养皿中，倒入已灭菌并冷却至约 45℃ 的营养琼脂培养基，混合均匀，待营养琼脂凝固后，把平板倒置在恒温培养箱中培养，可得到单个菌落。

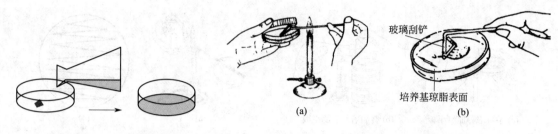

实验图 4-9　倾注平板法示意　　　　　　　实验图 4-10　涂布平板法操作示意

五、注意事项

（1）倾倒培养基和接种过程都要严格无菌操作，在酒精灯火焰为中心的半径 5cm 无菌区完成培养基倾倒和接种操作，从菌种试管和接种试管取下的棉塞均不得放在接种台面上。

（2）倒平板时培养基温度不宜太高，若采取的是倾注平板法，熔化后培养基温度要控制在 45～50℃之间，以感觉锥形瓶温度下降到手心不烫手背烫时为宜，温度以紧握烫手，但还能握持为宜。温度过高培养皿盖上会产生较多冷凝水，冷凝水滴至培养基表面易造成污染。

（3）接种后的菌体培养皿需倒置培养，因为平板冷凝后，培养皿盖会凝结水珠，凝固后培养基表面湿度也比较高，倒置培养可保持湿度，防止空气中微生物污染，以免计数误差。

六、思考题

1. 培养皿为什么要倒置培养？

2. 在接种细菌时如何注意无菌操作？如何对接种环、接种针进行灭菌？

3. 实验室常用哪些方法分离纯化细菌？

实验五　细菌生化反应

一、实验目的

1. 了解不同微生物利用单糖和双糖的能力。

2. 掌握细菌生化反应中各种培养基的设计。

3. 掌握几种常用生化反应的原理及结果的判定。

二、实验原理

不同细菌代谢产生的酶不同，对相同物质的分解能力也不一样，因此代谢产物有差别，利用生化反应现象差异可对细菌进行种属鉴别。在糖发酵试验中，溴甲酚紫是一种酸碱指示剂，该指示剂在 pH 中性时显紫色，碱性时呈现深红色，酸性时为黄色。试验时，在各试管中加以倒置小管（杜氏小管）分装入培养基，高温灭菌后杜氏小管内也充满培养基。接种培养基后，杜氏小管内收集到的气体则是由微生物在生长过程中产生的，当指示剂溴甲酚紫的颜色由紫色变为黄色时，则表明微生物利用碳源产生了酸性物质。IMViC 是吲哚试验（I）、甲基红试验（M）、V-P 试验和枸橼酸盐利用试验（C）的缩写，字母 i 是为发音需要加入的。

三、实验内容

（一）糖发酵试验

1. 实验材料。

（1）菌种：大肠埃希菌、伤寒杆菌新鲜斜面培养物。

（2）培养基：蛋白胨水培养基。

（3）试剂：葡萄糖、蔗糖、乳糖、麦芽糖、溴甲酚紫指示剂（颜色变化范围是 pH5.2 黄色～ pH6.8 紫色）。

2. 实验方法

在各试管上标记菌种名称，并以无菌方式将试验菌种接入标记好的试管中，同时取空白试管作对照（不接菌），于 37℃培养 24 ～ 48h，5 天后观察结果，并将实验结果进行记录。

3. 结果判断

若细菌能分解糖而产酸，就能使指示剂变色，用"＋"表示；若产生气体，则用"〇"表示。若同时产酸和产气（在杜氏小管中有气泡）以"⊕"表示。若细菌不分解糖就不能产生酸，指示剂不变色，小导管内也无气泡，则以"－"表示。大肠埃希菌与伤寒杆菌在含葡萄糖的培养基中的试验现象如实验图 5-1 所示。

（二）IMViC 试验

1. 吲哚试验

（1）实验材料。

① 菌种．大肠埃希菌、产气杆菌新鲜斜面培养物。

② 培养基：蛋白胨水培养基。

③ 试剂：吲哚试剂（柯氏试剂），包含盐酸、异戊醇和对二甲基氨基苯甲醛。

④ 其他：接种环、酒精灯等。

（2）实验方法。分别以无菌操作接种大肠埃希菌和产气杆菌至蛋白胨水培养基中，并做好标记，于 37℃恒温培养 48h。取出后每管滴加 10 滴柯氏试剂，观察结果。

（3）实验结果。若形成玫瑰红色吲哚为阳性；不产生吲哚，加入试剂不呈红色为阴性。大肠埃希菌和产气杆菌试验结果如实验图 5-2 所示。

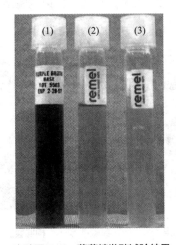

实验图 5-1　葡萄糖发酵试验结果
（1）对照；（2）伤寒杆菌＋；（3）大肠埃希菌⊕

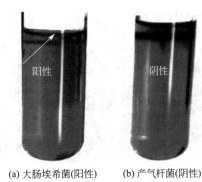

（a）大肠埃希菌（阳性）　（b）产气杆菌（阴性）

实验图 5-2　吲哚试验结果

2. 甲基红试验

（1）实验材料。

① 菌种：大肠埃希菌、产气杆菌新鲜斜面培养物。

② 培养基：葡萄糖蛋白胨水培养基。

③ 试剂：甲基红试剂。

④ 其他：接种环、酒精灯等。

（2）实验方法。分别以无菌操作接种大肠埃希菌和产气杆菌至葡萄糖蛋白胨水培养基中，做好标记，于37℃恒温箱培养48h。取出后分别滴加甲基红试剂2~3滴，立即观察结果。

（3）实验结果。加入甲基红指示剂呈现红色者为阳性，呈现橘黄色者为阴性。大肠埃希菌和产气杆菌试验结果如实验图5-3所示。

3. V-P 试验

（1）实验材料。

① 菌种：大肠埃希菌、产气杆菌新鲜斜面培养物。

② 培养基：葡萄糖蛋白胨水培养基。

③ 试剂：40% 氢氧化钾溶液、6% α- 萘酚乙醇溶液。

④ 其他：接种环、酒精灯等。

（2）实验方法。分别以无菌操作接种大肠埃希菌和产气杆菌至葡萄糖蛋白胨水培养基中，并做好标记，于37℃恒温培养48h。取出后分别滴加40% 氢氧化钾溶液10~20滴，摇匀，再各滴加等量的6% α- 萘酚乙醇溶液，静置15min后观察结果。

（3）结果判断。若所有试管均无红色，稍微加热后再观察结果，产生红色化合物的为阳性。大埃希杆菌和产气杆菌试验结果如实验图5-4所示。

4. 枸橼酸盐利用试验

（1）实验材料。

① 菌种：大肠埃希菌、产气杆菌新鲜斜面培养物。

② 培养基：枸橼酸盐斜面培养基。

③ 其他：接种环、酒精灯等。

（2）实验方法。分别以无菌操作接种大肠埃希菌和产气杆菌至枸橼酸盐斜面培养基中，并做好标记，于37℃恒温培养24~48h。

（3）结果判断。变深蓝色的为阳性，不变色的为阴性。大肠埃希菌和产气杆菌试验结果如实验图5-5所示。

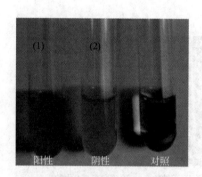 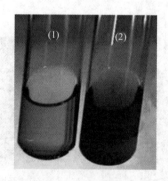 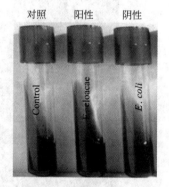

实验图 5-3　甲基红试验结果

（1）大肠埃希菌（阳性）；

（2）产气杆菌（阴性）

实验图 5-4　V-P 试验结果

（1）大肠埃希菌（阴性）；

（2）产气杆菌（阳性）

实验图 5-5　枸橼酸盐利用

试验结果

产气杆菌阳性；大肠埃希菌阴性

四、思考题

1. 大肠埃希菌与产气杆菌都是革兰氏阴性杆菌，形态及染色方法不易区别，可利用哪些生化反应进行区分？是基于什么生物化学原理进行区分的？

2. 柯氏试剂主要成分是什么？分别起什么作用？

3. 设置对照管有什么意义，细菌的生化反应有什么实际意义？

实验六　药物的体外抗菌试验

一、实验目的

1. 了解不同抗菌药物对不同细菌的敏感性。
2. 学习纸片法检测抗菌药物敏感性的基本操作方法。

二、实验原理

病原菌对化学药、抗生素或某些中药具有不同程度敏感性，即抗菌药物有不同程度的杀菌或抑菌作用。本实验用纸片法检测不同药物的体外抑（杀）菌效果。该方法是用专用于药敏试验的无菌滤纸片蘸取一定浓度被检药物，使其自然干燥后将它紧贴在含菌平板上，滤纸所含药物会向琼脂中扩散，若对该菌有抑制作用，经一段时间培养后，可在滤纸片周围出现不长菌的透明圈（即抑菌圈）。由于不同菌种及菌株对抗菌药物敏感性不同，又因为抗菌药的滥用使得耐药菌株逐年增多，因此开展微生物对药物敏感性试验对了解微生物对抗菌药的敏感程度以及合理选择用药和评价药物等都具有重要意义。

三、实验材料

（一）仪器与材料

无菌培养皿、无菌吸量管、镊子、酒精灯、棉球、直径 6.35mm 吸水量 20μg 的专用于药敏试验的无菌滤纸片。

（二）培养基与试剂

营养琼脂培养基、豆芽汁葡萄糖琼脂培养基；75% 酒精、0.6% 尼泊金、0.8% 黄连素片、0.1% 新洁尔灭和 200U/mL 的链霉素溶液。

（三）试验菌株

金黄色葡萄球菌、大肠埃希菌于营养肉汤培养基中 37℃ 培养 16～18h 的培养物。酵母菌于豆芽汁葡萄糖液体培养基 28℃ 培养 24h 的培养物。

四、实验步骤

（一）混菌平板的制备

分别移取 1mL 的金黄色葡萄球菌、大肠埃希菌营养肉汤培养物以及酵母菌豆芽汁葡萄糖培养物置于无菌培养皿中，各两个培养皿，然后在含金黄色葡萄球菌、大肠埃希菌的培养皿中加入已熔化好的营养琼脂培养基，在含酵母菌的培养皿中加入熔化好的豆芽汁葡萄糖琼脂培养基，培养基温度控制在 45～50℃ 左右，倒培养基后于无菌操作台混匀，待凝固后备用。

（二）浸药

将灭菌纸片浸入供试药品中，取出晾干或用粗滤纸吸干药液。

（三）放置含药物纸片

用无菌镊子取含药纸片，轻轻放在已凝固的琼脂平板上，纸片与平板紧密接触，但注意不要压破培养基。每个平板上均匀放置以上 4 种（尼泊金、黄连素、新洁尔灭、链霉素）含药纸片各一片（实验图 6-1）。

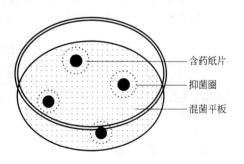

实验图 6-1　滤纸片法

含药纸片

抑菌圈

混菌平板

（四）培养

细菌置于 37℃ 培养 20h，酵母菌置于 28℃ 培养

48～72h，观察纸片周围微生物的生长情况，测量抑菌圈大小。

五、实验报告

实验结果见实验表 6-1。

实验表 6-1　药物对细菌的抑菌效果

试验菌	金黄色葡萄球菌		大肠埃希菌		酵母菌	
	抑菌圈大小 /mm	敏感性	抑菌圈大小 /mm	敏感性	抑菌圈大小 /mm	敏感性
尼泊金						
黄连素						
新洁尔灭						
链霉素						

六、思考题

1. 影响体外抑菌试验的因素有哪些？
2. 抑菌圈直径与抑菌活性有什么关系？如何反映药物的敏感性？

实验七　药物敏感试验纸片扩散法

一、实验目的

1. 掌握药物敏感试验纸片扩散法的基本原理、方法和结果判定方法。
2. 了解药物敏感试验的临床意义。

二、实验材料

大肠埃希菌与葡萄球菌试验菌株、大肠埃希菌标准菌株、金黄色葡萄球菌标准菌株、无菌镊子、MH 平板、各种抗菌药物、纸片、游标卡尺。

三、实验步骤

（1）挑取试验菌株和标准菌株18～24h培养物，加入生理盐水制成0.5麦氏标准浊度菌悬液。

（2）用无菌棉签蘸取菌液，在试管内壁将多余菌液挤去后，均匀涂布于 MH 平板表面 3 次，每次旋转 60°，最后沿平板内缘涂抹一周，盖上皿盖。

（3）室温下干燥 3～5min 后用无菌镊子将药敏纸片贴于琼脂表面，轻压纸片使之贴牢，纸片贴好后不得移动。各纸片中心相距应大于 24mm，纸片距平板内缘应大于 15mm。

（4）于 35℃恒温培养 16h，准确测量抑菌圈直径。由于纸片药物浓度不同以及不同种类细菌对药物敏感性有差异，判断结果参见实验表 7-1 和实验表 7-2。

实验表 7-1　大肠埃希菌与金黄色葡萄球菌纸片扩散法药物试验结果读取表

抗菌药物	大肠埃希菌抑菌圈直径范围 /mm			抗菌药物	金黄色葡萄球菌抑菌圈直径范围 /mm		
	S	I	R		S	I	R
氨苄西林	≥ 17	14～16	≤ 13		≥ 23	14～22	≤ 13
庆大霉素	≥ 15	13～14	≤ 12		≥ 21	15～20	≤ 14
阿莫西林	≥ 18	14～17	≤ 13		≥ 29	—	≤ 28
头孢曲松	≥ 21	14～20	≤ 13		≥ 19	18～18	≤ 14

续表

抗菌药物	大肠埃希菌抑菌圈直径范围 /mm			抗菌药物	金黄色葡萄球菌抑菌圈直径范围 /mm		
	S	I	R		S	I	R
环丙沙星	≥ 21	16 ~ 20	≤ 15	环丙沙星	≥ 21	16 ~ 20	≤ 15
亚胺培南	≥ 16	14 ~ 15	≤ 13	甲氧苄啶	≥ 16	11 ~ 15	≤ 10
阿米卡星	≥ 17	15 ~ 16	≤ 14	头孢西丁	≥ 22	—	≤ 21

注：R 表示耐药；I 表示中介，介于敏感与耐药之间；S 表示敏感。

实验表 7-2　大肠埃希菌与金黄色葡萄球菌抑菌圈直径的允许范围

抗菌药物	大肠埃希菌抑菌圈直径允许范围 /mm	抗菌药物	金黄色葡萄球菌抑菌圈直径允许范围 /mm
氨苄西林	16 ~ 22	红霉素	22 ~ 30
庆大霉素	19 ~ 26	克林霉素	24 ~ 30
阿莫西林	18 ~ 24	青霉素	26 ~ 37
头孢曲松	29 ~ 35	四环素	24 ~ 30
环丙沙星	30 ~ 40	环丙沙星	22 ~ 30
亚胺培南	16 ~ 32	甲氧苄啶	24 ~ 32
阿米卡星	19 ~ 26	头孢西丁	23 ~ 29

四、实验结果

实验结果填入实验表 7-3 中。

实验表 7-3　药物敏感试验纸片扩散法测定实验结果

抗生素名称	大肠埃希菌		抗生素名称	金黄色葡萄球菌	
	抑菌圈直径 /mm	敏感度		抑菌圈直径 /mm	敏感度
氨苄西林			红霉素		
庆大霉素			克林霉素		
阿莫西林			青霉素		
头孢曲松			四环素		
环丙沙星			环丙沙星		
亚胺培南			甲氧苄啶		
阿米卡星			头孢西丁		

五、思考题

分析药物敏感试验纸片扩散法在医学实践中的意义。

实验八　药物的体内抗菌试验

一、实验目的

1. 了解抗菌药物进入体内后效力发挥的影响因素。
2. 掌握药物体内抗菌试验设计的方法原理与操作。

二、实验材料

小白鼠、鼠笼、天平、试管、试管架、烧瓶、量筒、温箱注射器、生理盐水、青霉素 G 钾 / 钠、诺氟沙星、甲氧苄啶、碘酊、乙醇棉等。

三、实验方法

（1）取小白鼠 40 只称重，均匀分为 4 组，雌雄各半。

（2）每只小鼠腹腔注射金黄色葡萄球菌菌悬液 0.5mL 后分别给予药物治疗。第一组皮下注射青霉素 G 钾 0.1mL/10g；第二组皮下注射诺氟沙星 0.1mL/10g（4%）；第三组皮下注射甲氧苄啶 0.1mL/10g；第四组皮下注射无菌生理盐水 0.1mL/10g。

（3）每隔一日给药 1 次，给药 3 次后观察结果。记录 3 次给药小鼠的死亡数，统计全班各组小白鼠的死亡数。

四、实验结果

实验结果记录参考实验表 8-1。

实验表 8-1　药物的体内抗菌试验结果记录

组别	小鼠只数	死亡小鼠数 / 只			小鼠死亡率 /%
		第 1 次给药日	第 2 次给药日	第 3 次给药日	
1	10				
2	10				
3	10				
4	10				

实验九　凝集反应

一、实验目的

1. 掌握凝集反应的原理和应用。
2. 掌握 ABO 血型鉴定的方法，充分认识输血时血型不符所造成的严重后果。
3. 熟悉红细胞的凝集现象，并能根据实验结果准确判定血型。

二、实验原理

直接凝集反应是颗粒性抗原（也称凝集原）与相应抗体（也称凝集素）直接结合所呈现的凝集现象。红细胞和细菌凝集试验主要有玻片法、试管法及微量凝集法。玻片法定性试验方便且简捷快速，常用于已知抗体检测未知抗原、人红细胞 ABO 血型测定等。血型是红细胞膜上特异抗原的类型，ABO 血型系统在输血中最为重要，血型相符才能输血。ABO 血型系统中，红细胞膜上抗原分 A、B 两种，血清中含天然抗 A 和抗 B 抗体，依红细胞膜上是否含有 A、B 抗原可分为四种血型（实验表 9-1），各血型血清中则含（或不含）相应的抗体。

实验表 9-1　ABO 血型中的抗原和抗体

血型	红细胞膜上所含的抗原	血清中所含的抗体
O	无 A 和 B	抗 A 和抗 B
A	A	抗 B
B	B	抗 A
AB	A 和 B	无抗 A 和抗 B

A 抗原加抗 A 抗体或 B 抗原加抗 B 抗体则产生凝集现象。血型鉴定是将受试者的红细胞加入标准抗 A 血清与标准抗 B 血清观察有无凝集现象，测试受试者红细胞膜上有无 A 或 / 和 B 抗原，以此来判断受试者血型。凝集反应原理如实验图 9-1 所示。

项目	A组	B组	AB组	O组
红细胞形态	A	B	AB	O
抗体存在	B抗体	A抗体	无抗体存在	A和B抗体
抗原存在	A抗原	B抗原	A和B抗原	无抗原存在

实验图 9-1　凝集反应原理

三、实验材料

（一）仪器

一次性采血针、载玻片、小试管、滴管、竹签、灭菌脱脂棉球、记号笔等。

（二）试剂

标准抗 A 血清、标准抗 B 血清、75% 酒精、碘酊、0.85% 氯化钠溶液等。

四、实验步骤

（一）做标记

取载玻片一块洗净，用吸水纸吸干，用记号笔在载玻片两端分别标记抗 A 与抗 B。

（二）加抗血清

分别在 A 端加标准抗 A 血清、B 端加标准抗 B 血清各一滴。

（三）红细胞悬液制备

用碘酊对受试者指尖或耳垂消毒，用一次性采血针刺穿皮肤稍加挤压，取一滴血加入含 1mL 生理盐水的小试管内混匀，即得约 5% 红细胞悬液。

（四）加待测血液

用滴管吸取红细胞悬液，分别各滴一滴于载玻片两端的血清上，注意勿使滴管与血清相接触，用竹签两头分别将两端的血液与抗血清混合，搅匀。

（五）结果观察

10 ～ 30min 后肉眼观察结果。如有凝集反应可见呈红色点状或小片状的凝集块浮起。红细胞凝集者为阳性反应，证明红细胞上有与标准抗血清相对应的凝集原；不凝集者为阴性反应，说明红细胞上没有与标准抗血清相对应的凝集原。如果红细胞不凝集可于室温中放 5min 后再观

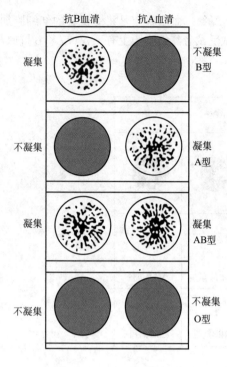

实验图 9-2 **凝集反应与血型**

察结果，必要时可在显微镜下检查结果，以免漏检弱凝集反应，如有凝集反应，可见红细胞聚集成团。

（六）判断血型

根据受试者红细胞是否被标准的抗 A 及抗 B 血清所凝集，判断其血型。凝集反应与血型判定依据见实验图 9-2。

五、注意事项

所用载玻片实验前必须清洗干净，以免出现假凝集现象。标准抗 A 及抗 B 血清绝对不能相混，红细胞血液滴管头不能接触抗体液面，竹签一端用来混匀一侧后就不能去接触另一侧。受试者取血部位一定要做好消毒，以免引起感染，取血时不要过分挤压，以免出现溶血影响结果。

六、思考题

1. 在无标准抗血清情况下，已知某两人血型分别为 A 型和 B 型，能否用他们的血去检查未知血型？如何操作？

2. 为什么 A 型血和 B 型血的人不能相互输血？

实验十　灭菌制剂的无菌检查

一、实验目的

1. 掌握常用注射剂的无菌检查方法。
2. 了解无菌检查常用的几种培养基。

二、实验原理

无菌检查法是检查药品质量是否合格的一种方法。各种注射剂、手术制剂、眼科制剂都必须保证无菌，需符合药典相关规定并严格执行。对于不同性质的药品，其无菌检查方法不完全相同，一般药品采用直接接种法，油性药品在培养基中预先加入表面活性剂，而对于抗菌药品要先采用合适的方法去除其抗菌活性后再进行无菌检查。

三、实验内容

（一）实验材料

1. 待检药品

肝素钠注射液。

2. 培养基

需氧菌培养基（营养肉汤培养基）、厌氧菌培养基（硫乙醇酸盐液体培养基）、真菌培养基（沙氏培养基）。

3. 试剂与用具

无菌生理盐水、无菌吸管、试管、注射器、针头、乙醇棉球等。

4. 菌种

（1）金黄色葡萄球菌菌液：用无菌接种环取金黄色葡萄球菌的新鲜斜面培养物 1 环，接种至需氧菌培养基中，于 30 ～ 37℃培养 16 ～ 20h，用无菌生理盐水稀释成 10^{-6}。

（2）生孢梭菌菌液：用无菌接种环取生孢梭菌的新鲜斜面培养物 1 环，接种至厌氧菌培养基中，于 30 ～ 37℃培养 18 ～ 24h，用无菌生理盐水稀释成 10^{-5}。

（3）白色念珠菌菌液：用无菌接种环取白色念珠菌的新鲜斜面培养物 1 环，接种至真菌培养基中，于 20 ～ 28℃培养 24h，用无菌生理盐水稀释成 10^{-5}。

（二）实验方法

（1）以无菌操作方法分别吸取对照菌液、待测药品、稀释剂 1mL，加到含 15mL 培养基的试管中摇匀。

（2）需氧菌培养基和厌氧菌培养基置于 30 ～ 37℃培养箱中培养，真菌培养基置于 20 ～ 28℃的培养箱中培养。

（3）培养期间应逐日检查是否有菌生长，结果记录在实验表 10-1 中。阳性对照组 24h 内应有菌生长。

实验表 10-1　无菌检验（培养基分装量 15mL，接种量 1mL）

培养基	接种	培养时间 / 天	结果
需氧菌培养基	金黄色葡萄球菌	1	
需氧菌培养基	阴性对照	7	
需氧菌培养基	肝素钠注射液	7	
需氧菌培养基	肝素钠注射液	7	
厌氧菌培养基	生孢梭菌	1	
厌氧菌培养基	阴性对照	7	
厌氧菌培养基	肝素钠注射液	7	
厌氧菌培养基	肝素钠注射液	7	
真菌培养基	白色念珠菌	7	
真菌培养基	阴性对照	7	
真菌培养基	肝素钠注射液	7	
真菌培养基	肝素钠注射液	7	

（4）结果判断。当阳性对照管浑浊并证实的确有菌生长，阴性对照管无菌生长时，试验管需氧菌、厌氧菌以及霉菌培养基管均应为澄清或浑浊，但经镜检证实无菌生长可判定为待测药品无菌检验合格。

四、思考题

1. 哪些药物需要进行无菌检查？
2. 抗菌药物应如何进行无菌检查？

实验十一　微生物限度检查

一、实验目的

1. 掌握检查药品细菌总数和霉菌总数的测定方法。

2. 了解药物中控制菌的检查方法。

二、实验原理

口服药及外用药物不需要达到绝对无菌要求，只需要限制微生物的种类和数量。微生物限度检查包括细菌总数检查、霉菌总数检查，以及大肠埃希菌、金黄色葡萄球菌、铜绿假单胞菌、沙门菌等病原菌检查和活螨检查。本实验主要介绍细菌总数、霉菌总数及酵母菌总数的检查方法。

三、实验内容

（一）实验材料

（1）药物：川贝枇杷糖浆。

（2）培养基：0.001% TTC 营养琼脂培养基、玫瑰红钠培养基、酵母浸出粉胨葡萄糖琼脂培养基。

（3）试剂及用具：无菌生理盐水、无菌吸管、无菌培养皿、无菌试管。

（二）实验方法

（1）药物配制。无菌条件下将川贝枇杷糖浆摇匀，用吸管吸取 10mL 并加到 90 mL 无菌生理盐水中，制备成 1：10 的供试液；取 1mL 供试液置于 9mL 无菌生理盐水中，制备成 1：100 的稀释液，同样方法制备 1：1000、1：10000 的稀释液。

（2）细菌总数的测定。分别吸取每个稀释度的稀释液 1mL 置于无菌平皿中，加入 15mL 冷却至 45～50℃的营养琼脂培养基并混匀，每个稀释度 2～3 个平皿，琼脂凝固后于 37℃恒温倒置培养 48h。

（3）霉菌总数的测定。分别吸取各稀释度的稀释液 1mL 置于无菌平皿中，加入 15 mL 冷却至 45～50℃的玫瑰红钠琼脂培养基并混匀，每个稀释度 2～3 个平皿，琼脂凝固后于 25～28℃恒温倒置培养 72h。

（4）酵母菌总数的测定。分别吸取各稀释度的稀释液 1mL 置于无菌平皿中，加入 15 mL 冷却至 45～50℃的酵母浸出粉胨葡萄糖琼脂培养基并混匀，每个稀释度 2～3 个平皿，琼脂凝固后于 25～28℃恒温倒置培养 72h。

（5）菌落计数。实验结果记录在实验表 11-1 中。细菌、霉菌、酵母菌总数如果在限量之内，则供试品合格；若超过限量，则为不合格。

实验表 11-1　菌落计数实验结果

菌株类别	不同稀释度菌落数				菌数 /mL
	1：10	1：100	1：1000	1：10000	
细菌					
霉菌					
酵母菌					

四、思考题

1. 在实验过程中应该注意哪些方面？
2. 为什么要对药品进行细菌及真菌的检查？

实验十二　过敏反应

一、实验目的
1. 理解Ⅰ型超敏反应发生机制与临床表现。
2. 观察豚鼠过敏性休克的现象并解释其休克产生的原因。
3. 建立Ⅰ型超敏反应动物模型。

二、实验原理
已致敏的机体再次注射相同的变应原后可发生过敏性休克。

三、实验内容
（一）实验材料
健康豚鼠3只、马血清、鸡蛋清、生理盐水、注射器、解剖器械、记号笔。

（二）实验方法
（1）致敏注射。选取体重约250克的健康豚鼠三只，分别标记为A、B和C。其中，A豚鼠和B豚鼠于其皮下各注射1∶2稀释的鸡蛋清0.1mL，C豚鼠注射0.1mL生理盐水作为对照。

（2）发敏注射。两周后取A豚鼠由耳静脉注射1∶2稀释的鸡蛋清1mL，B、C豚鼠由耳静脉注射1∶2稀释的马血清1mL，注射后观察三鼠的反应并记录。

（3）观察结果。实验结果记录在实验表12-1中。

实验表 12-1　过敏反应结果记录

豚鼠	再次注射抗原后的反应
A	
B	
C	

（三）实验报告
记录豚鼠过敏反应的实验结果，并解释其发生机制。

四、思考与讨论
注射白喉抗毒素和破伤风抗毒素可分别用于白喉棒状杆菌和破伤风梭菌外毒素所致疾病的治疗和紧急预防，为什么在注射上述生物制品前要做皮肤过敏实验？

实验十三　口服药物的大肠埃希菌检查

一、实验目的
1. 掌握口服药品中大肠埃希菌检查的程序及方法。
2. 识别大肠埃希菌的特征并正确分析检验结果。

二、实验原理
大肠埃希菌主要来源于人和动物粪便，常作为判断药品是否受粪便污染的指标菌。供试品中一旦检出大肠埃希菌，表明该检品已被粪便污染，可能存在肠道致病菌和寄生虫卵，服用后可引起消化道疾病。《中国药典》（2020年版）规定，经口、呼吸道及经鼻给药的制药剂，每1g、

1mL 或 10cm² 不得检出大肠埃希菌。取供试品 10g（mL）进行大肠埃希菌检查。无特别说明，培养温度在 30～35℃。大肠埃希菌检查程序如实验图 13-1 所示。

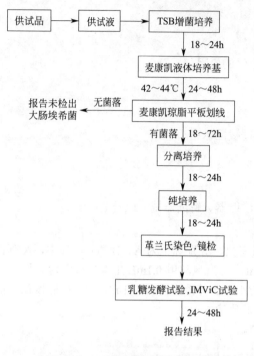

实验图 13-1　**大肠埃希菌检查操作程序**

葡萄糖酸钙口服液。

三、实验内容

（一）实验材料

1. 仪器

恒温培养箱、高压蒸汽灭菌器、冰箱、显微镜、烧杯、锥形瓶、量筒、试管、天平、培养皿、吸量管、药匙、玻璃棒、滴管、载玻片、杜氏管、棉塞、电热套、精密 pH 试纸、记号笔、牛皮纸、棉绳、酒精灯、火柴、吸水纸、擦镜纸等。

2. 试剂

蛋白胨、磷酸二氢钾（无水）、乳糖、胰酪胨、大豆木瓜蛋白酶水解物、葡萄糖、氯化钠、磷酸氢二钾、磷酸氢二钠（无水）、曙红钠指示液、亚甲蓝、明胶胰酶水解物、牛胆盐、溴甲酚紫、脱氧胆酸盐、中性红、结晶紫、磷酸二氢铵、硫酸镁、氯化钠、氢氧化钠、枸橼酸盐、溴麝香草酚蓝、蒸馏水等，以上化学试剂均用化学纯。

3. 试验菌株

大肠埃希菌。

4. 供试品

（二）实验步骤

1. 稀释液及培养基的制备

（1）氯化钠蛋白胨稀释液（pH 值 7.0）：磷酸二氢钾 3.56g、磷酸氢二钠 7.23g、氯化钠 4.30g、蛋白胨 1.0g、蒸馏水 1000mL。按比例量取上述各成分混合，微温溶解，过滤分装（90mL/ 瓶），包扎灭菌。

（2）胰酪大豆胨液体培养基：胰酪胨 17.0g、氯化钠 5.0g、大豆木瓜蛋白酶消化物 3.0g、磷酸氢二钾 2.5g、葡萄糖 - 水合 / 无水 2.5g/2.3g、纯化水 1000mL，除葡萄糖外，上述成分混合溶解，调 pH 值至 6.8。加入葡萄糖溶解后摇匀滤清，使灭菌后 pH 值为 6.4±0.2，分装灭菌。

（3）麦康凯液体培养基：明胶胰蛋白水解物 20g、乳糖 10.0g、牛胆盐 5.0g、溴甲酚紫 10mg、水 1000mL。除乳糖和溴甲酚紫外，其余成分混匀，微温溶解，调 pH 值使灭菌后 pH 值为 7.3±0.2，加入乳糖和溴甲酚紫混匀，分装并于 115℃灭菌 15min。

（4）麦康凯琼脂培养基：明胶胰蛋白水解物 17.0g、蛋白胨 3.0g、乳糖 10.0g、脱氧胆酸盐 1.5g、氯化钠 5.0g、中性红 30.0mg、结晶紫 1mg、琼脂 13.5g、水 1000mL，除乳糖、中性红、结晶紫、琼脂外，其余成分混合，微温溶解，调节 pH 值为 10，至灭菌后 pH 值为 7.1±0.2，加入乳糖、中性红、结晶紫、琼脂加热煮沸 1min，并不断摇匀，分装后于 115℃灭菌 15min。

（5）营养琼脂培养基及曙红亚甲蓝琼脂培养基（EMB）。

营养琼脂培养基：蛋白胨 10.0g、氯化钠 5.0g、牛肉浸出粉 3.0g、琼脂 14.0g、水 1000mL，按比例取上述各成分混合，加热熔化，调节 pH 值使灭菌后为 7.2±0.2，分装至试管和锥形瓶中，包扎灭菌。

曙红亚甲蓝琼脂培养基：营养琼脂培养基 100mL、20% 乳糖溶液 5mL、曙红钠指示液 2mL、亚甲蓝指示液 1.3～1.6mL，试管内营养琼脂培养基灭菌后摆斜面，锥形瓶内灭菌的营养琼脂培养基加热熔化后冷却至 60℃，无菌操作条件下按比例加入灭菌的 20% 乳糖溶液、曙红钠指示液、亚甲蓝指示液三种溶液，摇匀制成曙红亚甲蓝琼脂培养基，倾注平板，每个平板约 15mL。

（6）5% 乳糖培养基：蛋白胨 0.2g、溴麝香草酚蓝指示液 6mL、氯化钠 0.2g、乳糖 5.0g、磷酸氢二钠 0.2g、蒸馏水 100mL。除乳糖和指示液外，其余成分混合并微温溶解，调节 pH 值至灭菌后为 7.4，加乳糖和指示液混匀并分装于试管中，每管加一杜氏管，115℃灭菌 15min。

（7）磷酸盐葡萄糖胨水培养基：蛋白胨 10.0g、葡萄糖 5.0g、磷酸氢二钾 3.8g、蒸馏水 1000mL。取各成分混合，微温溶解，调节 pH 值使灭菌后 pH 值为 7.3，分装后于 115℃灭菌 30min。

（8）蛋白胨水培养基：蛋白胨 10.0g、氯化钠 5.0g、蒸馏水 1000mL，取各成分混合加热溶解，调节 pH 值使灭菌后 pH 值为 7.3，分装于试管中，121℃灭菌 30min。

（9）枸橼酸盐培养基：磷酸二氢铵 1.0g、磷酸氢二钾 3.8g、氯化钠 5.0g、七水硫酸镁 0.2g、枸橼酸盐（无水）2.0g、溴麝香草酚蓝指示液 20mL、琼脂 15.0g、蒸馏水 1000mL，除指示液外，取上述各成分溶解后调节 pH 值，使灭菌后 pH 值为 6.9，加入指示液混匀，过滤分装于试管中，121℃灭菌 20min，制成斜面。

2. 菌液制备

由实验教师制备。接种大肠埃希菌新鲜培养物至营养肉汤培养基中，于 30～35℃培养 18～24h，上述培养物用 0.9% 无菌氯化钠溶液制成每 100mL 含菌量不超过 100CFU 的大肠埃希菌菌悬液，用作阳性对照。

3. 其他物品包扎与准备

根据需要包扎 1.0mL 和 10mL 吸量管及培养皿，包装好的物品、稀释液和培养基做记号，统一灭菌备用。

（三）大肠埃希菌检查法——常规法

1. 供试品制备

取供试品 10mL，加入已灭菌的装有 90mL pH 值 7.0 的氯化钠蛋白胨稀释液的锥形瓶中，摇匀即为 1∶10 供试液。取 3 瓶胰酪大豆胨液体培养基，分别做阴性对照、阳性对照和供试品检查。

2. 阴性对照

取稀释液 10mL 加入胰酪大豆胨液体培养基，按大肠埃希菌检查法检查，作为阴性对照应无菌生长。

3. 阳性对照

取 1∶10 供试液 10mL 及 1mL 含菌量不超过 100CFU 的大肠埃希菌对照菌悬液加入胰酪大豆胨液体培养基，按大肠埃希菌检查法检查，作为阳性对照应检出大肠埃希菌。

4. 供试品检查

（1）增菌培养。取 1∶10 供试液 10mL 接种于胰酪大豆胨液体培养基培养 18～24h。

（2）选择性培养。取增菌培养液 1mL 接种至 100mL 麦康凯液体培养基中，于 42～44℃培养 24～48h。

（3）分离培养。取麦康凯液体培养物划线接种于麦康凯琼脂平板上，倒置培养 18～72h。若平板上无菌生长判未检出大肠埃希菌，若平板上有菌落生长，需进一步分离纯化。

（4）再次分离培养。挑取 2～3 个菌落划线接种于 EMB 平板上，培养 18～24h 后观察结果。若无菌落或无疑似大肠埃希菌菌落，则判断供试品未检出大肠埃希菌；若有疑似菌落，需进一步做以下实验。

（5）纯培养。用接种环挑取 2 ～ 3 个疑似大肠埃希菌菌落，分别接种于营养琼脂斜面培养基，培养 18 ～ 24h。

（6）革兰氏染色、镜检。取斜面培养物进行革兰氏染色镜检，若为革兰氏阴性短杆菌，则继续做生化反应试验。

（7）生化反应试验。

① 乳糖发酵试验：取纯培养物接种于 5% 乳糖培养基中培养，24 ～ 48h 后观察结果。杜氏管中有气泡判为产气，在试管中加入溴麝香草酚蓝显黄色判为产酸。

② 靛基质试验：取纯培养物接种于蛋白胨水培养基中培养，24 ～ 48h 后沿管壁加入靛基质试液数滴，轻轻摇动，试管液面呈玫瑰红色为阳性反应，呈试剂本色为阴性反应。

③ 甲基红试验：取纯培养物接种至磷酸盐葡萄糖胨水培养基内，培养 48h±2h，取约 2mL 培养液加入两滴甲基红指示液，摇匀后观察，呈鲜红色或橘红色为阳性，呈黄色为阴性。

④ 乙酰甲基甲醇生成试验：取纯培养物接种于磷酸盐葡萄糖胨水培养基内培养 48h，取约 2mL 培养液，加入 α- 萘酚乙醇液 1mL 混匀，再加入 40% 氢氧化钾试液 0.4mL，充分摇匀，4h 内出现红色者判为阳性，无红色反应者为阴性。

⑤ 枸橼酸盐利用试验：取纯培养物接种于枸橼酸盐斜面培养基上，培养 2 ～ 4 天。培养基斜面有菌苔生长，培养基由绿色变为蓝色，判为阳性；培养基斜面无菌生长，培养基仍呈绿色者为阴性。

5. 结果判断

若麦康凯平板有菌生长，EMB 平板有疑似菌落，IMViC 试验为 ＋＋－－ 或者 －＋－－，染色镜检为革兰氏阴性短杆菌，符合以上两种情况判断供试品检出大肠埃希菌，其余情况判供试品未检出大肠埃希菌。

6. 书写检验记录

四、注意事项

（1）实验过程要严格进行无菌操作。

（2）用于革兰氏染色的培养物培养时间以 16 ～ 24h 为宜，时间过长革兰氏阳性菌易染成红色。

（3）至少要挑取 2 ～ 3 个疑似菌落做生化试验，以免出现漏检情况，提高检出率。

（4）做 IMViC 试验时，接种环需彻底清洁，去除粘在上面的有机物，灭菌后取疑似菌落需首先接种枸橼酸盐培养基，再接种蛋白胨水培养基和磷酸盐葡萄糖胨水培养基。切勿将培养基带入枸橼酸盐培养基中，以免影响结果。

五、思考题

1. 为什么要以大肠埃希菌作为药物、水、饮料和食品等的卫生学指标菌？

2. 进行大肠埃希菌检查时为何要做阳性对照和阴性对照？

附录

附录一　常用培养基配制

1. 普通营养琼脂培养基（培养细菌用）

牛肉膏 3～5g、蛋白胨 10g、NaCl 5g、琼脂 15～20g、水 1000 mL，pH 值 7.2～7.4。

2. 高氏 1 号培养基（培养各种放线菌用）

可溶性淀粉 20g、KNO_3 1.0g、NaCl 0.5g、$K_2HPO_4 \cdot 3H_2O$ 0.5g、$MgSO_4 \cdot 7H_2O$ 0.5g、$FeSO_4 \cdot 7H_2O$ 0.01g、琼脂 15～20g、蒸馏水 1000mL。

注：先用少量冷水把可溶性淀粉调成糊状，用文火加热，然后再加水及其他药品，所有单个成分全部溶解后再补足水至 1000mL。

3. 改良沙保培养基（培养真菌用）

葡萄糖 40g、蛋白胨 10g、琼脂 15～20g、蒸馏水 1000mL，pH 自然。

附录二　常用染色液的配制

1. 碱性亚甲蓝染色液

称取亚甲蓝 2g，溶于 100mL 95% 乙醇，制备成饱和溶液备用。取饱和溶液 30mL 与 0.01g KOH 水溶液 100mL，混合均匀即可。

2. 石炭酸复红染色液（苯酚品红染色液）

称取碱性复红 4g，溶于 100mL 95% 乙醇，制备成饱和溶液备用。取该饱和溶液 10mL 与 5% 的石炭酸（苯酚）溶液 90mL，混合均匀即可。

3. 结晶紫染色液

甲液：称取结晶紫 2g，溶于 95% 乙醇 20mL。

乙液：称取草酸铵 0.8g，溶于蒸馏水 80mL。

甲液和乙液混匀即可使用。

4. 卢戈碘液

称取碘化钾 2g，溶于少量（如 100mL）蒸馏水中，然后再加入 1g 碘，待完全溶解后，缓慢加蒸馏水至 300mL，即可。

5. 稀释复红溶液

用蒸馏水将石炭酸复红染色液进行 10 倍稀释即可。

附录三　常用试剂的配制

1. 甲基红试剂

称取甲基红 0.1g，溶于 95% 乙醇 300mL 中，用蒸馏水定容至 500mL，即可。

2. 柯氏试剂（测吲哚反应）

称取 5.0g 对二甲氨基苯甲醛，加至 75mL 戊醇中，50～60℃水浴搅拌使之完全溶解，冷却后将 25mL 浓盐酸缓慢加入，边加边搅拌，配好后储存于棕色瓶并于暗处保藏。

3．溴麝香草酚蓝

称取指示剂 0.1g 置于研钵中磨成粉末，滴加 0.01mol/L NaOH 1.6mL，补加蒸馏水至 250mL，即可。

附录四　常用消毒液的配制

1．75% 乙醇

量取浓度为 95% 的乙醇 790mL，加水至 1000mL，混匀即得。75% 乙醇溶液适用于皮肤及物品等表面消毒。

2．0.1% 新洁尔灭

量取 5% 新洁尔灭 20mL，加水至 1000mL，混匀即得。用于生产洁净室（区）、无菌室设备、玻璃器皿等物品消毒，消毒处理方式为浸泡、表面擦拭或喷洒。

3．2.5% 碘酒

称取碘化钾 10g 溶解于 10mL 水中，将 25g 碘加入碘化钾溶液中，加入 500mL 乙醇搅拌溶解后，加蒸馏水至 1000mL，混匀即得。适用于皮肤、玻璃器皿等物品的表面消毒。配制好的溶液需装至棕色瓶中，于避光、阴凉处保存。

4．重铬酸钾洗涤液

通常用的洗涤液为重铬酸钾的硫酸溶液，高浓度和低浓度重铬酸钾洗涤液的具体配制方法如下。

（1）高浓度重铬酸钾配方：重铬酸钾 60g，浓硫酸 460mL，自来水 300mL。

（2）低浓度重铬酸钾配方：重铬酸钾 60g，浓硫酸 60mL，自来水 1000mL。

将重铬酸钾溶解在温水中，冷却后再徐徐加入浓硫酸，边加边搅动，配制好的溶液呈红色。重铬酸钾洗涤液是一种强氧化剂，去污能力很强，常用来洗去玻璃和瓷器器皿的有机物质，切不可用于洗涤金属器皿。应用此液时，器皿必须干燥，切记大量还原性物质带入，这样就可以应用多次，直至溶液变绿失效。

5．5% 石炭酸

称取 50g 苯酚，加水 1000mL，水浴加热，溶解混匀即得。适用于生产洁净室、洁净区、无菌室器具和工作服等物品消毒，消毒处理方式为浸泡、表面擦拭或喷洒。

6．2% 来苏尔（煤酚皂）

量取 50% 来苏尔 40mL，加水至 1000mL，混匀即得。适用于皮肤、无菌室器具等消毒，消毒处理方式有浸泡表面、擦拭或喷洒。

7．0.2%～0.5% 过氧乙酸

市售过氧乙酸多为 A 液和 B 液的二元包装。使用前需按包装说明将 A 液和 B 液充分混匀，并静置一定时间后制成浓度为 16%～20% 的过氧乙酸原液，再将此原液按照实际应用的需要配制成不同浓度应用液。适用于生产洁净室（区）及无菌室空气、设施、洁具、器具等物品消毒，消毒处理方式有浸泡、表面擦拭或喷洒。

注意事项：过氧乙酸不稳定，应于通风阴凉处储存，原液浓度低于 1% 时禁止使用，稀释液应在临用前配制。

8．其他消毒剂

碘伏、2% 戊二醛、甲醛等可直接从市场购买使用。碘伏适用于皮肤及玻璃器皿的表面消毒；

2% 戊二醛适用于玻璃器皿、金属器皿的浸泡消毒及生产洁净室（区）与无菌室喷洒消毒；用 36% 的甲醛按 10mL/m³ 的量熏蒸无菌室时消毒效果最好，但危害大。一般在生产洁净室（区）、无菌室新建好在投入使用前或长时间停用后重新使用前用甲醛进行熏蒸，以实现对无菌室较彻底的消毒，其他情况较少使用。

附录五　《中国药典》（2020 年版）相关标准

1105　非无菌产品微生物限度检查：微生物计数法（三部、四部）
1106　非无菌产品微生物限度检查：控制菌检查法（三部、四部）
1107　非无菌药品微生物限度标准（三部、四部）
1108　中药饮片微生物限度检查法（四部）
1201　抗生素微生物检定法（四部）
3300　微生物检查法（四部）
9201　药品微生物检验替代方法验证指导原则（三部、四部）
9202　非无菌产品微生物限度检查指导原则（四部）
9203　药品微生物实验室质量管理指导原则（三部、四部）
9204　微生物鉴定指导原则（四部）
9205　药品洁净实验室微生物监测和控制指导原则（四部）

绪 论

一、名词解释 略

二、填空题

1. 原核细胞型微生物、真核细胞型微生物、非细胞型微生物。2. 细菌学、真菌学、病毒学、放线菌学。3. 真核细胞具有完整的核膜、核仁，有典型的细胞核，而原核细胞没有。4. 天花、爱德华·琴纳。5. 弗莱明、青霉素。6. 德、欧立希；磺胺、德、多马克。7. 免疫防御、免疫稳定、免疫监视。

三、选择题

1～5 CBEDB   6 C；D；A；B   7 A；C；D   8 D   9 C

四、简答题 略

第一章 细菌

一、名词解释 略

二、填空题

1. 球状，杆状，螺旋状。2. 蓝紫色，粉红色，乙醇。3. 发热反应，革兰氏阴性菌，脂多糖。

三、选择题

1～5 BBCAC   6～10 BADCC   11～15 BDDEE   16～20 CDBDB

四、简答题 略

第二章 放线菌

一、名词解释 略

二、填空题

1. 菌丝、孢子。2. 基内菌丝（或营养菌丝）、气生菌丝、孢子丝（或繁殖菌丝）。3. 分枝状、孢子。

三、选择题

1～5 ACCDD   6～10 AAEEB

四、简答题 略

第三章 其他原核微生物

一、名词解释 略

二、填空题

1. 钩端螺旋体、梅毒螺旋体、沙眼衣原体、肺炎支原体。2. 性接触。

三、选择题

1～5 BCACB   6～10 CAADB

四、简答题 略

第四章 真菌

一、名词解释 略

二、填空题

1. 单细胞真菌、多细胞真菌。2. 无性繁殖、有性繁殖。3. 节孢子、厚壁孢子、孢囊孢子和分生孢子。4. 卵孢子、接合孢子、子囊孢子和担孢子。5. 4～6、22～28℃。

三、选择题

1～5 ADCDA   6～10 CBAAB   11～15 BCECE   16～20 BBCCA

四、简答题 略

第五章　病毒

一、名词解释　略

二、填空题

1. 核心、衣壳、核衣壳。2. 吸附、穿入、脱壳、生物合成、装配与释放。3. 冷、热、56、30、灭活。4. 垂直、水平。5. HAV、HEV；HBV、HCV、HDV；HBV；HDV。6. HBsAg、HBeAg、抗-HBc。7. HIV、获得性免疫缺陷综合征、AIDS。8. 细胞培养、鸡胚接种、动物接种。9. 抗病毒蛋白。10. 流行性感冒病毒、麻疹病毒、轮状病毒、狂犬病毒。

三、选择题

| 1～5 ABDBD | 6～10 AECDD | 11～15 DAEBE |
| 16～20 AABAE | 21～25 BDBCD | 26～30 DCCDA |

四、简答题　略

第六章　微生物的分布与控制

一、名词解释　略

二、填空题

1. 微生物群；宿主；环境。2. 微生物；微生物、宿主；微生物、宿主、生态环境。3. 微生态平衡失调。

三、选择题

（A型题）　1～5 ACBBE　　6～10 CACDC　　11～13 DED
（X型题）　14 ABCDE　　15 ABCDEF　　16 ABCDE　　17 ABC
　　　　　　18 CDE　　19 AB　　20 ABCD

四、简答题　略

第七章　微生物的遗传与变异

一、名词解释　略

二、填空题

1. 肺炎双球菌转化实验、T2噬菌体感染实验、TMV病毒粒子重建实验。2. 感受态细胞、转化因子。3. F^+菌株、F^-菌株、Hfr菌株、F'菌株。4. 斜面低温保藏法、液状石蜡封存保藏法、沙土管保藏法、冷冻干燥保藏法、超低温保藏法。

三、选择题

1～5 EDDCC　　6～10 CDDDE

四、简答题　略

第八章　药物制剂的微生物学检查

一、名词解释　略

二、填空题

1. 体外抑菌实验、体外杀菌试验、联合抗菌试验。2. 连续稀释法、琼脂扩散法。3. 无关作用、相加作用、协同作用、拮抗作用。4.《中华人民共和国药典》（2020年版）。5. 无菌检查、微生物限度检查、无菌制剂、非无菌制剂。6. 薄膜过滤法、直接接种法。7. 需氧菌总数、酵母菌（霉菌）总数、控制菌。8. 耐胆盐革兰氏阴性菌、大肠埃希菌、沙门菌、铜绿假单胞菌、金黄色葡萄球菌、梭菌、白色念珠菌。9. 直接观察法、漂浮法、分离法。

三、选择题

1～5 ACBDA　　6～10 CDEEA

四、简答题　略

第九章　微生物在制药工业中的应用

一、名词解释　略

二、填空题

1. 效价测定、毒性试验、热原质试验、无菌试验、水分测定。2. 细菌、真菌、放线菌、动植物、人工合成；放线菌。3. 疫苗、微生态制剂、药用酵母、单细胞蛋白。4. 直接发酵法、添加前体发酵法、酶转化法。

三、选择题

1～5 BBDAC　　6 D；C；A；B　　7 C；B；A；D

四、简答题　略

第十章　药品的微生物学质量控制

一、填空题

1. 过滤、化学消毒剂、紫外线照射。2. 加强药品生产管理、控制原材料的质量、进行微生物学检查、合理使用防腐剂或抑菌剂、采用合格的包装材料和合适的储存方法。3. 引起感染、产生毒性、降低药效或增加不良反应。4. 良好的抗菌活性、对人没有毒性或刺激性、具有良好的稳定性、不受处方其他成分的影响。

二、简答题　略

第十一章　非特异性免疫

一、名词解释　略

二、填空题

1. 皮肤黏膜屏障、血脑屏障、胎盘屏障。2. 完全吞噬，不完全吞噬。3. 趋化作用、吞入病原微生物、杀死和消化病原微生物。4. 抗原-抗体复合物（或免疫复合物），C142356789；细菌、真菌细胞壁成分等，C356789。5. 经典激活途径、旁路激活途径、MBL 激活途径，经典激活途径。6. 补体固有成分、补体调节蛋白，补体受体，不稳定。

三、选择题

1～5 DBEDA　　6～9 EDBAA

四、简答题　略

第十二章　特异性免疫

一、名词解释　略

二、选择题

1～5 CBCEB　　6～10 ECABC　　11～15 BBBDB　　16～20 AECBD　21～23 DBD

三、简答题　略

第十三章　超敏反应

一、名词解释　略

二、填空题

1. 速发型超敏反应、过敏反应，IgE，过敏性休克。2. 细胞溶解型超敏反应，体液，IgG、IgM，补体、NK 细胞、吞噬细胞。3. 免疫复合物型超敏反应，体液，IgG、IgM、IgA，免疫复合物。4. 迟发型超敏反应，细胞，以单个核细胞（单核巨噬细胞和淋巴细胞）浸润为主的。

三、选择题

1～6　DDEBCE

四、简答题　略

第十四章　免疫学的实际应用

一、名词解释　略

二、填空题

1. 灭活疫苗、减毒活疫苗、类毒素、新型疫苗。2. 凝集反应、沉淀反应、免疫标记技术。3. 特异性、可逆性、适当的浓度和比例、可见性。

三、选择题

1～5　BBDAE　　6～10　CBAAA

四、简答题　略

参 考 文 献

[1] 蔡凤. 微生物学与免疫学 [M]. 4 版. 北京：科学出版社，2021.

[2] 严秀芹. 微生物学与免疫学 [M]. 2 版. 江苏：江苏凤凰科学技术出版社，2018.

[3] 孙春燕. 微生物与免疫学 [M]. 北京：化学工业出版社，2018.

[4] 李朝品. 微生物学与免疫学 [M]. 北京：科学出版社，2017.

[5] 沈关心. 微生物学与免疫学 [M]. 8 版. 北京：人民卫生出版社，2016.

[6] 国家药典委员会. 中华人民共和国药典（2020 年版）[M]. 北京：中国医药科技出版社，2020.

[7] 戴凤. 遗传学 [M]. 北京：高等教育出版社，2008.

[8] 魏红. 临床微生物与免疫检验学 [M]. 长春：吉林科学技术出版社，2019.

[9] 陈明琪. 药用微生物学基础 [M]. 3 版. 北京：中国医药科技出版社，2017.

[10] 甘晓玲. 病原生物与免疫学 [M]. 北京：中国医药科技出版社，2017.

[11] 杨朝晔. 微生物学与免疫学基础 [M]. 北京：高等教育出版社，2020.

[12] 黄汉菊. 医学微生物学 [M]. 北京：高等教育出版社，2004.

[13] 李丹丹. 微生物学基础 [M]. 2 版. 北京：中国医药科技出版社，2008.

[14] 杨元娟. 药品生物检定技术 [M]. 2 版. 北京：人民卫生出版社，2019.

[15] 白惠卿. 医学免疫学与微生物学 [M]. 3 版. 北京：北京大学医学出版社，2005.

[16] 陈兴保. 病原生物学和免疫学 [M]. 5 版. 北京：人民卫生出版社，1980.

[17] 夏玉玲. 微生物与寄生虫基础 [M]. 3 版. 北京：中国医药科技出版社，2020.

[18] 叶磊. 微生物检测技术 [M]. 北京：化学工业出版社，2016.

[19] 孙祎敏. 工业微生物及育种技术 [M]. 北京：化学工业出版社，2015.

[20] 肖洋. 病原生物与免疫学基础 [M]. 北京：高等教育出版社，2014.

[21] 于善谦. 免疫学导论 [M]. 3 版. 北京：高等教育出版社，2019.

[22] 曹雪涛. 医学免疫学 [M]. 北京：人民卫生出版社，2013.

[23] 史庆丰. Delta 新冠病毒变异株的特性及流行现状与防控研究进展 [J]. 中华医院感染学杂志，2021，31：1-5.